U0383605

MEDICINE'S 10 GREATEST DISCOVERIES

Meyer Friedman, M.D. Gerald W. Friedland, M.D.

[美] 梅耶·弗里德曼 [美] 杰拉尔德·弗里德兰 著

李盼 译

从"开膛手"到"双螺旋"

改变人类命运的十大医学发现

天津出版传媒集团

天津科学技术出版社

著作权合同登记号：图字 02-2024-215 号

MEDICINE'S 10 GREATEST DISCOVERIES

by Meyer Friedman, M.D. & Gerald W. Friedland, M.D.

© 1999 by Yale University

Originally published by Yale University Press

Simplified Chinese translation copyright © 2025 by United Sky (Beijing) New Media Co., Ltd.

All rights reserved.

图书在版编目（CIP）数据

从"开膛手"到"双螺旋" / (美) 梅耶·弗里德曼，
(美) 杰拉尔德·弗里德兰著；李盼译. -- 天津：天津
科学技术出版社，2025.1. -- ISBN 978-7-5742-2611
-1

Ⅰ. R-11

中国国家版本馆CIP数据核字第2024G6U414号

从"开膛手"到"双螺旋"

CONG "KAITANGSHOU" DAO "SHUANGLUOXUAN"

选题策划：联合天际·边建强

责任编辑：马妍吉

出　　版：天津出版传媒集团
　　　　　天津科学技术出版社

地　　址：天津市西康路35号

邮　　编：300051

电　　话：（022）23332695

网　　址：www.tjkjcbs.com.cn

发　　行：未读（天津）文化传媒有限公司

印　　刷：大厂回族自治县德诚印务有限公司

关注未读好书

未读 CLUB
会员服务平台

开本 710×1000　1/16　印张20.5　字数266 000

2025年1月第1版第1次印刷

定价：59.80元

本书若有质量问题，请与本公司图书销售中心联系调换
电话：(010) 52435752

未经许可，不得以任何方式
复制或抄袭本书部分或全部内容
版权所有，侵权必究

前　言

　　这本书要讲的不是西方医学的历史或发展。已经有很多资料对这方面进行了完善的叙述。自从安德烈·维萨里在 1543 年用他的奇书《人体构造七书》（通常被称为《人体构造》）唤醒了长达 14 个世纪如死水一般安静的医学世界，地球上涌现出很多伟大的医学发现。但是，这本书要讲的并非所有这些发现。

　　这本书斗胆要做的，是挑选并讲述 1543 年以来 10 个我们认为最重要的医学发现，以及这 10 个发现背后的科学家的个人生活。如果没有这些重要的基础，我们今天所知、所用的医学将不复存在。

　　每一章的标题不仅会告诉你本章所涉及的发现，也会告诉你我们认为开启了此发现进程的人。但我们不会遗漏在"开创者"之后持续完善这个发现的其他研究者。正因如此，虽然在与细菌相关的第三章中我们把安东尼·范·列文虎克的名字放进了标题，但我们也在此章中展示了罗伯特·科赫、路易·巴斯德等人的杰出研究成果。与之相似的是，在第九章，我们把亚历山大·弗莱明的名字放进了标题，但也没有忘记霍华德·弗洛里、恩斯特·鲍里斯·钱恩等研究者做出的了不起的贡献。

　　这本书为谁而写？阅读本书不需要极高的智力和受教育程度，你只要对医学有一点儿兴趣，就能在书中找到乐趣，甚至被它深深吸引。喜欢科学和医学的中学生和大学生可能会觉得这本书的内容令人兴奋。想要放松一下的医生应该也能从本书中收获不少新东西（我们尤其希望医学生、实习医生可以仔细阅读这本书）。我们可以确定，你的时间绝不会浪费。哪怕你能体会到我们在搜寻资料时感受到的一小部分乐趣，我们愉快的劳动就没有白费。

关于本书的创作过程，你可能想问几个问题：作为本书的作者，我们是否有资格做出选择？挑选出医学史上最令人目眩神迷的 10 个发现的标准是什么？

我们进行医学研究和实践，以及从事医学教育的时间加起来有 112 年（一位有 46 年，另一位有 66 年）。我们都把几十年的时间花在了探索医学发现上，共发表了约 500 篇医学文章，出版了 6 本医学专业书。所以，我们相信自己对大部分重要的医学发现都十分熟悉，并且有能力挑选出 10 个在重要性上更胜其他的发现。

至于挑选这 10 个发现的标准，我们将医学领域分为 3 个组成部分：人体的结构和功能、疾病和损伤的诊断、治疗方法。我们自问，在上千个医学发现中，哪 10 个能脱颖而出？

我们先从超过 5000 个西方医学发现中选出了 100 个最重要的发现——这一步相对简单。然而，当我们试图把数量减少到 25 个时，任务的难度增加了。举例来说，通过对外伤进行外科消毒和杀菌以避免感染的发现的确十分重要，但科赫对细菌乃至感染原因的发现更重要。胰岛素和可的松的发现（两者的发现者都因此获得了诺贝尔奖）在前 100 的名单里，但相比之下，细菌的发现与检测、外科麻醉的发展有着更深远的影响。

在最终选定这本书中展示的十大发现后，我们把清单发给了 3 位古董书商，他们在商业上的成功恰恰依赖于他们对各个医学发现重要性的了解。例如，弗拉卡斯托罗、约瑟夫·利奥波德·奥恩布鲁格和米格尔·塞尔韦特等的发现对大多数医生来说闻所未闻，但古董书商对他们的名字就像对字母表一样熟悉。除此之外，这些书商深知，虽然第一份描述可的松的刊物和第一份描述

DNA 结构的刊物同样稀有，但他们只愿意花几百美元购入前者，而愿意花费 25 000 美元以上收购后者——这是完全由医学上的相对重要性决定的。

接下来，我们把这份清单展示给 4 位爱好收藏重要医学出版物的医生兼收藏家，他们的藏品包括刊登了本书涉及的大部分医学发现的出版物的首印版。他们无一例外地同意我们列出的西方医学中最重要发现的前十名。

在初步敲定 10 个发现后，我们以个人名义采访了 30 多位来自斯坦福大学或加利福尼亚大学医学院的医生，并询问他们是否知道这本书涉及的研究者。所有人都知道安德烈·维萨里、威廉·哈维、爱德华·詹纳、威廉·伦琴、亚历山大·弗莱明、詹姆斯·沃森和弗朗西斯·克里克；大多数人还模糊地记得安东尼·范·列文虎克，但只以为他是一位显微镜学家，而非细菌的发现者；没有人知道罗斯·哈里森、尼古拉·阿尼奇科夫和莫里斯·威尔金斯。只有两人知道克劳福德·朗。但是，当我们列出我们认为最重要的 10 个发现和提名原因后，除一人外所有接受采访的医生都同意我们的选择。令我们惊讶的是，在他们之中竟有那么多人对其伟大前辈的生平和成就知之甚少。

还有一件有趣的事。当我们询问约翰斯·霍普金斯大学和耶鲁大学当时的校长，学校里是否有组织培养的发明者罗斯·哈里森的纪念物时，两人都想不起来哈里森是谁。1907 年，当哈里森还在约翰斯·霍普金斯大学时，他就发表了关于这种方法的初步论文。1910 年，当他到了耶鲁大学时，完整的论文才最终出炉。（后来，耶鲁大学校长写信告诉我们，耶鲁大学建立了一个以哈里森命名的教授席位。约翰斯·霍普金斯大学校长告诉我们，哈里森的照片已经挂在约翰斯·霍普金斯医院的大堂里。）

本书的 10 章中有 3 章讲的是有关人体结构和功能的发现，有 6 章描述了与治疗有关的发现，还有 1 章讲述了发现医学上最重要的诊断工具 X 射线机以及发明计算机断层扫描仪的故事。

在结语部分，我们从 10 大发现中选出了一个能够"傲视群雄"的发现。你在阅读按照时间顺序呈现的这 10 大发现时，不妨挑出自己认为最重要的发现，并和我们的结论进行对比。

如果没有以下杰出的科学家为我们提供数据，本书的主要部分将无法完成，在此向他们表示感谢。

诺贝尔奖获得者高弗雷·豪斯费尔德和阿兰·科马克，以及詹姆斯·安布罗斯博士回答了我们为编写第 6 章而提出的问题。

伦纳德·海弗利克教授、谢尔盖·费德洛夫教授和理查德·哈姆教授，以及乔治·法瑞尔医生、唐娜·皮尔医生、罗伯特·斯蒂文森医生和伊丽莎白·哈里森医生（罗斯·哈里森 98 岁高龄的女儿）慷慨地为第 7 章的写作提供了真实的素材。

诺贝尔奖获得者弗朗西斯·克里克、亚伦·克鲁格爵士、彼得·梅达沃爵士、詹姆斯·沃森和莫里斯·威尔金斯，以及欧文·查加夫教授、雷蒙德·戈斯林教授，还有简·卡兰德教授（此前就职于英国广播公司）为我们提供了大量采访资料，并给第 10 章贡献了不可或缺的内容。

感谢兰尼·莱利。是他建议我们写这样一本书，并表示这本书的主题可能会引起大众的普遍兴趣。感谢加利福尼亚大学旧金山分校耳鼻喉科主任罗伯特·辛德勒。他帮助我们初步选出 100 个最伟大的发现。感谢琳达·鲍尔、凯文·墨菲、戴安娜·莱米拉德和珍·尚将我们的手稿转换成电子稿，并冲洗了书中使用的照片。最后，感谢詹姆斯·尼尔森、巴顿·斯派洛冈博士及巴顿·瑟伯教授持续对这本书提出建议，以及薇薇安·惠勒对这本书的编辑工作。

目　录

1

安德烈·维萨里
与
现代人体解剖学

-1543-

本章献给取得西方医学第一个伟大发现的安德烈·维萨里。不过,在正式介绍他之前,我们有必要先看看前人取得的成就。

散不开的迷雾:禁忌的解剖学

虽然希波克拉底和亚里士多德对人体的部分骨骼和肌肉已经有了模糊的了解,但他俩谁都没有解剖过人体。他们掌握的关于人类器官为数不多的信息来源于他们对动物的解剖。直到公元前 4 世纪,亚历山大港的希罗菲卢斯解剖了几具人类尸体。他从解剖中获得的观察结果如果没有被大火烧毁,那将在很大程度上避免西方社会在长达 19 个世纪里(从希罗菲卢斯所处时代到维萨里所处时代)对解剖学近乎全面的怀疑。但是,解剖学之所以没有在当时成为一个医学分支，除了希罗菲卢斯的解剖学观察结果被毁以外，还有其他原因。

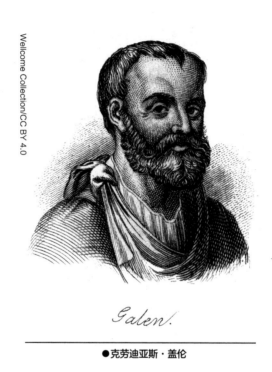

Wellcome Collection/CC BY 4.0

Galen.

● 克劳迪亚斯·盖伦

　　第二个主要原因便来源于克劳迪亚斯·盖伦的著作。这位生活在公元 2 世纪的医学权威输出了一系列解剖学观点，影响了几个世纪的医学发展。但这些观点带有对基督教近乎偏执的热情，以至于任何对它持否定意见的人都被视为异端，甚至还面临生命危险。事实上，在盖伦的著作中，很多对人类器官的描述来自他对狗或猩猩的解剖观察——这是他亲口承认的。显然，即使是在风气相对开放的罗马帝国时期，人体解剖也被视作禁忌。

　　解剖学没有在文艺复兴时期之前兴起的第三个原因在于，中世纪的欧洲被一种奇特的惰性（对于今人而言）所笼罩。那时，似乎没有人关心与知识、艺术或科学有关的活动，仿佛罗马帝国大厦将倾，幸存者们只是为了活下去就已经精疲力竭了。一个又一个世纪过去了，一个充满活力的文明所必需的几乎所有特质都消失了，拉丁文、一些古希腊和古罗马著作的片段，以及《圣经》多亏与世隔绝的僧侣得以保留了下来。这个漫长的停滞阶段逐渐过去，西方文明最终被那场我们称之为"文艺复兴"的运动悄然唤醒。我们永远无法完全理解为什么西方文明会沉睡这么多个世纪，以及为什么它最终又苏醒了。

解剖学没有在古罗马时期成功发展的第四个原因在于，人类社会对人体解剖几乎普世的禁忌。仍然是直到文艺复兴发端后，一些意大利城邦（尤其是博洛尼亚、帕多瓦、帕维亚）才开始允许医生每年解剖几个执行了死刑的重犯。从某种意义上说，这些死刑犯孕育了现代解剖学。

博洛尼亚的蒙迪诺·德洛齐在其著作《解剖学》（写于 1316 年，直到 1478 年才出版）中首次描述了对人体的解剖。但盖伦"神圣不可侵犯"的错误观点蒙蔽了蒙迪诺，使他对眼前的事物视而不见。和 1000 多年前的盖伦一样，蒙迪诺错误地指出，脾会向胃分泌消化液、肝有 5 个叶片、心脏有 3 个心室，并描述子宫由多段构成。书中的描述可能与狗的器官更接近，不过和男人或女人的器官相去甚远。但这本《解剖学》仍然被印刷了 6 版，在 200 年间一直是人类理解人体结构的主要来源。

1521 年，时任博洛尼亚外科与解剖主席的贝伦加里奥·达·卡普里，据说在解剖了 100 多具人体后，出版了他对蒙迪诺《解剖学》一书的评注。这本评注有 1000 多页，第一次加入了解剖图示——虽然这些图示还很粗糙，但重要的是，达·卡普里第一次敢于更正盖伦一些令人难以忍受的解剖学错误。自此之后，人类的心脏不再有 3 个心室、女性的子宫也不再是多段的。人体解剖学即将诞生。

剖开您是我的荣幸：疯狂医学生

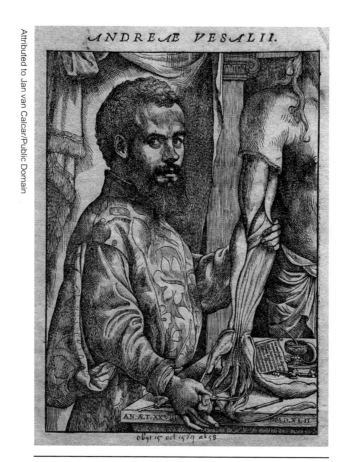

Attributed to Jan van Calcar/Public Domain

●安德烈·维萨里（1514—1564）

以下是维萨里的一些个人信息。

安德烈·维萨里

出生时间：1514 年。

出生地：比利时布鲁塞尔。

大学：巴黎鲁汶大学和帕多瓦大学。

毕业时间：1537 年，帕多瓦大学，获医学学位。

配偶：安妮·范·哈梅（1544 年结婚）。

女儿：安妮。

个人经历：1546 年，神圣罗马帝国查理五世的宫廷医生，直到 1556 年查理五世退位；此后，负责照料西班牙国王费利佩二世，有生之年一直为皇室服务；1564 年，在从耶路撒冷朝圣归来的路上去世。

接下来就到了我们的知识盲区。没人知道维萨里为什么要踏上这趟危险的旅程——也许是为了给某个可怕的错误赎罪。一直流传的说法是，他解剖了一个已经死去的贵族后，却发现那人的心脏仍在跳动。因为这个严重的失误，他被教廷判处死刑，但费利佩二世用朝圣之行代替了执行死刑。无论真实原因如何，我们几乎可以确定，维萨里并不是因为精神上的皈依而踏上朝圣之路的。当然，如果维萨里没有在 1543 年出版那部被美国医学之父威廉·奥斯勒形容为"医学史上最伟大的书"的著作，我们不会了解（也不会在意）这些有关他生活的寥寥细节。

在正式接触这本具有革命性且极度精练的著作前，不如先来了解在文艺复兴盛期写下这本书的医生究竟是一个怎样的人，他又过着怎样的生活。通过阅读他在 32 岁时对自己年少时期的回忆，我们对他的性格有了一些了解：他曾一度沉迷于某些事情，但不想再陷进去了。

现在，我应该不会再花很长时间在巴黎的公墓里翻找骨头或去蒙福孔找骨头了——有一次在同伴的陪伴下，我被一群野狗追得上气不接下气。我应该不会再半夜独自一人被关在鲁汶大学外，只为了有机会从绞刑架上拿走骨头来拼凑一副骨架。我应该不会再去求法官推迟某个罪犯的死刑执行日期来配合我解剖他的尸体，也不会再去建议医学生偷偷记住某人的墓地及其所患的疾病，好为之后取得这些人的尸体做准备。我应该不会再把从墓地或刑场获得的尸体放在卧室里，一放就是几周时间，也不会再忍受雕塑家和画家的坏脾气，因为他们比解剖的尸体更让我心烦意乱。但是，那时的我太年轻了，根本无法靠这项手艺挣钱，同时又希望学习并发展普通学科，便坚决且欣然地做了以上所有的事情。

这段惊人的描述记录了他在巴黎学医以及后来在帕多瓦从事解剖期间干的所有出格的事，这些都说明年轻的维萨里是一个狂热而坚定的人，为了解开人体之谜，他愿意付出任何代价。他会为获得人骨而破坏尸体，还会为得到人肉而跟凶猛的野狗竞争。对一个鼓励医学生记录接诊过的患者的墓地以便在其死后偷出遗体的人，我们该如何评价他？什么样的人才能几周都安然地睡在放有腐败尸体的卧室里？他对雕塑家和画家的要求该有多么苛刻，才能让他们绘出的组织和器官与在解剖台上见到的一模一样？无论以什么标准来看，维萨里都不是一个富有魅力或同情心的人。可以说，他无情、坚定，且野心勃勃。

维萨里于 1533 年赴巴黎学医时只有 19 岁，而那时的他就已经立志成为一位杰出的外科医生和解剖学家，最终为查理五世服务。毕竟他的祖父和父亲（尽管他父亲是私生子）都曾经为皇帝服务。

在如此雄心壮志的激励下，这个来自佛兰德（历史地名，位于西欧）的年轻人解剖动物的手法越来越精湛，甚至还因此吸引到两位欧洲最知名解剖学家的注意力。这两人是雅各布·西尔维亚斯和约翰·格温特，都在巴黎大学任教。西尔维亚斯教维萨里如何解剖狗，而格温特则让他作为自己解剖人类尸体时的助手。也就是在这个时期，维萨里为了收集人骨而频繁出入巴黎的公墓。

1536 年，作为佛兰德人以及效忠查理五世的臣民，维萨里不得不离开巴黎。此时，这位神圣罗马帝国的皇帝已经有了攻打巴黎的打算，一旦他决定付诸行动，后果将不堪设想。回到布鲁塞尔后，维萨里继续在鲁汶大学完成医学学业，这时的他已经在秘密解剖人体了。

1539 年，维萨里离开鲁汶大学，转去帕多瓦大学，转学后仅几个月，他就获得了医学学位。他对人体解剖几乎无所不知，技术驾轻就熟，以至于获得医学学位的短短几周后，年仅 25 岁的他就被任命为帕多瓦大学外科与解剖部的主管。此后，他继续解剖动物、死刑犯以及从公墓里偷来的尸体。

给经典的挑战书：《解剖学六表》

就像维萨里之前几个世纪里所有的解剖学家一样，有几年时间，他分析人体的方式都是以盖伦的描述为基础的，对他自己亲眼所见的事实视而不见。但在 1538 年出版的《解剖学六表》中，他第一次大胆地指出了盖伦的几处错误。诚然，他指出的都是一些小错误，但在 14 个世纪的漫长时间里，几乎没有任何一个解剖学家敢于指出这些错误。更令人惊讶的是，在医学作品得到记录的 5 个世纪以来，这本实事求是的书第一次加入了 6 幅极有价值的插图——并非粗制滥造的草图，而是具有艺术吸引力的、对人类骨骼和肌肉的真实再现。

可以确定的是，这 6 幅插图中的后 3 幅图由提香工作室的一位画师所绘，他名叫约翰·斯特方，来自卡尔卡。事实上，这位画师支付了这本书印刷所需的费用，而且得到了这本书的所有利润。这个奇特的交易究竟是如何达成的，我们无从得知，就像我们也无法确切地知道斯特方是个什么样的人。

早在出版《解剖学六表》之前，维萨里无论是和前人还是与同代人相比，都显得迥然不同。其他人更愿意安坐于高台上观看理发师解剖人体，给他们的学生朗读盖伦撰写的教科书，并且对近在眼前的人体组织和器官视而不见。而维萨里则亲自解剖尸体，他不怕在处理这些经常感染和腐败的器官时弄脏自己的手或衣服，并且总是不厌其烦地向他的学生，以及其他参加他的公开解剖课的同僚宣讲自己的教学理念。

但是，在16世纪，防护手套和防腐剂尚未问世。更糟糕的是，当时的人们对细菌或病毒以及它们会导致的致命疾病还一无所知。这也就解释了为什么维萨里和他那3个最富才华的学生（他们都像维萨里一样毫不犹豫地用手直接接触尸体）全都没有活过55岁。与之产生鲜明对比的是，4位生活在相同时代，甚至是相同城市的艺术家（米开朗琪罗、达·芬奇、提香以及切利尼）全都活过了65岁，其中两位（米开朗琪罗和提香）甚至活过了85岁。如此看来，在那个时代解剖人体比描绘或雕塑人体危险得多。

维萨里在《解剖学六表》之后出版的作品都没有引起太大的反响。他继续解剖人体并在帕多瓦为医学生授课，还去博洛尼亚讲过一阵子课。1543年，《人体构造》出版，此时，年仅29岁的维萨里已经因为在人体解剖方面超乎寻常的能力而成为在意大利、巴黎以及布鲁塞尔备受尊崇的解剖学家了。

《人体构造》出版1年后，也就是1544年，维萨里离开了帕多瓦大学，以查理五世私人医生的身份进入宫廷。一些医学史学家对他学术生涯的突然中断倍感震惊和不解。但是，正如前文强调的那样，为皇帝服务是雄心勃勃且求真务实的维萨里的最终目标。从来没有人评价他对大学或医学院的教学投入了过多热情。像他这样，能于夜深人静之时在公墓和饿狗群抢夺赤裸尸体，或者面对发出撕心裂肺嚎叫声的动物依然冷静而残忍地解剖它们的人，不可能拥有那种细腻的感情。

Unknown Artist/Public Domain

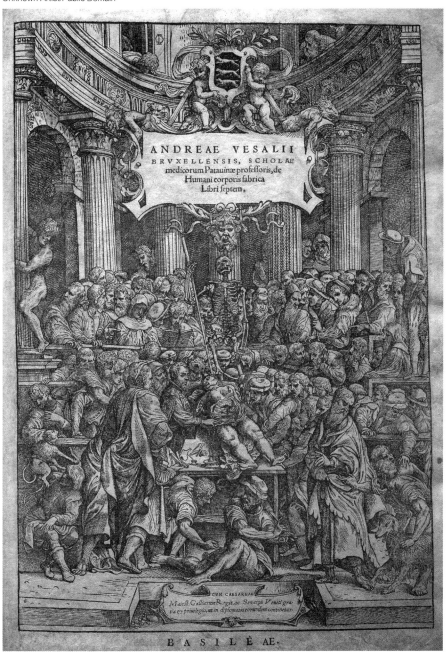

● 《人体构造》扉页

前文提到，1544 年维萨里与来自布鲁塞尔的安妮·范·哈梅结婚，第二年两人的女儿出生，她也叫安妮。对维萨里的妻女我们几乎一无所知，我们只知道她们都在他去世 1 年后结了婚，因此有人怀疑维萨里和妻女的关系并不怎么样。

高超的解剖术和不太高明的医术：皇家医生

言归正传，成为皇帝私人医生的人生目标实现了，维萨里终止了他的全部科学研究。即便如此，他仍然作为整个欧洲最具能力的医生而备受尊敬。1559 年，法兰西国王亨利二世在一场马上长枪比武中受了重伤，维萨里因此受到传唤，他要从布鲁塞尔赶到巴黎医治国王。亨利二世（如今人们知道他，更多的是因为他美貌的情妇迪亚娜·德·波迪耶，以及勇气与智慧并存的妻子凯瑟琳·德·美第奇）受到了重击，长枪在击中他时裂成了碎片，一些碎片刺进了他的头部。在维萨里到达之前，亨利二世的医生一直无法确定碎片刺入的具体深度。他们拿到了长枪的其余部分，使劲把它扎进 4 个前一天被执行了死刑的罪犯的头部。然后，他们解剖了这些罪犯的头部，以确定是否有碎片进入大脑。然而，这项非凡的"实验"以失败告终。

维萨里检查了重伤的国王后，当众宣布他所受的乃是致命伤。虽然进行了很多次静脉切开术和催吐，但亨利二世的左半边身体依然完全麻痹，而右半边身体则抽搐不止。最终，他在大约 10 天后去世。维萨里参与了亨利二世的尸检，所有参与尸检的人都看到了国王严重的脑损伤以及右侧脑硬膜下出血。

另一个能体现皇帝对维萨里能力极大信任的任务是，为阿斯图里亚斯亲王卡洛斯看病，这位西班牙王位继承人在 1562 年得了一场大病，维萨里被费利佩二世派去监督其他 5 位负责照料的医生。这场病的起因也是受伤。

卡洛斯天生矮小，生性残忍固执，甚至刚出生，就给父亲费利佩二世添了不少麻烦。据说，卡洛斯生下来就长了牙，在嗷嗷待哺的婴儿时期，他因为凶狠地咀嚼乳母的乳头而致使她们的胸部受伤，进而造成感染。到了 12 岁，他只对两件事感兴趣：活烤动物和引诱漂亮姑娘。

正是后者导致他在 18 岁那年的 4 月初受了伤。看到看门人的女儿在花园里散步，兴奋不已的卡洛斯迫不及待地跑下楼梯，却在途中被绊倒。他的头撞上了楼梯底部一扇门的把手。虽然卡洛斯很快就恢复了知觉，但负责看病的 3 位医生发现他脖子后有一块 3 个指甲大小的伤口始终没有消退。这个伤口被医生用各种各样的药水和油膏精心敷治。按照当时的治疗方法，他还被放血并催吐。

可能是因为敷料未经消毒，伤口化脓了，卡洛斯发起了高烧。出于担心，费利佩二世把自己的两位私人医生送了过去。在儿子的病情进一步恶化后，费利佩二世把维萨里派过去主持大局。

6 位医生总共进行了 50 次会诊，国王出席了其中的 10 次。每次他都会耐心聆听 2~4 小时，其间，每位医生都会提出自己的方案。虽然会诊了这么多次，但卡洛斯的病情还是在整个 4 月和 5 月持续恶化。

与此同时在托莱多，3000 名西班牙人半裸身体列队游行，他们一边走一边用鞭子抽打彼此，以期此举能够挽救王子的生命。在阿尔卡拉（卡洛斯正在此奄奄一息），市民们把圣方济会修士迭戈的干尸（他已于几世纪前去世）扛到了卡洛斯的床上，并把它放在昏迷不醒的王子身边。

并没有立即发生什么医学奇迹，但是随着时间一天天、一周周过去，卡洛斯逐渐退了烧，精神也不再错乱了。他那受到感染的脸曾经因为出血和积脓而扭曲变形，也慢慢恢复如前。在开始生病的 3 个月后，卡洛斯已经可以去参加斗牛了。

费利佩二世一直认为是修士迭戈的干尸最终治好了他的儿子。在他的敦促下，那位圣方济会修士在 1568 年被封为圣人。虽然我们无法判断费利佩二世的想法是否正确，但可以确定的是，在卡洛斯并不严重的脑震荡之后出现的所有致命并发症，都是治疗过程引起的。

以上两次治疗经历就是维萨里为皇帝服务的 20 年间留下的仅有的记录。除此之外，他还留下了《关于土茯苓的通信》（1546 年由其弟弟出版）、《人体构造》第二版（1555 年）以及《对加布里埃尔·法罗皮奥〈解剖学观察〉一书的检查》（1561 年）。以上出版物中，没有任何新的研究成果。我们不禁再次质疑，在出版了一部堪称孕育出现代医学的著作后，维萨里是否应该在 29 岁早早终止对医学或其他科学领域的探索。

1546 年，维萨里写道，在《人体构造》出版 3 年后，由于这部著作引发了太多毫无根据的批评，自己感到"灵魂被啃食"，所以逃到了宫廷里，过起了富足的生活，但从此"远离了研究带来的幸福和自由……所以，我不愿再出版任何新书，即使我自己非常想这样做，并且我的虚荣心也在作怪"。

皇室"敲门砖"：《人体构造》

在事业刚刚起步时，维萨里就希望自己能被皇帝邀请成为其私人医生，为此，他从一开始便做好了谋划。1537 年，只有 23 岁的维萨里就计划写作并出版一部不仅在内容上具有革命性，而且在排版、纸张、配图、尺寸、装订方面优雅得体的书。虽然皇帝对医学一窍不通，但他一定会认识到，这部为他所作、由维萨里亲自展示给他的书，无论是在当时还是未来都是医学领域最令人目眩神迷的作品。

可以确定的是，正如维萨里所写的那样，没有妻子、孩子或家庭琐事的干扰，他在约 5 年的时间里全身心投入并解剖了人类和动物尸体共数十具——以此来获得撰写这部书所需要的五花八门的知识。他还得找到愿意花时间为腐烂尸体的器官和组织绘制素描画的艺术家。他的《人体构造》将会成为历史上第一部包含超过 200 幅惊艳图画的医学书。

维萨里甚至翻越了阿尔卑斯山，把《人体构造》的手稿送到了巴塞尔。他知道，作为那个时代最棒的印刷商，巴塞尔杰出的教授约翰·欧宝利纳斯，会将他的作品用最精湛的印刷工艺印在当时最好的纸上。最重要的是，维萨里确定欧宝利纳斯有能力满足他的要求，以精密的准确度印刷出他珍贵的木刻雕版。仅仅把详细的说明信送到欧宝利纳斯手里不足以令维萨里满意，他亲自去了巴塞尔，并在作品印刷的过程中一直待在那里。

1543 年夏末，维萨里把《人体构造》呈递给了查理五世。作为一部杰作，它长 42 厘米、宽 28 厘米，用皇室专用的紫色丝绒装订，前后环衬都用了羊皮纸，700 多页呈现了从未在医学书中出现过的精美排版。这部展示用书最令人赞叹之处在于其中的插图都是手工上色的。（现存的在此之前印刷的上百部医学书中没有一部有彩色插图。）皇帝肯定是受到了极大的震撼，因为几个月后，虽然皇帝的其他医生出于嫉妒而对维萨里的作品大加批评，但维萨里仍然毫无悬念地收到了皇帝的邀请。他的雄心壮志终于得以实现。

恶魔之书:《人体构造》的争议

现在,是时候把注意力转向维萨里的不朽杰作——《人体构造》了。

虽然医学学者并不一定都同意将这7册揭示人体解剖学的书称作西方医学史上最重要的发现,但毫无疑问所有人都会同意威廉·奥斯勒的说法,《人体构造》是医学史上最伟大的书。

我们已经说过,维萨里著书的初衷是将它献给查理五世以期一举成名。但是,《人体构造》可不只是迷倒了一位皇帝而已——毕竟皇帝本人无法理解或欣赏它的内容。这部著作真正的意义在于,它将医学这门学科从长达14个世纪的沉睡中唤醒。

起初,医生对《人体构造》问世的反应是惊奇。在此之前,从未有过尺寸如此之大的医学书,从未有过包含如此具有美感和精度的插图的医学书,从未有过排版如此优雅的医学书。

《人体构造》仅仅凭借高雅的品位和奢华的装帧,就让维萨里的多数同僚大为惊讶。但是,真正让他们感到错愕的是书中的内容,甚至不少人因此震怒,其中就包括维萨里曾经的解剖学老师,欧洲最著名的解剖学家之一的雅各布·西尔维亚斯。他在一封致皇帝的公开信中如此写道:

> 我恳请陛下严厉地惩罚维萨里,他罪有应得,他是个自生自养的恶魔,是愚蠢无知、忘恩负义、傲慢自大的代表,要制裁他,防止他呼出的毒气毒害欧洲的其他地方。

西尔维亚斯如此愤怒的原因是维萨里指出了盖伦在描述人体某些特性时反复出现的错误,而这主要是因为盖伦对这些组织和器官的认知并非来自解剖和观察人类,而是猴子和狗。

在中世纪末,人体解剖已经揭示了盖伦观察中的一些荒谬之处,如肝脏负责造血、子宫有多个室、脑垂体会将分泌物直接导入鼻子,那么为什么仍然有人会如此愤怒?我们已经知道,那时的医学教授从来不亲自解剖人体。解剖工作是由理发师完成的,而教授要做的只有在课堂上大声朗读盖伦有关解剖学观察的某本著作。这个持续了数世纪的传统在《人体构造》出版后的10年内就消失了。没错,这部著作中的很大一部分都用来详细说明如何解剖尸体。

此外,《人体构造》还强调了一个一直都被忽略的事实:我们之所以能够以人的形态存在并活动于这世间,是因为骨骼。这部书指出,我们的骨骼不仅支撑着我们的整个身体,使其可以移动,还保护着我们脆弱的器官(包括大脑),使其免于受伤。维萨里强调,如果没有骨骼,我们只是一摊摊拥有组织结构,但无法移动的肉罢了。

让医学冲破迷障:《人体构造》的科学性和艺术性

如果研读《人体构造》,我们很容易就能发现,维萨里对人体骨骼非常着迷。在第一册中,他花了168页来描述骨骼。在书的开头,令人目不暇接的精美插图就向我们展示了不同观察角度下的5个头骨。接下来,我们会看到对人体其他骨骼的详尽描述和细致描绘。最后,这本书以3整页精彩绝伦的完整骨架素描图作结:一副骨架悬挂在绞架上,一副骨架在一根拐杖的支撑下摆出行走的姿态,还有一副骨架手肘撑在一张放了一个人类头骨的桌子上,仿佛正在思考头骨的内部结构。这些后来经常被其他作者"借鉴"的骨架插图,不仅是对人体骨骼的真实阐释,还是优秀的艺术作品。如果来自卡尔卡的约

Vecellio Tiziano/Andreas Vesalius/CC0

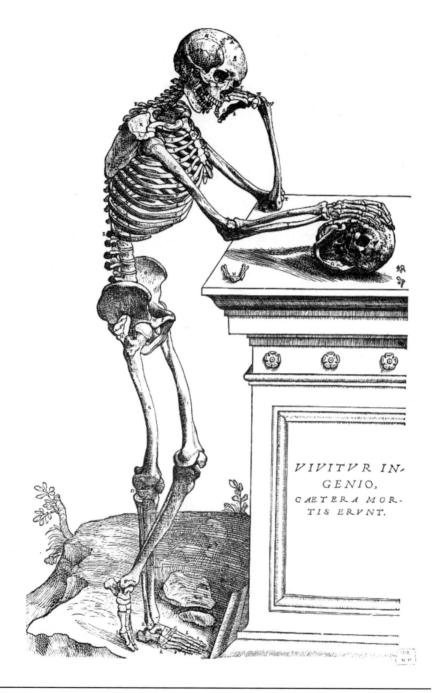

VIVITVR IN-
GENIO,
CAETERA MOR-
TIS ERVNT.

●这幅极具艺术性和解剖准确性的插图是安德烈·维萨里《人体构造》第一册的最后一张骨架素描。
这副骨架看起来正在思考，或者正在研究桌上的头骨

翰·斯特方参与了《人体构造》的艺术创作，那么这些拟人化的骨架必然出自他手。在艺术上，这些素描和维萨里早期的解剖学著作《解剖学六表》中的非常相似，而那本书中的插图已知正是斯特方绘制的。

第二册从头到尾，都是维萨里对人体肌肉的深入描述。13 张强壮男人的解剖图从外至内，循序渐进地展示了人体不同层次的肌肉。这些插图极有可能也是约翰·斯特方所绘。与骨架插图一样，这些"肌肉男"插图也是令人印象深刻的艺术作品。

当维萨里写下"雕塑家和画家的坏脾气"让他"比解剖尸体更心烦意乱"时，他很可能想起了那些与斯特方以外的艺术家交锋的时刻，虽然他需要这些人的才能，但他大概没能让他们在剩下的 5 册中大展拳脚。可以确定的是，从第三册开始，插图的质量明显下降。并不是说，第三册中关于静脉和动脉、第四册中关于神经系统、第五册中关于腹部器官、第六册中关于心和肺以及第七册中关于大脑的插图有什么缺陷，它们只是不灵动，有点儿干巴巴的，缺乏艺术的光彩。

维萨里也有一定的局限性，他在描述内脏器官（肝脏、肾脏以及子宫）时经常使用狗或猪的，而非人的。他还忽略了胰脏、卵巢以及肾上腺的存在。这些器官都较难分辨，尤其是在已经腐败的尸体中。但维萨里本可以对子宫进行更好的研究。诚然，那个时代很难找到可供解剖的死亡女性的尸体。但我们现在已知他曾有机会检查至少两具女性尸体的生殖器官。出于某些原因，比如他因为急于解剖保护阴道入口的处女膜，而彻底忽略了阴道另一头的输卵管。他对子宫及胎儿描绘的粗糙程度与中世纪不相上下。

维萨里在描述主动脉和静脉方面做得很好，但他对心和肺的描述并不比盖伦优秀。他太专注于给各种肌肉和组织起希腊语、拉丁语或希伯来语名字了，却从未想过用自己的名字为其中一样命名。

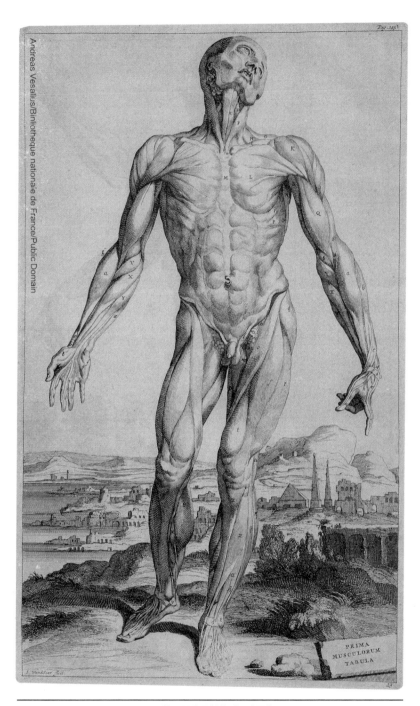

Andreas Vesalius/Binliotheque nationale de France/Public Domain

●第二册中强壮的"肌肉男"

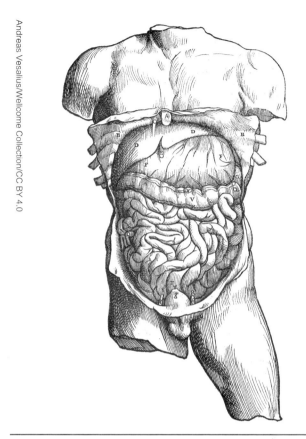

Andreas Vesalius/Wellcome Collection/CC BY 4.0

●第五册中的插图，相比第一、二册，第五册插图的艺术表现性明显变弱了

　　如果说维萨里投入第三到六册的热情不及前两册，那么他在最后一册中描述大脑时，又恢复了之前的热情。最后一本中的插画水平非常接近（但未及）第一、二册。除此之外，他取得的关于大脑不同部位的解剖发现具有重大意义。在维萨里编写第七册之前，大脑的结构及功能几乎完全不为人所知。这一册至少揭示了大脑的某些结构性特征。此后，大脑开始被解剖学家重视起来。

　　作为一部学术出版物，《人体构造》的科学性开启了现代医学这门学科。这部书是献给医学最珍贵的礼物，是能够解决未来无数医学问题的科学指南。

在之后的医学发展中使用的很多工具都源于这部革命性作品：在任何调查之中彻底摒弃超自然解释，在行文中平铺直叙不掺杂任何情感，准确地绘制插图，无情地进行活体解剖，发现至上，最终对一致的个人观察结果进行概括。

浓缩《人体构造》7 册精华的《人体结构摘要》（后简称《摘要》）出版于前者的几周后。这本经过大幅精简的书之所以出现，是为了方便医学生将其带

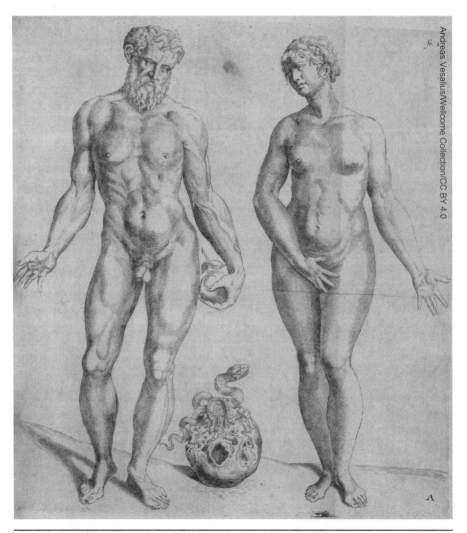

Andreas Vesalius/Wellcome Collection/CC BY 4.0

● 出现在《摘要》里的"亚当"和"夏娃"，这本书于 1543 年在《人体构造》出版几周后面世。其中杰出的素描一度被认为是提香绘制的，但现在已被认定其绘者为弗朗茨·冯·卡尔卡

到解剖桌上。《摘要》包含《人体构造》中几幅全页骨骼和肌肉素描。为了让这本书更光鲜亮丽，书中还加了两幅全页素描：一名英俊的裸体男性（亚当）和一名美丽的裸体女性（夏娃）。

继承与发展：解剖学的未来

在编写了《人体构造》并在解剖桌上的尸体旁进行直接教学后，维萨里亲手培养出了 3 位杰出的继承者。正是他们，在《人体构造》问世后的几十年内取得了一系列重大的解剖学发现。不可否认，正是维萨里和在《人体构造》中展示的工具和方法促成了后来的这些发现。

这 3 位杰出继承者中的第一位是雷奥多·哥伦布，他是维萨里在帕多瓦大学的继任者。他的巨大贡献（如果真的属于他）是精确地描述了血液从右心房经由肺流至左心房的循环方式。这些描述连同对心脏的细致观察第一次出现在 1559 年他死后出版的《关于解剖》一书中。我们将在第二章中详细讲述关于哥伦布的故事，在这里我们只说一点——维萨里后来跟他成了死敌，因为哥伦布曾指责维萨里在《人体构造》中描述的舌头和眼睛并不是人类的，而是牛的。

加布里埃尔·法罗皮奥是继哥伦布之后在帕多瓦大学任教的教授，他也曾是维萨里的学生。他敬仰自己的老师，并极其推崇他的伟大作品《人体构造》。但法罗皮奥也指出了书中的一些错误和遗漏——虽然他的批评声比哥伦布温和一点儿。

维萨里教法罗皮奥如何亲手解剖一具尸体，也教导他要相信自己在解剖时亲眼看到的情况，而非从盖伦的某本书里读到的内容。法罗皮奥青出于蓝而胜于蓝，后来成功发现并描述了不少连他的老师都没注意到的人体组织和结构。例如，他首次识别并描述了卵巢和输卵管，而输卵管的英文名"fallopian tube"正是以法罗皮奥的名字命名的。阴道、胎盘和阴蒂现在的英文名也是他起的：在法罗皮奥之前，这些结构并没有名字。

如果说维萨里曾经独自在解剖学这片无人之境中披荆斩棘，那法罗皮奥就在维萨里已经开辟出的领域长驱直入。他比维萨里更仔细地描述了骨骼和韧带，他甚至还不厌其烦、细心大胆地解剖、观察并描述了耳朵中的半规管。

但在维萨里的所有学生之中，最有才华的应当是巴托洛梅奥·欧斯塔希乌斯。在某种程度上，他是几乎与列昂纳多·达·芬奇一样不幸的人。他那装饰了大量雕刻铜版画的精彩手稿于 1552 年完成并准备出版，但不知为何在接下来的 150 年中被搁置在梵蒂冈图书馆中无人问津。这部著作后来被著名的心脏病学家乔瓦尼·兰奇西发现，并于 1714 年出版。欧斯塔希乌斯的非凡发现曾被一群不知廉耻的解剖学家挪用，并将其当作自己的原创作品在 16 世纪末和整个 17 世纪出版。

如果欧斯塔希乌斯的作品一经完成就在 1552 年问世，那么医学可以获得长足的发展。毫无疑问，这本书会让欧斯塔希乌斯变成和维萨里一样受人尊崇的学者。和法罗皮奥一样，欧斯塔希乌斯不仅指出了《人体构造》中的错误，还发现了维萨里遗漏的内容。他在书中首次用雕刻铜版画展示了交感神经系统，这是绝无仅有的创新。他还识别出了胸导管并绘制了精彩的插图，而胸导管不仅完全逃过了维萨里的眼睛，就连 76 年后的威廉·哈维对此也完全没有觉察。除了发现这两个人体重要结构，欧斯塔希乌斯还正确地描述了人体的肾脏解剖结构，并且他还是第一个识别并描述肾上腺及连接中耳和口腔的咽鼓管的人，而咽鼓管的英文名"Eustachian tube"正是以欧斯塔希乌斯的名字命名的。

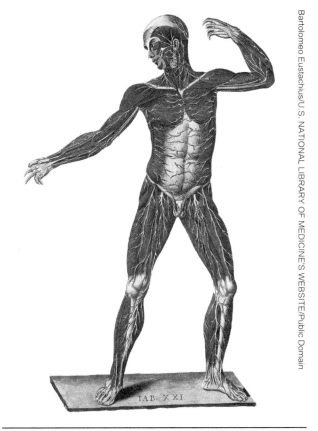

Bartolomeo Eustachius/U.S. NATIONAL LIBRARY OF MEDICINE'S WEBSITE/Public Domain

●巴托洛梅奥·欧斯塔希乌斯《论解剖》内页

当然，在维萨里和他的 3 名继承者去世后，解剖学的新发现仍然不断出现。毫无疑问，直到今天，解剖学仍然在取得新的发现——这一切的动因都来自《人体构造》的出版。所以接下来，我们就以维萨里自己的话来结束本章的内容："盖伦虽然写了不少作品，但他对解剖学并没有太大的贡献，在这样一个人人都对解剖学一无所知的时代，我能做的最有价值的事，就是对整个人体进行全新的描述，这也是我能想到的向学生展示我的成果的唯一方式。"

23

2

威廉·哈维
与
血液循环

-1628-

灵魂的居所：古代对心脏的认知和误解

早在威廉·哈维出生的几千年前，古埃及人、古希腊人还有古罗马人就意识到，他们不仅有一颗跳动的心，心还在精神和情感活动中扮演着主要角色。他们相信，如果人类拥有灵魂，那么灵魂就存在于那团在人类胸膛里持久敲击的红肉中。但是，他们即使意识到一旦心脏停止跳动生命就会结束，居住在跳动心脏中的灵魂就会消逝，也没有试图去弄明白心脏跳动的意义。

除此之外，他们也不明白人的血液和这块拳头大小、不停搏动的器官有什么关系。他们对心脏和血液功能的无知，来源于他们从来没有成功解剖过一只活着的动物，从来没有直接观察过一颗跳动着的心脏以及静脉和动脉中血液的流动。他们对心脏和血管的一切认识都来源于对人类尸体器官和组织的解剖检查。不幸的是，尸体的动脉中不可能存在血液，因为当心脏停止跳动并把血液排入动脉后，动脉就会收缩并把其中的血液推入静脉。

Hunefer/Birtish Museum/Public Domain

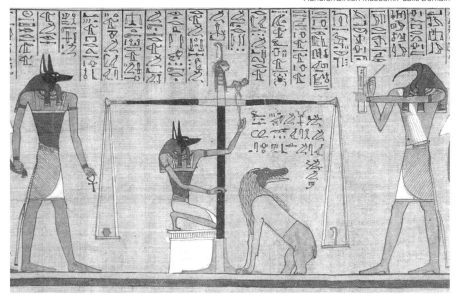

●在古埃及神话中，阿努比斯会通过称量心脏的重量，来判断一个人是否有罪。图中左侧托盘中的就是心脏（在古埃及象形文字中，心脏用类似陶罐的形状表示）

　　古埃及人、古希腊人和古罗马人没有在被解剖尸体的动脉中找到血液，便认为动脉在人还活着时只用来容纳空气。此外，因为这些尸体的静脉中总是装满了血液，尤其是与肝脏相连的静脉，所以早期的医生总结道，所有血液都由肝脏所造，它通过静脉向其他器官供血。当认识到心脏在身体结构中必然有其作用后，他们假定心脏会赋予进出两个心室的血液以"精气"，但他们并不知道血液是如何进入心脏，又如何从右心室流到左心室的；也不知道血液离开心脏后去了哪里。

　　到了公元2世纪中期，盖伦有了一个革命性发现。他观察到大静脉将血液排至心脏的右侧，而右心室会将血液通过肺动脉排入肺中。他后来又观察到肺会把血液排入心脏的左侧，而左心室会将这些血液注入向外流出的主血管——大动脉中。

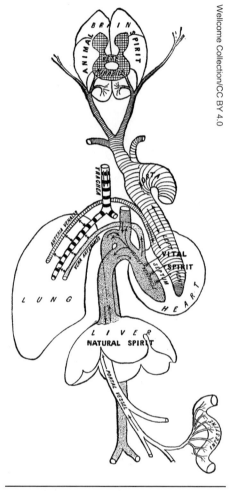

Wellcome Collection/CC BY 4.0

●盖伦关于人体生理功能的猜想（模拟图）

　　盖伦另外两个关于心血管的发现具有超乎寻常的重要意义。一方面，他认识到心脏在根本上是一块会收缩的肌肉，它将血液经由肺注入心脏左侧，又将血液推入大动脉。简言之，盖伦认识到心脏其实是一个泵。

　　另一方面，他发现，动脉里装的不是空气，而是血液，这有悖于古希腊和古罗马先辈的认识。

　　但即使是像盖伦这么厉害的人，如果只检查尸体的器官，也无法察觉到血液是从右心室经由肺流至左心室的，或者动脉中存在血液。他必须在仍然活着的人或动物身上才能观察到这些过程。作为帕加马角斗士的医生，他有机会在受伤或垂死的角斗士身上观察到这些现象。他应该会经常看到，在角斗士训练或搏斗期间，如果剑或匕首割断了他们脖子、手臂或腿上的动脉时，从血管中喷出的绝非空气，而是鲜红的血液。他还应该会经常看到，当角斗士的胸膛被对手的刀刃撕开时，他们在将死之时心脏仍然跳动。既然看到了正在衰竭的心脏和旁边的肺，他又怎么会看不到大静脉将暗红色的血液排入右心室，接着右心室把这些暗淡的液体排入同样正在衰竭的肺，而肺则会把鲜红色的血液注入左心室。至少他肯定见到过左心室将血液排入离开这个心室的那根动脉（大动脉）的情景。

盖伦从未挑明，正是对跳动的心脏和破裂的动脉的无数次直接观察，让他取得了这些伟大的发现。但他曾暗示道，对动物进行的活体解剖，让他了解到心脏和动脉的活动，并在作品中将其生动地描述出来。盖伦没有明确指出是对垂死之人而不只是动物的观察，让他正确理解了这些现象，这对后世造成了不小的影响。

一位勇士的悲剧：塞尔韦特和肺循环

在一千多年的时间里，欧洲的医生一直都认为盖伦描绘的心脏和血管功能只是动物的，而非人类的。这就导致，虽然盖伦在他的长篇著作中描述了数百种医学现象，但其中最重要的观察发现被认为并不适用于人类。此外，盖伦还跟他的古希腊先辈一样，错误地相信肝脏不仅负责造血液，还负责把血液输送到全身。

于是，在盖伦死后的 14 个世纪里，欧洲的医生小心谨慎地接受了盖伦其他所有的发现和观点，而心脏、动脉以及静脉的结构和功能仍然只存在于幻想中——跟盖伦出现前一模一样。不过，盖伦的观察结果并没有丢失，而是完完整整但模糊地藏在他存世的著作中。

这些内容在 16 世纪中期被米格尔·塞尔韦特重新发现。塞尔韦特是一位西班牙医生，在他还在巴黎上医学院时，他对盖伦作品的理解就已经不输任何人。同样还是在他上医学院时，他就已经在解剖人体方面获得了很高的声誉。

塞尔韦特不仅接受了盖伦对血液从心脏右侧经由肺传至心脏左侧的发现，还进一步证实了肺循环（又称小循环）的存在。他指出，如果肺动脉只是一根用来滋养肺的血管，负责把血液从心脏右侧输送到心脏左侧，那它实在是太大了。肺动脉的大小说明，它实际应该用于将全身的血液输送到肺部，正因如此，肺才能改变血液的颜色。除此之外，塞尔韦特坚称自己已经在肺中检测到，肺动脉会直接将血液排入肺静脉，而肺静脉又会把血液排入左心室。

塞尔韦特大胆地发表观点，认为隔开左右心室的膈膜上并没有孔，这跟人们长期以来的想法截然不同。他坚持称，血液从右心室到左心室的唯一路径，就是穿过肺动脉和肺。

1546 年，塞尔韦特将这些发现记录了下来。不幸的是，这些珍贵的解剖学和生理学观点在手稿中只占据了几段内容，而正是这些内容被认为是塞尔韦特对"三位一体"①本质和洗礼重要意义的亵渎。

塞尔韦特对他 1546 年完成的手稿非常骄傲，专门寄了一份给新教先驱约翰·加尔文。

加尔文看后汗毛直立，但并不是因为受到了手稿中解剖学观点的启迪，而

---

① 指上帝独一，但同时具有圣父、圣子、圣灵三个位格。——编者注

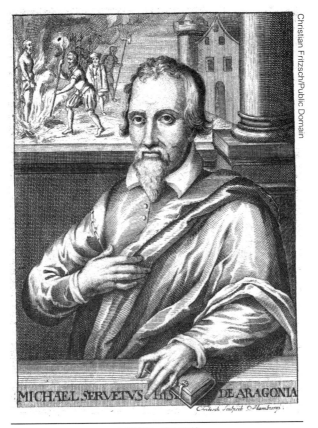

Christian Fritzsch/Public Domain

●米格尔·塞尔韦特

是因为其中的异端观点。他写信猛烈地抨击了塞尔韦特，并且拒绝归还手稿。塞尔韦特并未因为加尔文刺耳的非难而气馁，也没有因为加尔文不遗余力地阻挠手稿的出版而退缩。1553年，塞尔韦特自费出版了这部作品。

　　塞尔韦特的观点不仅对新教徒加尔文来说是异端邪说，·对天主教权威来说也是难以容忍的。在手稿出版的几个月后，塞尔韦特被法国教士拘捕。在审判期间，他从拘留所逃跑，在整个法国漫无目的地游荡了4个月。接下来，出于某些我们永远也无法得知的原因，他前往了他最可怕的敌人约翰·加尔文的居住地——日内瓦。没几天，塞尔韦特就被一些修道士认了出来，并立即锒铛入狱。加尔文对他没有丝毫心慈手软。长达几个月的审判结束了，在他的手稿出版 9 个月后，塞尔韦特在 1553 年 10 月 27 日被烧死在火刑柱上。

长期以来，英国医学历史学家都意图把发现血液循环的功劳全都归于他们的同胞威廉·哈维。这自然情有可原，但令人费解的是，他们不仅忽略了盖伦对肺循环的最初发现，还坚称塞尔韦特的观点在他死后一直不为人所知，理由是他所有描述了肺循环现象的书都随着他的处决而在 1553 年付之一炬。但是，真正被烧掉的书只是一小部分。塞尔韦特在被捕前的 9 个月间，将自己的书印刷了 1000 册，其中的一半被送到了里昂一位书商那里，另一半被送到了法兰克福一位书商那里。所以，在他被处决之后的很多年中，那本书以及其中关于心血管的观点，很有可能并未失传。

此外，这些英国医学历史学家急于宣扬哈维发现肺循环的功绩，以至于忘记或忽略了一个事实——塞尔韦特和他法国、德国及意大利的同僚一直都进行着持续不断的沟通，在他重新发现肺循环之后一直到他被处决的 12 年间，这些人极有可能已经知悉了肺循环的存在。

最后，如果塞尔韦特所有的书都已被烧毁，那么又该如何解释这本书后来在法国和德国的重印呢？

"所有真理都是弯曲的"：心血管的其他重要发现

在塞尔韦特的手稿出版 6 年后，与他同时代的著名解剖学家雷奥多·哥伦布在 1559 年于身后出版了自己的观察结果。我们几乎可以确定，哥伦布在此之前早就知道了塞尔韦特的发现。就连哈维的头号粉丝——医学史学者格温妮丝·怀特里奇都承认，哥伦布很有可能知晓塞尔韦特的解剖学观点。

哥伦布不仅证实了肺循环的存在，还取得了其他 3 个重要的成果。哥伦布通过解剖活体动物才取得了这些进展，而活体解剖这一做法自从盖伦用来证实他在濒死的角斗士身上观察到的现象后，从未被其他人使用过。

第一个成果是，他揭示了进出左右心室的 4 根血管中存在瓣膜，并且发现这些血管只允许血液朝特定的方向流动：从右心室流进肺，然后再流回左心室，接着流向主动脉。

第二个成果是，他正确地描述了心室的收缩期以及放松期（舒张期）。在哥伦布对心动周期进行描述前的几个世纪中，人们对心脏收缩时间和放松时间的了解一直处于混沌状态。

第三个（或许也是他最重要的）成果是，和长期以来的医学观点恰恰相反，哥伦布认为，从肺部出来的肺静脉排入左心室的不是空气，而是完完全全的血液。

哥伦布在 1559 年出版的《关于解剖》在全欧洲广泛发行。毫无疑问，比萨植物学家和解剖学家安德烈亚·切萨尔皮诺在出版自己的书之前，很早就了解到了该书中有关心脏和血管的发现。他在自己 1571 年出版的书中再次描述了肺循环。就像哥伦布没有把这个发现归功于塞尔韦特一样，切萨尔皮诺也没有提到塞尔韦特或哥伦布。后文艺复兴时期的科学家在争夺自认为由自己取得的发现时，可谓分毫不让，其冷酷程度不亚于当今的诺贝尔奖获得者。

切萨尔皮诺确实有两个新成果——以及一个可怕的错误。第一个成果是，他观察到如果将手臂或腿内的一条静脉暂时封闭后，封闭部分以下的静脉就会扩张。威廉·哈维也观察到了这个现象，正是这个现象为哈维发现完整的血液循环起到了至关重要的作用，但它的重要意义被切萨尔皮诺忽视

Realdo Colombo/Public Domain

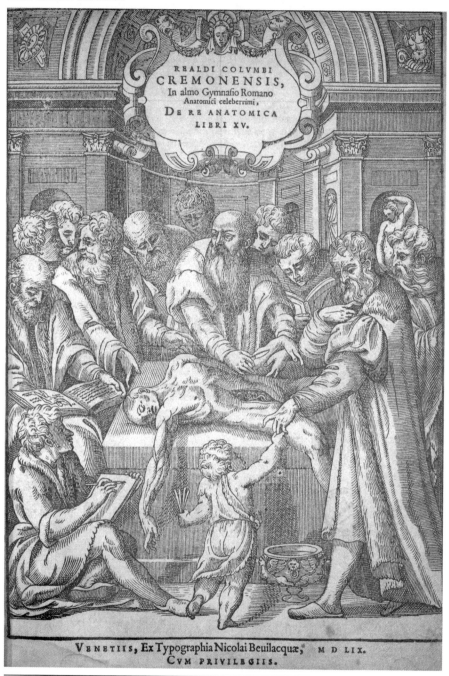

REALDI COLVMBI
CREMONENSIS,
In almo Gymnasio Romano
Anatomici celeberrimi,
DE RE ANATOMICA
LIBRI XV.

VENETIIS, Ex Typographia Nicolai Beuilacquæ, MDLIX.
CVM PRIVILEGIIS.

●雷奥多·哥伦布《关于解剖》扉页

了。第二个成果是，他发现将血液排入右心室的腔静脉比离开肝脏的静脉粗。于是，他错误地总结道，直径的差别恰恰证明腔静脉中的血液是流出心脏的，而非流入。

这简直令人难以置信，为什么这位才能卓著的意大利人明明观察到了人体四肢的静脉血总是流向心脏，居然犯了这样的错误。我们认为，这位温文尔雅的植物学家之所以没有成为医学史上最伟大的发现者，是因为他无法忍受一项可怕的任务——为了观察活着的动物仍然跳动的心脏，不顾它们的痛苦将其胸腔切开。如果他拥有盖伦或哥伦布（或半个世纪后的哈维）为了科学无所顾忌的残酷和冷血，哪怕进行活体解剖也在所不惜，那么切萨尔皮诺就成了无可辩驳的人体循环之谜发现者。但因为切萨尔皮诺在活体解剖面前骤然停步，所以那些捍卫同胞的意大利医学史学者的行为，无论放在过去还是现在，都被解读成了沙文主义的表现。

加布里埃尔·法罗皮奥在帕多瓦大学的继任者——西罗尼姆斯·法布里休斯在自己出版的书中第一次描述了人体静脉中的瓣膜（1603年）。但在此很久之前，他就已经观察到了这些瓣膜，并将这一发现告诉了自己的学生。他最喜爱的学生之一，就是刚满21岁的英国年轻人威廉·哈维。就像法布里休斯一样，这些瓣膜毫无疑问也让哈维十分着迷。但无论是法布里休斯，还是哈维（那时他还只是医学生）都没有意识到这些瓣膜的作用。几十年后，哈维终于找到了答案。自此，人体所有部分的血液通路之谜逐渐被他解开了。

以上就是哈维之前的血液循环先驱者以及他们的发现。

冷面学生：哈维的早年生活和教育

是时候来了解一下威廉·哈维的生活和他的个性了。哈维在17世纪的第一个10年里解开了人体血液循环之谜，根据我们的了解，在哈维之前没有任何一个英国人取得过如此意义深远的医学发现。他将自己的观察结果与前任的发现整合到一起，孕育出了一个必将传承万世的概念。

遗憾的是，哈维的个人物品先是在1642年被奥利弗·克伦威尔的士兵损坏，又在1666年被一场伦敦的大火焚毁，正是这场大火烧毁了英国皇家医学会图书馆（哈维的所有个人手记、研究论文以及书籍几乎都保存在那里）。留下来的只有他的几封信，以及3位同时代人根据回忆对他言行的只言片语的记述。这3位记述者分别是：罗伯特·波义耳，现代化学缔造者；约翰·奥布里，不太可靠、嘴有点儿碎的历史学家；乔治·恩特爵士，忠诚的哈维医学信徒。除哈维的代表作《心血运动论》之外，他出版的另外两本书都已绝迹。令人欣慰的是，他在1616年为皇家医学院的医生所做的拉姆利解剖学讲座的笔记，虽然经历了1666年那场大火，但奇迹般地被保存了下来，如今安全地存放在大英博物馆内。正是通过这些幸存下来的物品和一些其他的信息，我们才得以了解威廉·哈维其人其事。

哈维1578年出生在距离多佛几千米处一座名为福克斯顿的古老小镇。他是七兄弟中的老大，从小就展现出了聪颖过人的一面。他获得了剑桥大学冈维尔与凯斯学院的奖学金，并在那里获得了学士学位。

虽然这所学院每年能得到两名被绞死的犯人尸体用于解剖，但哈维没有留在那里继续接受医学培训。他去了由维萨里和哥伦布先后担任解剖学教授的帕多瓦大学。哈维对他们的研究发现一清二楚。他在1600年成为法布里休斯的助手，而法布里休斯也是签署哈维毕业证书的4位教授之一。哈维在毕业

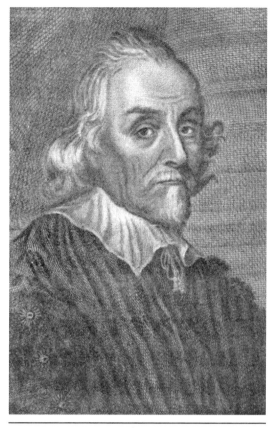

●威廉·哈维

证书的出生日期一栏写下的"1578"，是确认他生年的唯一依据。

24岁时，他毕业后立即回到了伦敦。他个子不高，有一双深棕色眼睛、一头黑亮的头发，气质并不十分讨喜。约翰·奥布里形容他性格暴躁，似乎总是准备掏出他随身携带的匕首。哪怕是最欣赏他的医学史学家乔弗里·凯恩斯也认为他冷漠无情。

无情的开膛手：皇家医生

1604 年，哈维迎娶伊丽莎白·布朗恩为妻，妻子的父亲是伊丽莎白一世的主治医生之一。在这样一位有名望的岳父的帮助下，哈维很快成了皇家医生学会院士。没过多久，他就成了圣巴塞洛缪医院的主治医生，在伊丽莎白一世去世后，他又成为负责照料詹姆斯一世的皇家医生之一。詹姆斯一世于1625 年去世（哈维参与了他的尸检），之后，哈维又成为照料查理一世的医生之一。

但是，就算他没有和伊丽莎白·布朗恩结婚，他应该仍然会获得这些职位。从事业的起步阶段开始，他就因为拥有广博的科学知识而备受尊敬，这一点从他自 1616 年起每年都会受皇家医学院邀请做拉姆利讲座就可以看出。

关于哈维的妻子伊丽莎白，我们几乎一无所知，只知道她极其喜爱一只她饲养的鹦鹉，哈维在他关于胚胎学的书中曾对这只鹦鹉做过细致的描述。当那只鹦鹉突然死亡时，哈维还对它进行了解剖。让他深感意外的是，他发现那只他一直以为是雄鸟的鹦鹉（因为这只鹦鹉既会唱歌又能说话），竟因为一颗蛋在输卵管中腐烂而死去。面对这个发现，哈维认为鹦鹉因缺爱而死。他为此还引用了维吉尔的六行诗，描述春天以及它唤醒了所有人心中的维纳斯。

描绘哈维的妻子和她的鹦鹉的油画于 1907 年被毁。若非如此，我们便有机会一睹这位大概十分可爱的哈维夫人的芳容了。不过，这场婚姻对她来说应该算不上什么天作之合：她没有孩子，只有一只鹦鹉以及一个因沉迷于解剖动物而常年不在身边的丈夫。这位丈夫解剖的动物超过了 100 种，小到跳蚤，大到鹿，甚至还有蛇、蜗牛、鹅、乌龟、鱼和老鼠。此外，与一个经常对约翰·奥布里说"欧洲人'不知道如何管教'自己的女人，只有土耳其人才能让她们'物尽其用'"的男人生活在一起，大概也不是什么幸福的事。看来，哈维应该不是一位热心的女性主义者。

哈维也不太可能是一个十分讨喜的人。他应该就像2个世纪后出现的那位进行活体动物实验的克劳德·伯纳德一样，必须冷酷无情，否则他怎能忍受未经麻醉就被无情解剖的狗和其他动物的哀嚎、尖叫或呻吟？或许哈维的妻子就像伯纳德的妻女一样，因为这种残酷的行为而对他憎恶不已。

同样地，哈维在皇家医学院的同事虽然极其敬仰他在科学上的成就，甚至在他还活着时就不吝用"神圣"和"不朽"这样的溢美之词来形容他，但直到皇家医学院院士确信他年纪太大（73岁）已经不能胜任校长之职之前，都没有人提议让他做校长。

作为一位医生，哈维的医术如何我们并不清楚。奥布里曾经写道，虽然他作为一位科学家备受敬仰，但他并未被誉为治疗专家。可以确定的是，他没有彻底从某些中世纪的医学信仰中解放出来。正因如此，他才会说一个乳腺肿瘤在他用尸体冰凉的手触摸后消失了，但他用切断血液供给的方式消灭另一个肿瘤的做法，又超越了当今的医学思维。

哈维还相信女巫的存在。在查理一世的要求下，他愉快地同意检验一个被怀疑为女巫的人。就像与他生活在同时代的人一样，他企图在那个女人的身体上找到两种缺陷——如果她是女巫，就一定会具备其中一种：对疼痛无感的硬化皮肤，或者长在乳房以外其他位置的乳头。哈维以为自己找到了，在被他称为"她的私处"（女巫的生殖器）的器官附近，哈维找到了一个"乳头"，但在更严密的检查之下，这个疑似乳头的结构被证实只是一个无害的萎缩的痔疮。

无论如何，哈维具备一位科学家的个性。他深深沉醉于如何从大自然丰富的宝库中采撷尽可能多的真理瑰宝。对他的朋友（甚至是国王）所做的事，他毫不关心。举例来说,当查理一世 1642 年在埃奇希尔为自己的王国和生命战斗时,哈维则平心静气地坐在树篱下读书,直到子弹落到他附近,他才被迫往后挪了挪。

生命之"卵":晚年生活和科学遗产

晚年,哈维曾和约翰·奥布里聊起自己的过去。他记忆里最难以忘怀的情感,并非与伊丽莎白共度一生的喜悦或她的死亡带来的悲痛,而是 1642 年因丢失一份手稿而产生的遗憾,因为这份关于昆虫的手稿他当时已几近完成。奥布里表示,哈维对他说,这份损失是他一生中经历过的"最大的磨难"。这是属于一位真正科学家的悲痛,他生命中最真挚的快乐就是不断发现和理解大自然的本质,永不满足,且永不停步。而哈维最主要的探索方式,就是解剖尸体和活体,包括他能弄到手的所有动物,无论是一只虾、一只蟾蜍,还是 152 岁的托马斯·帕尔①。

在他经历的 79 个春秋的最后 7 年,他住在他唯一还活着的弟弟厄里雅布的家里。厄里雅布非常富有,有男仆,并且根据约翰·奥布里的记载,他还"养了一个年轻漂亮的少妇(原文如此),我猜她是用来暖床的,就像大卫王的所作所为一样。"

哈维年轻而热忱的仰慕者乔治·恩特,在 1649 年拜会这位退休医生时,偶然间注意到了哈维一直以来积累的数量庞大但杂乱无章的胚胎学研究。恩特立刻意识到这些基于实证和实验的观察结果所具有的独一无二的价值,他说服

---

① 又名"老汤姆",据说活了 152 年 9 个月。——译者注(若无标记,均为译者注)

哈维同意由他编辑并出版一本能够体现哈维多样化胚胎学研究成果的书。最终，这部书出版于 1651 年。在书中，哈维提出了一个全新的概念：所有生命都来源并首先构建于一颗蛋或一颗卵子中。不同于血液循环的发现，胚胎学的概念直到卡尔·恩斯特·冯·贝尔在 1827 年发现了人类女性卵巢中的卵细胞后，才得以证实。

哈维在 1657 年死于中风。他被葬在一座小圣堂的地下墓室中，这座小圣堂是厄里雅布在艾塞克斯的亨普斯特德教堂外加建的。多年后时过境迁，地下墓室的窗户被打破，哈维装在铅制棺材中的尸体暴露在了风吹雨淋和小孩子投掷的石子之下。在如此恶劣的条件下，哈维的铅制棺材终于开裂。发现这个情况后，皇家医生学会的院士想把这个破损的棺材从地下墓室里移出，迁入西敏寺，但未能实现。于是，在庄重的仪式下，他们把哈维的棺材从地下墓室抬到了位于其正上方的小圣堂里。他们将开裂的棺材放进一个精美的大理石石棺中，此后威廉·哈维一直长眠于此。

心脏革命：《心血运动论》

哈维留下的真正遗产是他的《心血运动论》。在 17 世纪的前 17 年中，3 部最伟大的英语作品得以出版：詹姆斯一世授权的《圣经》（1611 年）、莎士比亚戏剧的对开本（1623 年）和威廉·哈维《关于动物心脏与血液运动的解剖研究》的英译版（1628 年），即那部在此后几个世纪里被称为《心血运动论》的书。授权版本的《圣经》影响了英格兰的教堂、莎士比亚戏剧的对开本改变了英语文学，而《心血运动论》之于医学的影响则遍布全世界。

在这本印刷质量很差（第一版中有 126 个错误）、只有 72 页共 17 章的

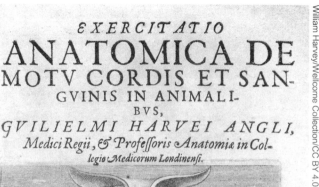

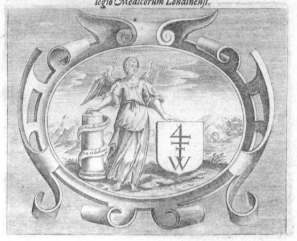

William Harvey/Wellcome Collection/CC BY 4.0

● 《心血运动论》扉页

书问世前，英国学者没有出版过任何像样的医学著作。在印刷出来的约200本《心血运动论》中，只有53本留存于世（根据乔弗里·凯恩斯）。在这本书的扉页上，哈维不无夸张地表达了自己对查理一世的敬意，但后世存留的一部分书的扉页已不见踪影。我们认为，这些书的扉页之所以被裁掉，是因为它们落到了苏格兰长老会教徒的手中，对于给亲天主教的查理一世的献词，他们一页也无法容忍。

我们尚不清楚哈维何时决定出版《心血运动论》，但我们知道他在出版这本书前的 12 年中，故意向他在皇家医生学院的同僚详细讲解了关于心脏、动脉和静脉的知识。在这些讲座中，他向那些胆小但好奇的同僚演示了活体解剖，让他们看见血液如何从一只仍然活着并尖叫着的猪的右心室流进肺里，再流入左心室，最后被排入主动脉及其分支。

在《心血运动论》的献词中，他提到了为皇家医学院医生所做的多次讲座，以及在位高权重之人（显赫程度不亚于皇家医学院主席阿金特医生）面前进行的实验：

在我过去的解剖学讲座中，我已经多次向你们，我博学的朋友们，展示我关于心脏运动和功能的新观点。如今九年过去了，经过在你们面前多次演示并通过不断讨论和阐明，取得了最为博学多才的解剖学家们的认同，这些观点已经得到了进一步证实。我终于决定满足这样的请求，或可说也是不少人的恳求，即在这部专著中公开呈现这些观点。

哈维很清楚，对一名英国医生来说，驳斥盖伦存续了很多世纪的学说是一件十分危险的事，至少这样的异端邪说会导致自己被皇家医学院除名。所以，他极为小心、耐心并巧妙地让皇家医学院的每个人都意识到了他的观点具有无可辩驳的正确性，并认同了他提出的所有概念。他可以确信，无论他发表的观点会在国外受到怎样的批评，英国医学界的顶级专家（皇家医学院的医生）都会忠实地为他和他的革命性观点辩护。

他在撰写自己的专著时采取了进一步的预防措施。他从未直接嘲弄过盖伦任何一个观点或概念。他很清楚，除盖伦外，塞尔韦特、哥伦布和切萨尔皮诺都描述过肺循环，但他只肯承认盖伦对自己的发现的贡献。类似的是，虽然他知道是哥伦布发现了动脉里没有空气只有血液，但他还是把这个发现归功于盖伦这位活体解剖学的老前辈。只有精读《心血运动论》并反思其内容后我们才会发现，虽然哈维对盖伦大加赞扬，但他毫不留情地展示了自己的观察结果，无论是一条蛇即将停止的心脏，还是蒙哥马利子爵暴露在外但仍然跳动的心脏。通过这种方式，他彻底驳斥了盖伦有关心脏结构和功能的大部分观点。

除了花费多年时间向皇家医学院的同僚说明和验证他的概念，并在驳斥盖伦学说的同时小心翼翼地赞扬他的伟大，哈维还费尽心力在《心血运动论》中掩藏自己伟大的原创发现，他用这本书的前七章为新概念的登场搭建一个合适的舞台：在前七章中描述了心耳、心室、心动脉及静脉的解剖和运作方式。在第八章中，他公布一个新发现，这个发现让医学开始像一门科学一样发展。我们接下来先看看前七章的内容。

心脏"圆舞曲"的序曲：《心血运动论》前七章

《心血运动论》的前七章为介绍性内容。哈维非常圆滑地（也可以用"狡猾"来形容）描写了自己对心耳、心室以及心血管的解剖学观察。他还描述了进出心室的血管瓣膜。接下来，他写到肺动脉的半月瓣并指出，它们打开和关闭的方式可以说明肺动脉必定从右心室将血液运送到了肺——哥伦布早在 69 年前就描述过。虽然哈维很清楚他的发现，但对此只字未提。也许哈维之所以没有对剽窃哥伦布的发现感到良心不安，是因为他知道哥伦布也没有把发现并描述血管结构的功劳归于塞尔韦特。在前七章中，哈维还强调了心脏的唯一功能就是泵血，他明确地区分了心耳和心室的收缩，并特别指出心耳收缩一定在心室收缩之前。这个观察发现才真正属于哈维。在哈维之前，没人能够确定心耳的收缩早于心室的收缩，这是因为被活体解剖的动物心脏跳得太快了，以至于人眼无法分辨出收缩的顺序。

哈维通过两种方式解决了这个难点。首先，他解剖并观察了心脏跳动速度慢得多的冷血动物，比如鱼。其次，哈维极为耐心地等到他活体解剖的温血动物走向死亡的时刻，那时它们心脏的收缩速度会越来越慢。正是在这些垂死的动物身上，哈维观察到心耳先收缩，将血液排入与其连接的心室，然后心室才会收缩。

在讲解了心脏的解剖学结构和功能以及动脉的搏动之后，哈维在第六和第七章中描述了肺循环的过程，即血液从心脏右侧开始经由肺再被运送到心脏左侧。在前五章中，他的行文如此巧妙，对心脏解剖学结构和心脏搏动的描述如此环环相扣（对取得相同发现的塞尔韦特、哥伦布、切萨尔皮诺的遗忘如此彻底），以至于读者在看到他在第六和第七章中对肺循环的记述后会感到晕头转向，认为这一切都是哈维个人的成就，他独有的发现。

在提到盖伦对肺循环的发现时，哈维的说法高明得让人以为盖伦证明了哈维的发现，而非在 1400 年前提出过类似观点。但他巧妙的文字并没有误导著名的解剖学家威廉·亨特。亨特在 1783 年指出，先发现肺循环的并非哈维，而是哥伦布和切萨尔皮诺。

到了第八章，哈维提醒读者接下来的话将会是"一件闻所未闻的奇事，我不仅怕自己会因此遭到一些人的妒忌进而受到迫害，更怕我会将全人类变成我的敌人"。接下来他宣称：

> 我开始思考是否存在一种像圆环一样的运动。此后我发现这是真的，我终于看到血液在左心室的推动下进入动脉，接着分散到整个身体……然后血液经过静脉，沿着腔静脉绕回左心室，就像我在前面指出的那样。我们可以把这样的运动叫作"循环"。

寻血识踪：血液循环的提出和证明

哈维像是描述突如其来的灵感一样推出了这个闪闪发光的概念，接下来，他开始在后面的九章中以一种引人入胜的方式证明这个概念无可辩驳的正确性。能以如此明晰且优雅的语言展现自己实验结果的科学家，哈维可谓前无古人，后无来者。

为了引入循环的概念，哈维第一个绝妙的实验是测量一只狗左心室中的血量，用这个数值乘以每分钟的心跳数，他计算出这只狗的左心室会在半小时内排出 1.4 千克血液，而这个数值几乎等于这只狗的全部血量。接下来，哈维果断发问：离开左心室的血液究竟从何而来？这些血不可能来自食物和水，但主动脉及其分支如果不能快速摆脱掉它们接收到的大部分血液，又如何能够接收如此大量的新的血液？唯一合理的答案是，心脏排入主动脉及其分支的血液通过静脉回到了心脏，这样就实现了哈维提到的"循环"。

在这些测量和计算之后，哈维补充了一个观察到的现象。观察对象是一条蛇仍然跳动的心脏：当他暂时阻塞通往蛇心脏的唯一一条静脉时，发生了什么呢？他发现蛇的心脏收缩，颜色变淡，并停止将血液排入主动脉。当阻塞移除后，蛇的心脏马上恢复成正常的紫红色，并重新将血液注入主动脉。当主动脉被阻塞时，靠近阻塞段的动脉连同心脏都因此而扩张。这些现象再次证明，心脏只有在从静脉接收到血液后，才能将这些血液排入动脉中。

接下来，哈维对外周静脉和动脉中血液流动的研究为他的血液循环概念增加了更多的实证。他指出，将一条静脉结扎后，结扎处的下段总是会扩张，上段总是会收缩。更有说服力的是，当他将一条动脉结扎时，与其相连的静脉也会收缩，只有移除结扎后，血管才会被重新注入血液。

在第十三章中，哈维描述了上面这个简单的实验，正是这个实验（很多年后他如此告诉英格兰最著名的化学家约翰·波义耳）让他产生了血液不断循环，从动脉流向静脉的想法。

在继续描述这章的关键实验之前，他先指出，人体所有静脉中的瓣膜，由于其特殊的构造，都只允许血液单方向流动。为了证明这个论点，他把探针放进静脉，然后发现探针只会往静脉瓣膜打开的方向移动。

但这些瓣膜让血液流向何方？哈维简单而重要的实验找到了答案。

他先把一个人的上臂紧紧捆住，紧到探查不到脉搏。手臂随之没了血色和温度，志愿者也感到非常痛苦。重要的是，哈维观察到手臂中的静脉收缩了。当捆得松一点儿时，一部分动脉血流了进来，捆扎处下面的手臂和手变得温暖并且恢复了之前的颜色。这时，手臂中的静脉扩张了，因为止血带仍会阻止血液的流出。

哈维相信这个实验清晰地表明血液从动脉先进入手臂并为其提供营养，然后再流入静脉。但手臂静脉中的血液流向何方？哈维回答这个关键问题的方式是把止血带松松地绑在志愿者的上臂。当手臂的静脉扩张后，哈维找到了其中瓣膜的位置。他用左手食指压在某个瓣膜的位置上，以堵住静脉；用右手食指向上移动，按压被堵塞瓣膜上段的静脉，直到移动到比下一个瓣膜略高一点儿的位置。移开右手食指后，他注意到两个瓣膜间的静脉仍保持收缩状态。所以，位于靠上位置的瓣膜不能使血液流回收缩的静脉。但当他把压在位置靠下的瓣膜上的左手食指移开后，收缩的静脉很快就被填满。这让哈维确信，静脉血总是会流回心脏。

这个简单的实验证实了哈维之前在无数次活体解剖中发现的事实——所有静脉中的瓣膜（四肢、腹部、胸部静脉中的，甚至是头部静脉中的瓣膜），只允许血液单方向流动。结合这个事实，再加上动脉血也只能朝远离心脏的方向流动，哈维得出，对血液流动的方式只存在一种解释：血液流动是循环的。

哈维在第十四章中只写了两句话，第二句是他给出的最终结论：

William Harvey/Wellcome Collection/CC BY 4.0

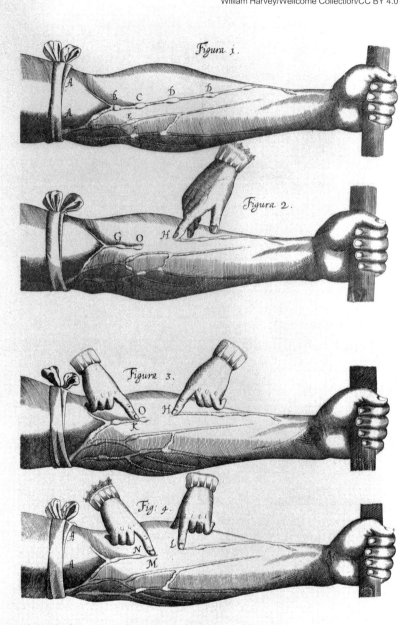

●这幅素描描绘了手臂中的静脉和瓣膜因为止血带而扩张，这是威廉·哈维所作《心血运动论》一书中的唯一一幅插画。他观察到阻塞处下方的静脉会扩张，而上方的静脉会收缩，这是他第一次产生所有静脉血都流向心脏的猜想

因为所有事情，无论是理论上的还是我们看到的，都可以证明血液在心室（和心耳）的推动下经过肺和心脏，再被分配到身体各个部位，接着进入静脉和血肉，然后通过各个角落里的外周静脉流向中心，从小静脉到更大的静脉，并最终被排入腔静脉以及右心耳，这种被动脉和静脉来回运转的血量既无法由饮食提供，又比单纯传递营养更加大费周章。所以我们绝对有必要得出这个结论：血液处于不停运动的状态，这是心脏通过搏动而实现的行为或功能，也是心脏运动和收缩所达到的唯一目的。

这句结语是有史以来人类公开发表过的最重要的医学结论。维萨里把人体的壮丽表象献给了医学，但它描绘的人体是一具因为死亡而功能尽失的尸体，由无法运动的肌肉和骨骼包裹着各种混杂在一起的器官和组织组成的。人体多种多样的功能在接下来的 85 年中仍然完全保持神秘的状态，直到哈维不朽的句子为人体最重要的两个组成部分——心脏和血液，赋予生命和动力。

完满的圆环：血液循环的发展和完善

我们之前提到过，哈维曾不遗余力地让所有皇家医学院的同事了解他关于小循环，乃至人体大循环的观点。所以，他并没有受到英国同时代人针锋相对的批评，但是，当他的书受到欧洲其他地区的人的恶毒诽谤时，他的英国同人也没有积极为他辩护。

大量的批评没有攻击他关于小循环的观点，因为这些人知道盖伦、塞尔韦特和切萨尔皮诺早就证明了血液从心脏右侧经由肺流向心脏左侧的通路。他们恶意攻击的是哈维对大循环的描述，即血液从整个人体的动脉流向静脉，然后通过心脏又回到动脉。他们仍然相信肝脏在为人体排出血液。实际上，哈维也不完全了解肝脏以及它如何处理血液和乳糜——食物被肠道消化后变成的乳状液体。乳糜通过淋巴管离开肠道，这一现象是加斯帕雷·阿塞利在 1627 年首次发现并描述的。1616 年，哈维像他的同时代人一样相信肝脏向肠道提供血液，并从肠道得到乳糜，这两种液体在门静脉中会向相反的方向流动。但在 1620—1628 年的某个时间，哈维产生了不同的看法。他坚持门静脉从肠道带回血液，并将其运到肝脏，但因为他仍然相信乳糜也通过门静脉流向肝脏，所以他拒绝接受阿塞利关于肠淋巴管以及它将乳糜运到胸导管的发现。

这很有可能是因为哈维把精力全都用在证明血液从静脉流向动脉这个事实上，以至于他忘记在书中提及静脉血和动脉血的颜色差别——他的解剖学前辈无疑认识到了这样的颜色差异。甚至那位与他同时代的不朽的文豪莎士比亚都知道静脉血是暗红色的：在《恺撒大帝》中，布鲁图对鲍西娅轻声说道，"情深爱厚如丹血，访我伤悲心"。

或许哈维之所以没有提及静脉血和动脉血的颜色差异，只是因为他忽视了肺让血液接触空气的作用。41 年后，理查德·洛厄证明了穿过肺的静脉血之所以会从暗紫色变成亮红色，是因为血液在通过肺部时接触了空气。他用一种非常简单的方法证明了这个结论：把静脉血放进一只开口烧瓶中摇晃，暗紫色的血液马上变成了亮红色。

除此之外，哈维还不得不假设人体的动脉会直接将血液排入静脉。他无法观察到这样的连接，因为当时显微镜还没被发明出来。1661 年，意大利解剖学家马尔切洛·马尔皮吉利用显微镜，发现动脉中的血液会通过毛细血管流入静脉。有了这个发现，哈维的"循环"终于圆满了。

3

安东尼·范·列文虎克

与

细菌

-1675-

敲开微观之门：列文虎克的首篇论文

雷尼埃·德·格拉夫只活了 32 岁，但在其短暂的一生中，这位荷兰医生、解剖学家不仅发现了卵细胞的发生场所（卵泡），还间接引起了医学界对细菌的关注。1673 年，在格拉夫去世前几个月，他去信英国皇家学会的秘书亨利·奥尔登堡，告诉他有个荷兰人造出了一台非常了不起的显微镜，人们用它可以看清极其微小的物体。这件事的可疑之处在于，格拉夫还告诉奥尔登堡，这台显微镜的制造者安东尼·范·列文虎克既不是教授，也不是医生，仅仅是一个没什么文化的从事纺织品买卖的小老板，并且只会说荷兰语。

考虑到格拉夫的名声和声望，奥尔登堡认为此事非同小可，他邀请列文虎克写信详述一下他用那台显微镜看到的微小东西，想要判断其内容能否在学会的《哲学汇刊》上发表。

收到奥尔登堡的邀请后，列文虎克无疑感到受宠若惊。但他在 1673 年提交的第一篇论文中这样写道：之所以此前他从未尝试发表任何发现成果，是因为他不确定自己是否有能力清晰准确地表达自己的观点，并且他也不太喜欢被别人反驳。幸运的是，这位古怪的荷兰纺织品商人的第一篇论文因为内容太少，几乎没有收到任何"差评"。他在论文里描述了一种普通霉菌的外观，以及通过显微镜看到的蜜蜂的眼、刺和口器。事实上，列文虎克第一次发表的这些观察结果并没有此前皇家学会研究员罗伯特·胡克在 1664 年发表的论文那样引人注目。

在继续讲述列文虎克的科学成就之前，让我们先来简单了解一下他的人生经历。

商人科学家：平凡生活与非凡成就

列文虎克，生于 1632 年，1723 年去世，享年 91 岁。虽不能说世间独一无二，但不论是放在当时还是今日来看，他的长寿绝对算得上非比寻常。他在 22 岁娶了第一任妻子芭芭拉，但仅仅 12 年后芭芭拉就去世了，几年后他娶了第二任妻子。芭芭拉和他共有 5 个孩子，只有女儿玛丽亚一人活了下来。在第二任妻子去世后，玛丽亚（终生未婚）一直留在他身边，照料他度过余生。

尽管列文虎克从未受过良好的教育，但他因正直的人品而受到代尔夫特市民的尊敬。在代尔夫特市的议会成员中，他的声誉尤其不错。1676 年，他被任命为当时还没有那么出名的画家约翰内斯·维米尔遗孀的破产财产托管人。

列文虎克的日常生活应该和其他代尔夫特市民一样愉快。早餐，他会喝热

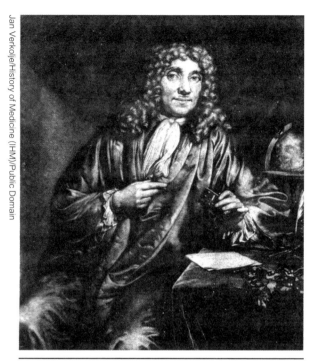

●安东尼·范·列文虎克

腾腾的咖啡，下午晚些时候会喝茶。他毫无顾忌地吃富含胆固醇的食物，也不会刻意摄入不饱和脂肪。而且他还拥有如今我们许多人缺乏的东西——无条件的爱——他的女儿玛丽亚很崇拜他。除此之外，陪伴他的还有他忠心耿耿的老伙伴们：一只长毛狗、一只会说话的鹦鹉和一匹温顺的马。因为他游刃有余地做着自己的老本行（纺织品买卖），所以有充足的闲暇时间摆弄显微镜。在长达 61 年的显微镜制造生涯中，他的总工作时长超过 120 000 小时。他用自己制造的显微镜观察到了五花八门的东西，比如鲸鱼眼球中的晶状体、他自己的精液以及爱马的粪便。他的店铺里没有电话，没有一直嘎吱作响的收银机，也没有待填写的政府或保险表格，所以他可以在那里聚精会神地打磨上千个凸透镜并写长信给皇家学会，用于在《哲学汇刊》上发表。

列文虎克或许算不上特别有事业心的纺织品商人。不过，我们不知道，也

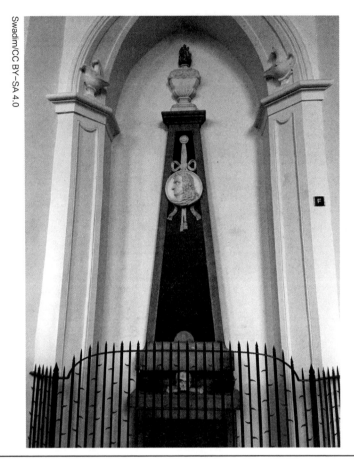

Swadim/CC BY-SA 4.0

●位于代尔夫特老教堂的安东尼·范·列文虎克纪念碑。上面的文字翻译为：献给英国皇家学会会员安东尼·范·列文虎克。他通过勤奋的应用和研究，利用自己发明和制造的奇妙显微镜，探索了大自然的奥秘和自然哲学的秘密，并用荷兰语描述了这些秘密，赢得了全世界的最高赞誉。1632 年 10 月 24 日出生于代尔夫特，1723 年 8 月26 日在同一地点去世

不在乎他卖出了多少匹布或多少顶帽子。他死后被葬在代尔夫特老教堂，在教堂院子里的大理石纪念碑上，玛丽亚刻下的不是列文虎克生意上的琐事，而是她的父亲通过一台显微镜发现了一个大自然的惊人秘密，因此震撼了世界。这位天性单纯、没受过多少教育的女儿就这样预言了一件事：由其父亲首先发现的那个生物世界中的"居民"，无论是在过去还是现在，都是无数人生病和死

亡的原因。

列文虎克 50 年间从未歇笔，一直在给皇家学会写科学信函，而那些信现在已成了无价之宝。他所有的信函都是用荷兰语完成的，但为了在《哲学汇刊》上发表，这些信必须被翻译为英语或拉丁语。在他 91 岁那年，即使已处于弥留之际，他还在请求医生把他的几篇荷兰语信函先翻译成拉丁语，再转交给皇家学会。

在去世前的几年，列文虎克曾制作了一个可爱的木柜子，里面摆放了 26 台各不相同的显微镜。在这些显微镜中，许多透镜的框架都是纯银的。为了便于查看，每台显微镜上都永久固定了特定的物品：一小部分猪舌头、一只跳蚤的眼睛以及一只鲸鱼眼球的晶状体的切片。玛丽亚遵照父亲的遗愿，在他去世后的几周内把这个珍贵的木柜子送到了伦敦，之后木柜子一直被收藏在皇家学会，直到 1 个多世纪后，它神秘失踪了。除了向皇家学会捐赠的木柜子中的显微镜，列文虎克去世时还留下 247 台显微镜，以及 72 个用金、银或铜框架装配的透镜。1745 年，玛丽亚把剩下的显微镜和透镜拿去拍卖，一共卖了 61 英镑。

列文虎克并没有像他的同乡维米尔那样过着默默无闻、穷困潦倒的生活。他深知自己的发现具有里程碑意义，并确信人们迟早会认识到这些发现的巨大价值。当他还在世时，就有一位皇帝和一位女王（玛丽一世）来参观他那间稀奇古怪的商店，前来参观的还有其他皇室成员和贵族。他们的目的只有一个：一窥显微镜下那个隐秘的世界。作为一位兼职科学家，列文虎克的生活毫无疑问比今天大多数诺贝尔奖得主更优雅惬意，他的精神也更充实满足。饥饿的麻雀聚集在列文虎克家房子周围的雪地上，他从不会忘记在那里撒上面包屑。

关于这样一位"商人科学家"我们已经说得够多了。现在，我们来了解一下曾为这位谦逊之人留下不朽科学印记的那"第18封信"吧。

从市井到殿堂："第 18 封信"

1676 年 10 月，皇家学会的亨利·奥尔登堡收到了这封由列文虎克用荷兰语手写的长达 17 页半的信。他把这封荷兰语信函翻译成了英语，又把它精练了一下，这让这封信的长度缩短了一半。这篇经过翻译并浓缩后的论文出现在皇家学会 1677 年 3 月的《哲学汇刊》上。

信的开头极其简洁："1675 年，大约是在 9 月中旬……我在雨水中发现了一些小生物，它们在一个蓝色内里的新浴盆里活了短短几天。"列文虎克发现，"这些小生物比肉眼可见的、在水中动来动去的水虱的万分之一还要小"。于是他决定进一步研究这一现象。

在他下一步的显微镜观察实验中，他不再局限于观察雨水，井水和海水都成了他的观察对象。他先把所有观察样本暴露在空气中，然后再用显微镜进行观察。他对那些长着细小的"腿"或"尾巴"的"小动物"尤其感兴趣，因为在他看来，小小的一滴水就是这些"小动物"的整个世界，而在这个世界里，它们可以利用自己的腿或尾巴恣意"翱翔"。他甚至还对一种特殊的原生动物产生了同情，因为它们被一些微小的碎片缠住无法脱身。

"第 18 封信"的内容主要是列文虎克在 1675 年 9 月到 1676 年 9 月写的日记，他在里边描述了他做过的各种实验。一次，他检查了掺了胡椒粉的水，现在我们可以确定，其中的"小动物"毋庸置疑是细菌。它们或处于静止状态，或非常迟缓地移动，但这让列文虎克一度非常困惑，他并不确定这些几乎一直停在原地的"小动物"是活物。毫无疑问，列文虎克本人更喜欢那些

Antony van Leeuwenhoek/Internet Ar chive Book Images/Flickr/Public Domain

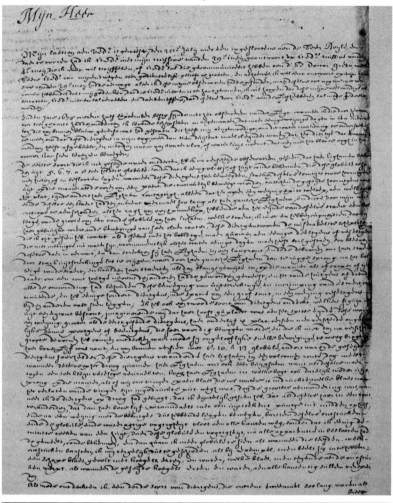

● "第 18 封信" 的第一页

有"头"有"尾"且动作敏捷的"小动物"。不过在信中,他从未提到过这些"小动物"的表亲可能是人类最致命的敌人。

由于我们从小就知道人的身边有许多微小的"朋友"(比如酵母菌)和"敌人"(比如霉菌、破伤风杆菌、白喉杆菌、梅毒螺旋体),所以可能很难想象那些极具务实精神的皇家学会成员在面对这"第 18 封信"时感到多么惊讶，甚至难以置信。"这封信出自一名未受过教育的荷兰纺织品商之手，而且我们对这位商人确实闻所未闻。他在这封信里宣称，他在一小滴雨水里发现了成千上万个'小动物'。他的这些发现必须经过我们信任的人的证实才可取信！"因此，皇家学会要求列文虎克邀请当地一些比较有威望的人去他家亲眼见到他所说的那些"小动物"，让这些人向学会证实他的显微镜观察发现是真实的。

列文虎克确实按照要求做了——他把代尔夫特几位最受人尊敬的市民（包括他所在教区的牧师）邀请到他家来证实他的发现。最后，不仅这些人支持了他的观察结果，皇家学会的显微镜学家罗伯特·胡克也于1678年证实了这一划时代的观察发现。

两年后，列文虎克被邀请成为英国皇家学会的院士。这个最负威望的科学团体，无论是在此之前，还是自此之后（直到今日），都没邀请过纺织品商人加入。列文虎克得到这样的认可，内心一定感到十分骄傲！为了表示感谢，他在自己50年的院士生涯中提交的论文数量比皇家学会成立300多年以来任何一位院士的都多。

显微镜下的奇迹：列文虎克的其他科学成就

列文虎克还有许多同"第18封信"一样重要的论文。例如，他在1683年提交给皇家学会的"第39封信"。在这封信里，他描述了在显微镜下观察自己的唾液以及门牙上的牙菌斑碎屑的发现。尽管他在自己的唾液里没有发现任何"小动物"，但他在门牙上的牙菌斑碎屑中找到了无数个"小动物"。然而，他后来又注意到，当重新检查牙菌斑碎屑时，再也没有发现任何"小动物"。

他一遍又一遍地琢磨："我之前看到的那些牙菌斑碎屑里的'小动物'怎么样了？"某天早上，他好像找到了答案。在发现了牙菌斑里的"小动物"后，他开始每天早上喝滚烫的咖啡。"一定是热咖啡把'小动物'给烫死了。"他自言自语道。如果真的是这样，那么他口腔后部牙齿没有直接暴露在热咖啡下，从这里取样的牙菌斑碎屑里一定还存活着一些"小动物"。列文虎克检查了他一颗后牙上的牙菌斑碎屑，并发现里面有无数的"小动物"，可以想象当时他有多兴奋。

毫无疑问，列文虎克当时稍加思索就意识到这些"小动物"不只是聚集在"腐坏的"骨肉上，它们也造成了腐坏。他甚至差一点儿就能揭示细菌会致病的事实了：他在生病发烧时从自己的舌苔上刮下了一些碎屑，从中发现了"小动物"；还有一次，他把一颗烂牙拔出来后用显微镜检查了其松软绵烂的根部，他再一次认出了牙菌斑碎屑里的那些"微小的居民"，不过这次它们的数量比之前多了成千上万倍。

列文虎克在为英国皇家学会工作的 50 年里，所取得的成就远远不止发现了微生物。他用显微镜观察自己的粪便，观察牛、马和鸽子的粪便，然后发现只有马和牛的粪便里没有那些"小动物"。他还研究了自己的血液，并惊讶地发现血液的大部分由我们现在所知的红细胞组成。不仅如此，他还发现，在显微镜下这些细胞不是鲜红色的。

对精液的显微观察让他大受震撼。尽管精液里也一样挤满了"小动物"，但这些小动物和他在雨水、海水或井水中观察到的都不一样。不过，精液中的那些"小动物"看起来都长一个样——有着完全相同的尾巴和基本上只包含头部的身体，并且都在"精液世界"中四处游动。大学的学者们花了几十年才承认列文虎克的发现，即精液中存在着"精力旺盛"的精子。当然，花这么长的时间是因为怀疑者当中没有一个人亲自在显微镜下观察自己的精液。

微生物学先驱的遗产：列文虎克影响下的科学发展

你也许感到很奇怪，其他使用显微镜的科学家在长达半个世纪的时间里，竟然完全没有意识到那些肉眼不可见的生物的存在。而且在那些科学家当中，肯定有人使用比列文虎克制造的简单的双面凸透镜系统更精密的显微镜。其实答案很简单：那些科学家只会观察他们肉眼可见的东西——不管是蚕卵还是虱子的眼睛。他们没有像列文虎克一样预见到，在水、血液和精液等液体中，可能会存在某种用肉眼看不见的东西。

现在我们就能够明白，这位平凡的荷兰纺织品商人为什么会被他的传记作者克利福德·多贝尔，以及最好的细菌学史著作的作者威廉·布洛克称为细菌学和原生动物学的创始人。但是，列文虎克在 1723 年去世后，不仅包括英国皇家学会在内的学术界很快将他遗忘，甚至连他祖国的同胞以及他家乡的市民也没能记住他。只有挚爱他的女儿于 1745 年为他在代尔夫特老教堂竖立纪念碑提醒着人们，作为一位科学巨匠，列文虎克在他长达 91 年的人生岁月中成就无数，带人类进入了一个至今仍未能完全知晓的生物领域。

列文虎克去世 39 年后，一位名叫马克·冯·普伦西兹的奥地利人一口咬定接触性传染病是由那个荷兰人发现的"小动物"引起的。普伦西兹的文章（很有可能是列文虎克自己在皇家学会《哲学汇刊》上发表的文章）引起了来自意大利洛迪的昆虫学家阿戈斯蒂诺·鲍希的注意。1835 年，在一项具有开创性的研究中，鲍希通过实验证明了桑蚕疾病是由细菌引起的，并且通过进一步推理，他怀疑其他疾病也可能由细菌引起。最终在两年后，列文虎克发现的一部分"小动物"被确认为传染病的致病原因。

这些发现获得了弗里德里希·亨德的高度赞赏，他是当时欧洲最重要的解剖学家。毫无疑问，亨德最出色的学生罗伯特·科赫受到了深刻的影响，并相信鲍希的研究具有重大的意义。科赫很快就接过那支由列文虎克在1676年点燃的"微生物火把"。当科赫取得了自己的里程碑式发现时，安东尼·范·列文虎克的在天之灵一定得到了告慰——科赫的研究成果让列文虎克的成就被人类永远铭记。

天才初现：巴斯德与立体化学

下面，我们迎来了一位新朋友，路易·巴斯德。抛开别的不说，他绝对是个真正的法国人：脾气暴躁，傲慢自负，极富激情，非常爱国。正因为这些性格特点，在1870年爆发普法战争后，他发誓要在自己发表的所有科学论文的开头写上"憎恨普鲁士人"。虽然他经常鲁莽地做决定，也爱胡思乱想，但他做起事来会像他憎恨的普鲁士人那样有条不紊且富有耐心。除此之外，他运气绝佳，总能取得意外发现，并且非常善于利用自己的好运气。

1822年，巴斯德出生在一座名叫多尔的小村庄里，他的父亲是一名制革工人。他在小学和初中并未在自然科学方面表现出任何天赋，反倒是在绘画上表现出色。但他完全不重视自己身上的艺术细胞，相反，他的目标是去巴黎高等师范学院学习，成为一名化学家。为了被录取，他先进入了一所预科学校，但开学后仅仅几个月，他就想家想得受不了，于是回了一趟多尔。他一到家便再次闻到了他最怀念的味道——父亲所在制革厂的刺鼻气味。

在家里待了几个月后他返回学校，之后的成绩勉勉强强。1843年，他被巴黎高等师范学院录取。不过，在入学的化学考试中，主考官觉得他在化学方面并没有天赋。直到他在大学的最后一年作博士论文时，好运终于给他带来了第一份惊喜。

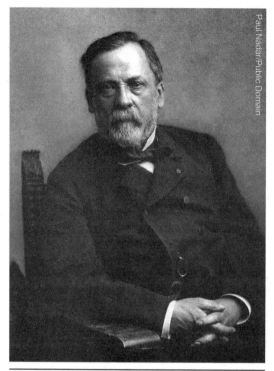

●路易·巴斯德

几年前，人们就已经知道有两种酒石酸①，但两者的原子结构完全相同。其中一种能够将偏振光的振动平面向右偏转，而另一种则完全没有这种能力。这种差异性让化学家们相当头疼，他们无法解释为什么这两种在原子数量和其他特性上完全相同的酒石酸，却在旋光性上有完全不同的表现。

巴斯德凭借自己的直觉，决定去检测酒石酸的晶体，结果发现具有旋光性的晶体的晶面是不对称的，都朝着同一个方向。这是一份意外收获，但若没有极具洞察力的头脑，他不会注意到这个秘密。他猜想，不具有旋光性的晶体的晶面应该是对称的。但令他吃惊的是，这种酒石酸其实由两种不同的晶体组

---

① 葡萄酒中的成分。

成。虽然它们的差别非常小，但逃不过巴斯德的火眼金睛。他用镊子将两种晶体分开，分别放到两个装有纯水的试管中。当他把第一个试管放在偏振光源前时，他发现偏振光的振动平面向右偏转；而把第二个试管放在偏振光源前时，偏振光的振动平面却向左偏转。

据此，他获得两个重大发现。第一，他分离出了一种此前不为人知的酒石酸，且这种酒石酸能使偏振光的振动平面向左偏转。第二，同时也更重要的是，他找到了酒石酸不能让偏振光发生偏转的原因：它由两种不同的晶体构成，而这两种晶体的偏光方向完全相反，所以当它们混合在一起时，偏光能力就会相互抵消。

巴斯德取得这一划时代的发现时只有 25 岁，并且那时的他还是一名普普通通的研究者，他把这一发现写成博士论文并发表，从此名扬天下。正是因为他的发现，立体化学这一学科才会诞生。巴斯德发表论文后，很快就被聘任为第戎大学的化学教授。1849 年，他又被聘任为斯特拉斯堡大学教授，也就是在那一年，他和那个与他相伴一生的女人结了婚。

微观世界的首场冒险：挑战自然发生论

1857 年前，巴斯德一直研究无生命的化学物质及其反应。然后，他转向了那个由微小的植物与更微小的"动物"组成的虽不可见但生机勃勃的世界，也就是列文虎克观察到的世界。在这个无比神奇的微观世界中，有两个理论深深吸引了他的注意。

第一个是自然发生论。虽然科学家们就这个理论展开过无数次激烈的辩论，但至今仍未得出明确的结论。在列文虎克看来，生命源自无生命的物质这一理论太过荒谬。他在 1702 年写给皇家学会的信中说道:"这些'小动物'之所以能够生存和繁衍,完全拜大自然的奇妙安排所赐,难道我们不为这种观点感到羞愧吗? 我们应该扪心自问,为什么现今还有人在坚持古老的信仰,认为生物从腐败中诞生?"

尽管在 18 世纪早期,科学界曾明确认定自然发生论毫无价值,但它在列文虎克去世后的 1 个多世纪里仍旧活跃在一些科研圈子里,并拥有众多拥趸。尽管拉扎罗·斯帕兰扎尼[1] 以及泰奥多尔·施万[2] 都得出了杰出的研究成果,但仍然无法有效反驳某些研究者的主张。他们坚称,腐败总是源于由腐烂的动物或植物组织产生的有机体。但施万的实验表明,不是这样的。这个实验很容易再现:把肉汤煮沸后隔绝空气,观察其中是否会出现活的有机体。

我们无从知晓巴斯德是否曾听说过列文虎克,更不知道他是否读过列文虎克于 1702 年发表在《哲学汇刊》上的文章。但可以肯定的是,巴斯德知道施万在 1839 年做的实验。(有意思的是,巴斯德没有在任何一篇论文中提到过施万的研究,但他在一封私人信件中明确认可了施万的发现,并称他的发现"具有开创性""确实至关重要"。)巴斯德还很了解人们对斯帕兰扎尼和施万所做实验的反对意见。那些反对者坚称,斯帕兰扎尼和施万在把肉汤煮沸后密封了起来,导致空气无法进入肉汤。他们认为,在被隔绝的空气中,存在一些气态但无生命的元素,而它们正是产生活的有机体的必要条件。

因此,巴斯德把装有肉汤的烧瓶加工成了曲颈瓶,即将烧瓶颈部拉长并收窄。曲颈瓶的关键在于瓶口向下弯曲,这样就能在允许空气进入瓶内的同时把可能悬浮在空气中的颗粒隔离在外。

---

[1]　意大利生物学家,对动物的消化、繁殖有着重要的研究贡献。
[2]　德国动物学家,现代细胞学创立人之一。其发展了细胞学说,发现了施万细胞和胃蛋白酶。

Kgerow16/CC BY-SA 4.0

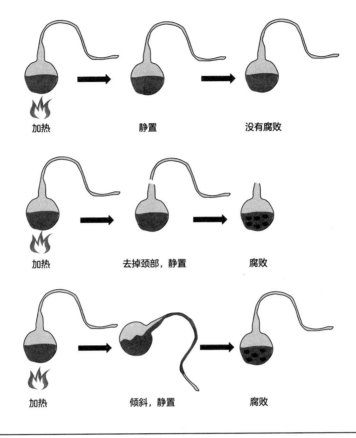

加热　　　　　　　静置　　　　　　　没有腐败

加热　　　　　去掉颈部，静置　　　　腐败

加热　　　　　　倾斜，静置　　　　　腐败

●曲颈瓶实验（示意图）

　　他把瓶里的肉汤煮沸，保证里面没有任何微生物，然后开始培养。结果实验中的所有肉汤都没有表现出任何形式的腐败，也没有滋生任何形式的微生物。巴斯德的这个简单的实验本可以彻底驳倒"生命来源于无生命物质"的理论，但是，直到英国物理学家约翰·丁达尔在1876—1877年对空气中的细菌进行明确研究之前，自然发生论仍然一直存在于少数科学研究者的头脑中。

产业救星：酿酒酵母、蚕病和产褥热

此后，巴斯德专注于与自然发生论相关的研究。一次，他被法国啤酒和葡萄酒酿造商围住了，他们的生产过程不约而同地出现了问题，他们迫切需要巴斯德帮他们找到问题的根源——在一个对啤酒和葡萄酒极度痴迷的国家，这确实是一件大事。正是在这次研究中，巴斯德发现啤酒和葡萄酒生产所依赖的发酵过程是由各种各样的酵母引起的。这里，泰奥多尔·施万又赢得一分，他早在几十年前就证明了酵母的生物属性和繁殖能力，并且非常确定大麦能够产生酒精靠的就是这些酵母。更惊人的是，早在施万发现酵母整整半个世纪前，列文虎克就已经观察到了酵母并将它们描述了出来。

巴斯德不仅发现了某些酵母在啤酒和葡萄酒发酵过程中发挥的重要作用，还发现并验证了防止空气中游离的微生物沉积和生长的方法，而正是这些微生物严重影响啤酒和葡萄酒制造业。这个方法是巴斯德从实验中想到的，即通过温和地加热液体来消灭可能导致腐败的酵母和细菌，这种被称为"巴氏杀菌"的方法，如今已普遍应用于各种食品的保存中。

拯救了法国的酒水工业后，巴斯德希望能回到实验室继续对化学物质及其反应进行研究。但事与愿违，在以前一位老师的劝说下，他开始去解决一个影响了法国某项重要产业的问题——一种导致桑蚕大量死亡的疾病。

如果巴斯德自 1863 年以来没有坚持"所有腐败过程都由微生物引起"的观点，那么也许他不会被迫进入一个对他来说完全陌生的领域。事实上，桑蚕的死因简单而纯粹：腐败。

在致力于调查蚕病的 5 年里，他一直没能找出令自己信服的罪魁祸首——某种微生物，但他还是设计出了快速从桑蚕身上检查出疾病的方法，并通过细致严谨的隔离和卫生方法防止了蚕病的传播，最终遏制了这种蚕病的流行。

作为酿酒业和桑蚕业的"救世主"，1870年巴斯德成为法国，甚至全世界最受尊敬的科学家之一。在拯救了桑蚕业之后，他又开始忙什么我们并不十分清楚。但毫无疑问的是，那时他的兴趣已经完全从化学转移到了列文虎克口中的"小动物"身上。

巴斯德尽管不是医生，但设法拜访了医院的太平间。他对那些刚刚死于分娩或产褥热（产后发热）的女性特别感兴趣。他当然知道伊格纳兹·塞麦尔维斯和奥利弗·温德尔·霍姆斯的研究，这两位研究者巧妙地证实了产褥热具有传染性。但巴斯德与他们不同，他从死于产褥热的女性的尸体上获取从子宫流出的血液以及渗出液的样本，用显微镜检查样本并把它们培养起来。他总能观察到列文虎克记录的一种"小动物"，一种像是一串小珠子的微生物（现在我们称其为"链球菌"）。

巴斯德从没发表过他的这些发现，其原因我们无从知晓，但有一次他因为发脾气当众说了出来。那是在1879年3月的一个晚上，他正在巴黎医学院参加一场关于产褥热的讲座。台上的讲者轻蔑地驳斥微生物是该疾病的致病源这一观点，巴斯德打断他并大声反驳道："之所以会出现这种病，就是因为

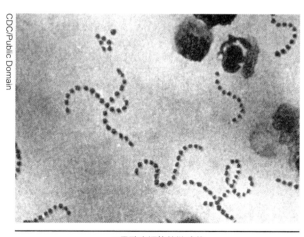

●导致产褥热的链球菌

65

医生把病菌从患者的身上带到了健康人的身上。"讲者当然不同意，反击说这种病菌永远不可能被找到。巴斯德直接从座位上起身径直走到黑板前，说道："我来给你长长见识，让你瞧瞧那病菌长什么样。"然后，他在黑板上画了一个珠链状结构。遗憾的是，这场争执没有正式的文字记录，如果列文虎克听到这番话，肯定会感到无比自豪。

死里逃生的鸡：从霍乱到疫苗的启示

1878 年，巴斯德把注意力转向了引发鸡霍乱（巴氏杆菌病）的有机体。这次他依旧凭借自己获得意外发现的好运获得了巨大回报。在他给鸡注射霍乱病菌（巴氏杆菌）培养物后，和预想中的一样，这些鸡均在 24 小时内死亡。但有一天他突发奇想，给两只鸡注射了已经放了几周的不太新鲜的霍乱病菌培养物，结果虽然这两只鸡很快就生病了，但它们没有死，并且不久就痊愈了。巴斯德让助手把这两只鸡放回健康的鸡群中。

当时，假期即将来临，整个实验室的工作人员都兴奋不已。假期结束后，工作人员回到了工作岗位继续之前的工作——给健康的鸡注射新鲜的霍乱病菌培养物。那两只之前接种过霍乱病菌培养物后幸存下来的鸡，也被注射了足以致死的新鲜霍乱病菌培养物。结果，除了那两只"幸运儿"外，其他的鸡第二天都死了，并且那两只鸡看起来根本不像是被注射过致死的病菌一样，它们活得很好。

当巴斯德看到这两个小家伙一边嬉戏玩耍，一边兴致勃勃地啄食时，他预感到自己要有大收获——这是他的好运带给他的第二个惊喜。毫无疑问，他在看到那两只鸡后大为震惊，它们的幸存开辟出一条最终会拯救无数人的道路。他激动得甚至有点儿眩晕，因为他立刻察觉到这将是自己一生中最伟大的发现。不仅如此，巴斯德起初还幻想，注射不太新鲜（弱化）的霍乱病菌培养物，不仅能保护动物免受霍乱病菌感染，还能使这些动物预防其他疾病。

在对其他疾病进行了几个月的狂热、过度乐观且持续令人失望的研究之后，巴斯德得出一个结论：给一只动物注射弱化的霍乱病菌培养物可以保护它今后免受霍乱的侵扰，但也仅限于霍乱，对其他疾病无效。当巴斯德面对这个特定局限性时，机智的他很快意识到一件事：因为注射的是弱化的霍乱病菌，所以不能预防其他疾病，那么注射弱化的其他病菌也许对预防这些病菌引起的疾病有效。正是这个想法催生了疫苗接种。

同样根据这一想法，我们几乎可以肯定，巴斯德在两年前了解过科赫的杰出发现——炭疽是由炭疽杆菌引起的。所以现在巴斯德知道了两个事实：第一，炭疽是由细菌引起的；第二，至少就鸡霍乱而言，给鸡注射弱化的霍乱病菌培养物可以保护这只鸡永远不得霍乱。于是他想，给动物注射弱化后的炭疽杆菌培养物能否获得类似的预防炭疽的效果呢？

事实证明，他的直觉完全正确。经过大量的试错实验后，巴斯德发现：先通过老化的方式把炭疽杆菌培养物小心弱化，然后将其注射到动物体内，如果这些动物之后再被注射致命的炭疽杆菌培养物，在大多数情况下它们不会得炭疽。不过，要想找到一种万无一失的培养弱化炭疽杆菌培养物的方法，则需要进行长期且细致的研究，因为这种培养物既要弱到无法杀死或严重伤害被注射对象，又要强到足以为被注射对象提供免疫力，保护他们不受之后注射的致命炭疽杆菌的伤害。

"生死"赌局：疫苗的胜利？幸运女神的眷顾？

找到这类预防措施需要耐心和时间，但巴斯德并不是一个有耐心的人。尽管他发现自己的研究在大多数时候可以经受住注射致死的炭疽杆菌的考验，但成功率并非 100%。已被弱化的病菌培养物偶尔会导致被注射动物死亡。

对这些无法否认的偶发性"失效"事件，巴斯德选择了无视。他在 1880 年末贸然宣布自己发现了一种可以保护牛羊免受炭疽伤害的疫苗。1881 年春天，一个委员会对此提出了疑问，并要求巴斯德向公众展示他的炭疽疫苗的有效性。巴斯德立即接受了挑战，时间定在 5 月 1 日至 6 月 2 日，地点在普伊勒堡。尽管如今我们无法得知巴斯德当时对这个挑战的重视程度，但我们相信他很可能深入参与了技术性准备工作。

委员会为实验准备了 48 只绵羊、6 头奶牛和 2 只山羊。1881 年 5 月 5 日，巴斯德和他的助手先给半数动物接种了减毒炭疽杆菌培养物。5 月 17 日，这些接受了注射的动物再次被注射了减毒培养物。

5 月 30 日，他们给所有动物都注射了致命的炭疽杆菌培养物。6 月 2 日是这场至关重要又激动人心的实验的结果揭晓日，当天会有知名的医生、媒体人和其他大量感兴趣的观众到场，大家等着一睹实验结果。

就在结果揭晓的前一天，也就是 6 月 1 日，巴斯德收到一条坏消息：一些接种过疫苗的羊被注射了致命病菌培养物后生病了。巴斯德瞬间被紧张和压抑的情绪淹没。他把怒火撒在他忠诚的同事皮埃尔·鲁身上，并用激烈且尖刻的语言指责皮埃尔在初次疫苗接种时马虎大意。"我明天不能因为你接种疫苗时所犯的错误而受到大家的嘲笑。既然这个可怕的错误是你造成的，那么明天你就自己去面对吧。"据说，巴斯德当时情绪完全失控，他在极度愤怒中大喊大叫。幸好那时他的妻子在场，他才稍微平静下来。但在 6 月 1 日很晚的

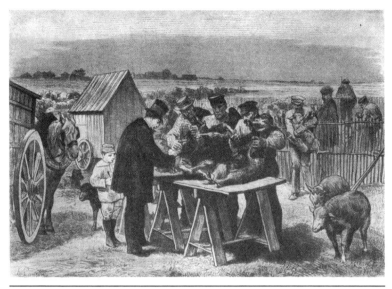

●巴斯德在普伊勒堡

时候，巴斯德又收到一封电报，电报里说所有接种过疫苗的羊状态都很好。于是，他又决定乘火车去普伊勒堡。

当巴斯德和鲁到达目的地后，欢迎他们的人群爆发出欢呼声，两人意识到实验一定成功了。在实验场，他们发现未接种疫苗的 24 只绵羊中有 22 只死亡，尸体躺在地上，剩下的两只也奄奄一息。而那 24 只接种了疫苗的绵羊则漠不关心地吃着草，状态看起来完全正常。山羊的实验结果相同。未接种疫苗的动物要么奄奄一息，要么一命呜呼；而接种了疫苗的则不受影响。

炭疽疫苗风波：来自科赫的批判

巴斯德取得了伟大胜利，他再次成为民族英雄，同时也成了全世界的英雄。几天内，他被成千上万的牛羊养殖户所包围，他们都想要这种如魔法般神奇的炭疽疫苗，于是数百瓶疫苗从巴斯德的实验室发往世界各地。巴斯德和他的助手们都享受着这从天而降的国际盛名。但是，由于巴斯德还没有完善疫苗生产系统，所以他既无法保证所有疫苗都无毒无害，也无法保证注射过疫苗的所有动物都能获得免疫力。没过多久就发生了许多起疫苗事故，要么是牛羊因为注射疫苗致死，要么是注射了疫苗的牛羊未对炭疽免疫。

由于事故频发，巴斯德又从没提到过罗伯特·科赫在炭疽方面的开创性研究，于是科赫抓住这次机会发泄自己的不满，开始公开批评巴斯德在霍乱和炭疽方面的研究。

因这些批评而受到刺激的巴斯德在1882年瑞士举行的第四届国际卫生与人口大会上猛烈抨击科赫，而这距他在普伊勒堡成功展示炭疽疫苗的有效性仅仅过了几个月。

当巴斯德在大会上结束了自己的发言后，大会主席又邀请科赫来回应。科赫以最无礼的方式回应道：他来参加这场大会，是为了了解一些有关细菌弱化的新知识，但现在他发现自己什么也没学到。他拒绝回应巴斯德之前做的评论，因为他认为在大会上进行这样一场辩论并不恰当，并且他法语说得不好，巴斯德又根本不会说德语。不过他承诺，他将在合适的医学期刊上对巴斯德的批评做出回应，并且他还会指出巴斯德研究中的错误（他后来确实这么做了，并且不只发表在一份期刊上）。随后巴斯德刻薄地回应道，科赫之所以在本届大会上什么也没学到，不是因为别的，就是因为他不懂法语。

大会结束后，科赫在某医学期刊中指出：巴斯德提供的炭疽疫苗常常会杀死那些它本应保护的动物。此外，即便动物接种了疫苗通常也不能阻止炭疽发病，这种情况在绵羊身上尤其明显。意识到这些矛盾之处后，科赫检查了一些巴斯德实验室制备的瓶装"纯净"减毒炭疽杆菌培养物，结果发现，这些所谓的"纯净"培养物经常会被其他细菌污染，或者炭疽杆菌的毒性未被弱化到不足以致命。这些发现自然可以证明，巴斯德的疫苗制备过程是何等粗劣和仓促。

科赫在医学期刊上发表了一篇论文。在论文里，他把巴斯德宣扬的疫苗及其制备方法批评得体无完肤。从此，这两位科学巨匠彼此产生了永久的敌意。科赫在那篇论文的最后是这样说的："这种'做做看'的方法也许适合一家商业公司的广告，但对科学研究来说，这种做法应该被我们坚决抵制。"然而，正如你在后文会看到的，科赫在 1890 年也同样以"做做看"的方式推出了结核菌素。

"狂犬"驯服记：巴斯德研究狂犬病疫苗

尽管科赫的评论极其刻薄，但 1882 年巴斯德还是在德国重现了他之前在普伊勒堡做的炭疽疫苗有效性的演示实验。鉴于这次实验的巨大成功和他早期建立的立体化学的成就，再加上他在拯救法国啤酒和葡萄酒酿造业、桑蚕业上做出的卓越贡献，时年 60 岁的巴斯德完全算得上功成名就，如果他安于现状（因为早期中风导致他左腿虚弱，有点儿跛足），完全可以像现代与他同龄的科研人员一样，选择去做一名管理者。

事实恰恰相反，巴斯德不但没有退休，而且从 1882 年开始研究一种致命的恶性疾病——狂犬病。人们普遍认为他之所以选择去研究这种疾病，是因为他无法忘记幼年时期的一段经历：他亲眼看见有人把加热到滚烫的熨斗按在一个被疯狗咬伤的孩子的伤口上。无论出于何种原因和动机，这项研究对巴斯德和他的助手们来说都非常危险。他们的实验研究对象是患有狂犬病的狗，而最初研究这种病的唯一方法就是把一只健康的狗和一只患有狂犬病的狗关在一起，通过让它们相互撕咬，狂犬病就会从患病的狗传染到健康的狗。

当时，巴斯德猜测，他研究的是一种由极微小的细菌引起的疾病，尽管他反复尝试用显微镜观察，但并没找到那样的独立实体。即便是配备了最新发明的阿贝聚光镜和油浸镜头的显微镜，也检测不出这种致病源（我们现在知道这是一种病毒）——就算到了现代，用光学显微镜也依然无法检测出。

巴斯德观察到，无论是人类还是动物，从被咬到出现狂犬病症状之间都存在时间差；他还注意到，那些症状主要是由大脑和脊髓紊乱引发的。于是，他巧妙地得出一个推论：致病源必须经由周围神经传播，最终集中在大脑和脊髓中。这一推论后来被证明是极其有价值的。

研究这种可怕的疾病多年后，巴斯德的好运再一次为他带来了惊喜，这次的惊喜是一只狗。尽管这只狗在被一只患有狂犬病的狗咬伤之后不幸患病，但它做到了其他患病狗从未做到的事情——它痊愈了！更厉害的是，即便向它注射患病狗的新鲜脑组织（巴斯德发现这种注射方法一定会让被注射对象患

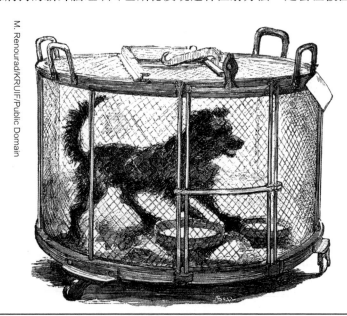

●路易斯·巴斯德的动物实验。笼子里关着一只接种过狂犬病疫苗的狗

病），它也不会再得狂犬病。

这件令人诧异的偶然事件让巴斯德获益匪浅。他开始向健康的狗注射从感染狂犬病的兔子身上获得的脊髓组织。不过，他在第一次注射前先让提取到的脊髓组织弱化了几天，然后再将弱化后的提取物进行注射。他的计划大获成功！他每天都给狗接种狂犬"疫苗"（从患狂犬病的兔子身上提取到的脊髓组织）。第一次被注射的提取物干燥后被放置了14天。在接下来的每一天，他注射的提取物都比之前少放置一天。经过多次尝试后巴斯德发现，到了第14天，实验狗在注射了新鲜的提取物后安然无恙——如果一开始就给实验狗注射新鲜的脊髓组织，它们无一例外都会感染狂犬病。

与之前仓促草率又毫无耐心的炭疽疫苗的研究完全不同，这次巴斯德十分谨慎。1885年，也就是在他开始研究狂犬病的第三年，巴斯德终于确信，他的疫苗注射流程（在数周的时间里注射逐渐减少弱化效果的受感染的脊髓组织）可以完全预防狂犬病。

最后的壮举：狂犬病疫苗的奇迹

在1885年的某一天，一位悲痛欲绝的法国母亲带着她的儿子找到巴斯德，她恳求巴斯德救救她的孩子。两天前，一条患了狂犬病的狗凶残地咬了她儿子14口，创口遍布他的手臂和腿。巴斯德不是医生，并且他也不确定这种通过注射使狗获得免疫力的预防性治疗方法是否会对9岁的约瑟夫·迈斯特产生同样的效果。于是，他把约瑟夫送到两位了解他实验研究的医生朋友那里。看到那个孩子身上正在溃烂的咬伤后，他们都力劝巴斯德救救他。巴斯德答应了。他连续13天逐日对那个孩子注射毒性不断增强的脊髓组织。对

Wellcome Collection/CC BY 4.0

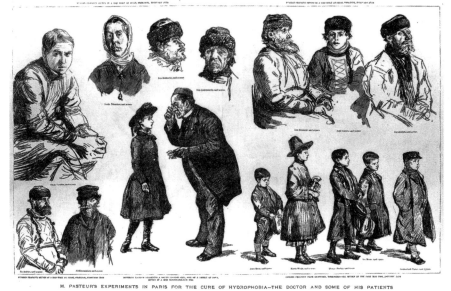

M. PASTEUR'S EXPERIMENTS IN PARIS FOR THE CURE OF HYDROPHOBIA—THE DOCTOR AND SOME OF HIS PATIENTS

●路易·巴斯德和他的狂犬病患者

巴斯德来说，实施这套治疗方案需要极大的勇气，因为治疗一旦开始，在第十三天就必须向那个孩子注射致死的脊髓组织提取物。最终，胜利女神站到了巴斯德这边——约瑟夫·迈斯特获救了！这个巨大的成功瞬间传遍了整个文明世界。

几周后，19个俄国农民找到巴斯德寻求救治，他们均在两周前被一头得了狂犬病的狼咬伤。巴斯德给他们每人每天注射两次疫苗，连续注射了7天。当时，整个巴黎都在关注这场与狂犬病的殊死搏斗。最终，有16位农夫获救。俄国沙皇因此非常感激巴斯德，为了表达谢意他向巴斯德颁发了一枚圣安娜钻石十字架以及10万法郎奖金，用于建造巴斯德研究所。（该研究所成立后，第一个注射疫苗的约瑟夫·迈斯特直到去世前都是这里的管理员。）

在接下来的几年里，许多国家的实验室都开始制备这种疫苗。狂犬病也几乎不再导致死亡。尽管在1885年科赫还对这种预防方法嗤之以鼻，但没过一年，他也开始采用巴斯德的方法制备狂犬病疫苗。

这是巴斯德最后的医学壮举。1892 年在他 70 岁生日那天，在一众杰出的来宾面前，他被授予一枚特殊的勋章。那时的他瘫得很厉害，在法兰西共和国总统的搀扶下才领到了勋章。因为巴斯德的身体很虚弱，所以他的儿子代他发表了感言。巴斯德于 1895 年去世，离世时他一只手拿着十字架，另一只手紧握着妻子的手。

本书提到的大部分科学家的名字对现在很多学生来说几乎都很陌生。但唯有一人，几乎每个人都知道他，并认为他是世界上最伟大的科学家之一，这个人就是巴斯德。几乎所有人都知道以他的名字命名的巴氏杀菌法，也许相当多的人也知道狂犬病疫苗是他研发出来的，但是只有很少一部分人知道他创立了立体化学，也只有很少一部分人知道他发明了炭疽疫苗。

毫无疑问，路易·巴斯德是法国最杰出的科学家之一。他自大傲慢，不愿给前辈或同时代的科学家予以任何赞许，有时还不太诚实；他毫不掩饰自己爱炫耀的性格，并且极度讨厌医生（然而他的科学成就几乎都与治病救人有关）。另外，对于巴斯德那些具有开创性且展示得相当浮夸的发现，列文虎克应该会感到爱恨交加，因为巴斯德完全忽视了其关于微生物的创造性发现。（在这一点上巴斯德倒是一视同仁，他对几乎所有前人的研究都避而不谈。）即便如此，法国也不太可能再培养出一位如巴斯德这般无与伦比的科学家了。

震惊四座的乡村医生：科赫发现炭疽杆菌

让我们把目光从法国转向德国。如果那位在 1732 年去世的"小动物"观察者身处 100 多年后的世界，他可能会感到无比震撼。他会发现自己坐在

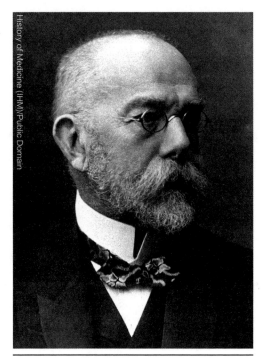

●罗伯特·科赫

布雷斯劳的一间阶梯教室里，周围是德国当时最杰出的教授，而他们都在聆听一位来自不知名的普鲁士村庄、身材矮小、留着黑胡子的 33 岁圆脸乡村医生发表演说。这位乡村医生在医学史上第一次证明了炭疽杆菌会使人和其他动物患病，而炭疽杆菌正是列文虎克曾经见过的"小动物"中的一种。

事实上，巴斯德不是第一个证明微生物具有致病性的人。罗伯特·科赫，一个默默无闻且性格不太讨喜的全科医生，曾经花 3 年时间做了一个实验。他只用显微镜和几个手工制作的工具，在他诊室里一块用帘子隔开的地方，在未受过医学培训的妻子作为唯一助手的情况下，把炭疽杆菌从患病的动物身上分离了出来。他培养了这些病菌，并观察它们长成他所说的"孢子"，而这种孢子能够在最恶劣的环境中无限存活下去。最后，他将含有这种孢子的病菌培养物注射到豚鼠和其他动物（包括绵羊和牛）体内后观察并发现：这些动物会快速死亡，它们的身体里充满了这种人类和动物共同的可怕敌人。

德国著名教授费迪南德·科恩和朱利叶斯·科恩海姆连续3天参加了在布雷斯劳举行的一场临时讲座，并观看了一位没有任何学术背景的乡村医生的演示。他们对讲座揭露的内容感到非常震惊，决定不能让这位医生继续埋没在沃尔斯坦。但首先，他们必须发表讲座的内容，即一种微小的细菌可能导致人类患病。1876年6月，也就是讲座举行后的第六个月，科恩在他自己编辑的期刊上发表了科赫的炭疽研究。但直到1880年，科恩和科恩海姆才成功让科赫进入位于柏林的帝国卫生研究所。在那里，科赫第一次有了一间像样的实验室，还被分配了两个技能熟练的助手，这一次，他终于不用再给人看病了，甚至连教学任务都没有了。

土豆上的微型部落：固体培养基的发明

从发现炭疽杆菌到去柏林工作的4年时间里，科赫一直都在沃尔斯坦这个小地方从事研究。我们现在很难确定他当时是否清楚，那段时间里他所做的准备工作（发明新技术和加工仪器）几乎都成为后来他取得那项细菌学史上最伟大发现的助力。不过，可以肯定的是，这4年里他与光学专家恩斯特·阿贝和卡尔·蔡司一起工作，并且他很可能是第一个为自己的显微镜配备聚光器和油浸镜头的科学家。得益于装配了这两项光学发明的显微镜，他才能看见那些之前由于体型太小而无法被观测到的细菌。此外，列文虎克观察到的那些"小动物"的形态细节，他也看得更准确、更清晰。对于新型苯胺染料的使用，科赫也进行了各种试验。因为有些细菌只能被某种特定的染料染色，所以科赫就利用这种特性来区分细菌的种类。

一天，科赫碰巧发现了一个在空气中暴露了好几天的切开的土豆。这个土豆之所以吸引他的注意力，是因为土豆表面有一些颜色各异的凸起斑点。科赫饶有兴趣地检查了这些斑点，结果发现这些斑点都是由微生物组成的。他还发现，一个斑点上的微生物都是相同的，但如果是颜色不同的两个斑点，那么两者表面的微生物也不一样。对普通人来说，这偶然的发现顶多算是"挺有意思的"。但对拼命寻找不同种类纯细菌培养方法的科赫来说，他立刻认定这就是他要找的东西。如果不把含有各种细菌的液滴浸到液体培养基中（这是当时培养细菌的标准方法），而是把液滴轻轻涂抹到一块固体培养基上，那么液滴中的各种细菌就可能在固体培养基的表面形成独立的菌落，从而将自己与其他细菌分离开来。

科赫很快发现，将明胶添加到培养细菌的肉汤中就会形成固体肉汤培养基。于是，他先把一个小型环状物浸泡在包含各种细菌的液体培养基中，然后用这个小型环状物在固体培养基的表面轻轻涂抹，再把装有固体培养基的培养皿放入细菌培养箱。第二天他发现，培养基的表面出现了一些分散且颜色多样的斑点。他还注意到，培养基表面上的任一斑点（或颜色）中的任一细菌都与同菌落内的其他细菌完全相同，但可能与培养基上其他菌落中的细菌不同。科赫当时一定感到非常满意，因为通过这个相对简单的方法，他可以分离和培养

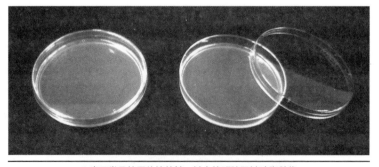

●当下常见的固体培养基，其中的明胶已被琼脂替代

出任何他想要的细菌的纯培养物——这是一项前无古人的壮举。这一成就的重要性，在他后来在柏林的研究中很快显露了出来。

绝密研究：寻找结核病病因

科赫在柏林的帝国卫生研究所工作了 13 个月后，在绝对保密的情况下开始了一项科研工作，这项工作的成果后来成为他对医学最杰出的贡献：发现导致结核病的细菌。为什么科赫在 1881 年 8 月没有告诉任何人他在努力寻找导致结核病的细菌？最主要的原因也许是，这个时间距离他发表那篇关于炭疽杆菌的文章仅仅过去了 5 年，他在文章中证明了一种细菌会引发一种既伤害人类也伤害动物的疾病。而在他研究炭疽之前，几乎没人相信列文虎克口中的"小动物"会致病，尤其是结核病。甚至在炭疽杆菌被发现后，医学名人，如鲁道夫·魏尔肖和西奥多·比尔罗斯，依然否认"活的微生物是任何疾病成因"的可能性。当年轻的科赫告诉魏尔肖将油浸镜头与显微镜组装在一起，就能观察到以前根本看不见的细菌时，魏尔肖回答道，任何用他现有的显微镜观察不到的东西都不值得看。

此外，科赫自己也不确定结核病是不是由细菌引起的。即便结核病确实是由细菌导致的，这种细菌是否会因为太小而无法被观察到？他能给这种细菌染色吗？他能培育出这种细菌的纯培养物吗？只有解决了这些问题，他才能把这种细菌注射到动物体内，证明它造成的疾病就是结核病。在这点上没有人比科赫更清楚，因为在 1876 年正是因为他将炭疽杆菌注射到动物体内，使那些动物表现出炭疽的症状，才让大半个科学界相信他做出了一项杰出的医学发现。

面对这些也许无法克服的困难，科赫只有一个念头：如果炭疽是一种细菌引发的，那么引发结核病的细菌他肯定也能找到。

他的这项秘密工作连他在帝国卫生研究所的助手和同事都不知道，因为如果他未来能够找出并证明引发结核病的细菌，他不想让其他人抢走这份本应属于他的荣耀。在开始结核病的研究前，他就决心要和巴斯德齐名，甚至在国际知名度上超越巴斯德。自从普法战争以来，"光鲜夺目"的巴斯德毫不掩饰他对普鲁士人的憎恶；而科赫身为一个典型的普鲁士人，同样无法容忍一个"粗俗的法国佬"。

关于耐心的较量：发现结核杆菌

科赫采用了一种类似他之前研究炭疽的方法，在接受实验的结核病患者的结核组织中寻找疑似的结核细菌。结核病患者肺部的典型病理病变是结节，科赫用各种新型苯胺染料对其进行染色后，用显微镜去寻找某种细菌。他使用的显微镜的放大能力比列文虎克上百个显微镜中最好的那个还要强大 5 倍。

科赫只用了 1 个月的时间就发现，在使用亚甲基蓝染料对结核病患者肺部结节的切片进行染色后，能在切片中看到一种比炭疽杆菌小得多的杆状细菌。科赫称这种细菌为结核杆菌。如果他使用的显微镜没有配备油浸镜头和聚光器，那么他将永远不会发现这种杆菌。

科赫意识到，在结核病患者的结节中发现结核杆菌仅仅是他寻找这种可怕疾病病因的第一步，因为还有一种合理的解释：也许他所看到的杆菌只是一种二次寄生物，它们生活在已经被某种细菌破坏的组织中。显然，要想验证对错，就必须分离并培养出这种杆菌的纯培养物，再把培养物注射到动物体内，并观察其是否患上结核病。

就像科赫在研究炭疽杆菌时所做的那样，他将病变组织的切片涂抹在固体培养基表面，希望在接下来的一两天内，分散的杆菌菌落可以生长出来。遗憾的是，好运没有降临。这些烦人的杆菌到底如何才能生长？科赫反反复复琢磨了这个问题好几十遍，他一直在尝试，但一直未能获得杆菌的纯培养物。忽然有一天，他爆发出了无与伦比的想象力，决定给这些无法驯服的细菌提供一种更像人或动物躯体的培养基——他在培养基中添加了血清。然后，就像之前那样，他把病变组织轻轻涂抹在富含血清的培养基表面。

但实验又一次失败了。经过 24 小时、48 小时，甚至 72 小时后，科赫仍然没有发现菌落。在此之前，所有的细菌都会在 24 小时内大量生长，所以就算科赫因为这次失败而放弃血清 - 明胶培养基也不奇怪。但出乎意料的是，科赫没有这么做。

他意识到一个问题：结核病和其他人类所患的致命疾病不一样。结核病很少出现数周或数月内就导致患者死亡的情况。科赫琢磨了一下：既然这样，那么为什么不能假设这种杆菌同样生长缓慢呢？于是，他继续培养这种杆菌数周之久，其间，他每天都会仔细观察培养基的表面。

数周后，他的耐心终于有了回报——培养基表面出现了一些极其微小的灰白色菌落。他立即用铂金环把其中一个菌落铲了一点儿下来，并涂抹到显微镜的玻璃载片上，将其染色，再用装有油浸物镜的显微镜进行观察。这次的结果令他非常满意，他看到了无数结核杆菌，并且只有结核杆菌（样品非常纯净，没有任何污染物）。这是他第一次成功获得只含一种细菌的纯培养物。

在得到细菌的纯培养物后，科赫着手进行下一个关键步骤：给健康的动物注射这种疑似结核杆菌的纯培养物。结果，所有被注射了培养物的动物无一幸免，均在约一周内发病。这些动物的尸检显示，它们都因为典型的结核病病变而死。科赫从这些动物的病变部位中取得少量实验样本，把这些样本染色后用显微镜进行观察。他发现这些样本中充满了无数个"小细棍"，与他从人类结核病病变组织中观察到的杆状微生物完全相同！

"现在，我终于可以堂堂正正地称这些微生物为结核杆菌了，因为在所有患者的结核结节中都可以找到它，并且里面只有它。我培养出了这种细菌的纯培养物，还把培养物注射到了动物体内，那些动物都患上了结核病。最后，我又在那些病死的动物的病变组织中找到了相同的细菌。"对素来情绪起伏不大的科赫来说，这大概是他最激动的时刻。

成功背后的阴影：科学辉煌与家庭裂痕

科赫给他的实验动物接种了从人类结核组织中获取的结核杆菌纯培养物，当那些动物后来因结核病而死亡时，他就知道自己这个发现将跻身"医学有史以来最伟大发现"之列。他还知道，尽管自己年仅 38 岁，但只要公布这项里程碑式的医学发现，他将马上成为世界上最著名的医学家之一。但首先，他告诫自己，必须在取得这个发现的 7 个月内将结果公布出来。

1882 年 3 月 24 日，科赫在柏林生理学学会的一场会议上公布了他的发现。由于几周前业内就盛传科赫要宣布一个重大发现，所以会议当天柏林最著名的医生们几乎全数到场，小小的会场挤满了人。当科赫通过仔细说明实验步骤证明被他称为结核杆菌的东西就是人类结核病的起因后，会场里的每个医生都惊呆了。他们之所以如此吃惊，部分原因是科赫凭借自己的聪明才智发明了创造性实验方法——使用苯胺染料、向染料中加入钾盐、使用固态培养基获得细菌的纯培养物，以及耐心让结核杆菌在培养基上生长。医生们在面对这个发现时感受到的除了惊讶，还有敬畏。因为这个不论是在感性还是理性上都让他们出乎意料的发现，彻底改变了他们对人类疾病成因的理解和认识。实际上，那天晚上的那场会议见证了细菌学的诞生。保罗·欧立希——梅毒治疗方法的发现者——也参加了那场会议。多年后，他回忆起那件事，仍然惊叹道："那天晚上参与那场会议是我学术生涯中最重要的经历。"

科赫的发现在会议后不到 3 周就发表了。正如他所预期的那样，凭借这个医学发现，他瞬间与自己的法国对手齐名了，甚至可能比他还有名。科赫一时风光无两，无数聪明、年轻的科学家聚集在他的周围，渴望学习他的方法和技巧以期日后能发现引起其他疾病的细菌。

没过多久，科赫的学生们就分离出了破伤风杆菌和白喉杆菌，并且还研制出了能够抵御这两种疾病的抗毒素。

就罗伯特·科赫的科学家生涯而言，因为他里程碑式发现，1882 年后的时光无疑很令他兴奋。但他和妻子埃米的关系在这几年里发展到了水火不容的地步。

也许我们永远也无从得知导致这对还算年轻的夫妻彼此憎恶的原因是什么。最有可能的原因是，科赫过于沉醉和专注于自己的科学研究，从而忽视了自己的妻子。此外，对一个已经赢得整个文明世界钦佩和尊敬的科学家来说，回到家后妻子却把他当成一个普通的丈夫，总想让他去做各种家务，也可能给他造成了悲哀的心理落差。反过来说，对一个已经结婚 15 年的骄傲的德国妻子来说，要她不停地盲目吹捧丈夫并且不能对他有丝毫苛责，也是一项非常艰难的任务，毕竟科赫不是什么完美无缺的人。大多数科学家都不太会处理家庭矛盾，科赫也不例外，他在生活中是一个极度缺乏耐心且脾气暴躁的人。

无论原因为何，当他们唯一的女儿在 1888 年结婚并独立生活后，科赫和埃米就分居了。不知道当时的科赫面对分居是感到难过还是解脱。但鉴于后来发生的事情，我们猜测科赫大概如释重负了。自从埃米在科赫28岁生日时送给他一台显微镜之后，他就移情别恋了——他爱上了一个名为科学的"第三者"。科赫在科学研究中收获满满，发现大自然的秘密不仅让他的内心充满难以言喻的喜悦，还让他得到了一份更诱人的礼物：传世的名望。从此，科赫在实验室里工作得更努力，投入的时间也更多。直至1890年，他又取得了更多的小发现。但在那之后，科赫出了问题，并且是很严重的问题。

科赫的"滑铁卢"：结核菌素丑闻

科赫的这场灾难始于第十届国际医学大会——一个由德国主办的久负盛名的会议。柏林当时为这场大会的专题学术报告提供了最大的会场，一个可容纳8000人的大厅。而就是在如此大的会场里，在如此多的世界顶尖科学家的面前，科赫重蹈了巴斯德的覆辙。此前，巴斯德因为仓促生产疫苗导致数以千计的动物死亡，而科赫在严厉地谴责了巴斯德的这一行为后，因为自己在那场会议上的不严谨发言使得数百人去世。

其实，早在做那场自作自受、谎话连篇的报告之前，科赫就已经知道德国政府非常期待他能在这场盛会上发表一些足以让所有顶尖科学家为之惊叹的东西，堪比他在8年前宣布发现结核病病因。这次，科赫要以一名德意志帝国政府科研人员的身份向人们宣布，他发现了一种能够治愈结核病的方法。当时，帝国政府已经告诉他第二年会建立一家以他的名字命名的专门从事传染病研究的科研机构。如果当时的他只是非常谨慎地暗示他从几只豚鼠身上找到了一些似乎有希望能对抗结核病的"物质"，那么结果会怎样呢？如果是那个年轻、一丝不苟且完全诚实的科赫，绝不会用这段大错特错的话来结束他的演讲："尽管我之前失败了无数次，但我没有放弃。通过持续探索，我终于找到了一种物质。这种物质不仅在试管中可以抑制结核杆菌的生长，在动物体内也有同样的效果。"

话已出口，但他也知道自己的数据还远不完善，无法证明他的结论。所以接下来他是这么说的："我之所以没有按照我的习惯，做了这场成果还没有彻底完善的学术报告，原因只有一个，那就是我想激励大家在该领域做出更多的努力。"这句话表面上像是在鼓励观众去寻找治疗这种疾病的方法，而实际上则是彻底舍弃了自己一直以来坚持的正直和诚实。事实上，这句话和前面的话一样离谱，因为在现实世界中，科学家们追求的目标只有一个：科学发现的优先权。鲜少有科学家愿意主动放弃因第一个取得发现而获得的巨大的兴奋感，反而高尚地尽其所能去激发其他科学家的创造力。作为一位科学家，科赫确实拥有一些无与伦比的品质，但高尚无私不在其列。

几天内，全世界的媒体就把他的话改编成了一份声明："德国著名科学家罗伯特·科赫宣布找到了一种治疗结核病的方法。"历史再次上演，就像几年前数以千计的绵羊和奶牛养殖者为了拿到炭疽疫苗而围住巴斯德一样，科赫也被人群"淹没"了。不计其数的结核病患者和他们的医生都想从他手中拿到被他称为结核菌素的药——一种从结核杆菌中提取出的蛋白质。几个月内，成千上万的结核病患者都使用了结核菌素并期望这种药可以阻止病情恶化。结核病作为一种进行性疾病，经常会自己慢慢消失，当这种情况发生在使用结核菌素的患者身上时，人们就把这种症状的缓解归因于结核菌素。

但很多实验室都对科赫的特效药做了对照实验，不幸的是，没有一个实验室成功验证这种药具有治疗效果。此外，人们很快就注意到数百位患者在注射了结核菌素后病情反而恶化了。之前巴斯德曾无比急切地销售炭疽疫苗，结果造成了灾难性后果，这次科赫也犯了同样的错误，但后果更为可怕——数百名结核病患者因此失去了生命。在这种情况下，科赫竟然还对他以前的学生阿道夫·冯·贝林公开进行猛烈抨击，只因贝林想为自己构想的结核病疗法申请专利。

从科学巅峰到人生舞台的边缘：科赫的黄昏岁月

此时的科赫虽然依然称得上一位杰出的科学家，但他的声望在逐渐下降。不过，德国政府还是完成了科赫传染病学研究所的建造。1893 年的某一天，正在研究所参加自己画像安放仪式的科赫在百无聊赖中注意到了一幅小画像，画中人是一名非常年轻漂亮的女性。

科赫的眼睛无法从她美丽的面庞上挪开。在科赫眼中，他的前妻埃米算不上好看，况且她现在年近 50，对他已完全没有吸引力。他必须找到这位美人，比 50 岁的他年轻 30 岁又如何？或许只要说出科赫这个名字，在自己耀眼的光环下，她就会忘记他们的年龄差距。科赫决定全力以赴地追求并征服她。

他从画家那里打听到了这位女性的信息——海德薇·弗莱堡，一名艺术专业的学生，在剧院当兼职演员，未婚。科赫对她展开了疯狂且热烈的求爱攻势，很快，科赫成功了，此时距离科赫与埃米离婚仅仅过了几个月。1893 年，科赫与海德薇结婚了。

大多数医学史学家都倾向于认为，科赫因为与 21 岁的海德薇结婚而遭到整个社会的排挤，这让他感到十分不安且悲伤。然而，我们不相信科赫在发现"美才是永恒的喜悦"后，会想念那些例行公事般重复的社交生活。毕竟在各种晚宴上，坐在他旁边的都是社交圈里那些专家和官员土里土气的妻子。

虽然柏林的生活让他感到无聊，但科学研究还吸引着他。而且与海德薇结婚后，他一直以来去异国他乡旅行的强烈渴望变得一发不可收拾。从 1893 年开始直至 1910 年去世，科赫几乎不间断地旅行于非洲和印度的不同地区，寻找可能根除昏睡病、霍乱、疟疾和导致牛羊死亡的棘手传染病的方法。他并非孤身一人，他年轻的妻子总是陪伴在他身边。在他生命的最后几年里，美国和日本成为他最常去的目的地。当然，科赫去这两个国家并非为了研究神秘的疾病，而是去享受被崇拜的感觉——他期待着这两个伟大的国家会向他疯狂输出赞誉和奉承。事实也没有令他失望。

然而，当他知道 1901 年获得第一届诺贝尔生理学或医学奖的科学家不是别人，正是他的学生阿道夫·冯·贝林时，他的自尊和骄傲受到了沉重的打击。当然，由于科赫在细菌学方面取得的开创性成就，所以尽管他在公布结核菌素的疗效上犯了惨烈的错误，但他的功绩不能被忽视。因此在 1905 年，罗伯特·科赫也获得了诺贝尔生物学或医学奖。

1910 年，科赫开始出现冠心病的症状，并患上了心肌梗死。为了恢复健康，他和妻子去了巴登－巴登。不幸的是，到达那里后没多久科赫就去世了。除了海德薇外，只有 10 个人参加了他的葬礼；收到的花圈也只有 11 个。依据他的遗愿，葬礼没有请牧师主持。在前来参加葬礼的人之中，科学家只有 1 名，就是当时颇有声望的学者格奥尔格·加夫基。他在台上讲了几分钟，接着哀乐奏起。整个葬礼用时不超过 6 分钟。

罗伯特·科赫既不是一个高尚的人，性格也不特别讨人喜欢。这两种特质的缺失也在一定程度上解释了，为什么这位细菌学之父没能成为医学界的杰出英雄。任何伟大的电影或舞台剧都无法展现他的生活：尽管科赫在实验室里取得了卓越的成就，但他本质上是一个无趣的人。这个无趣的人痴迷于一件事：

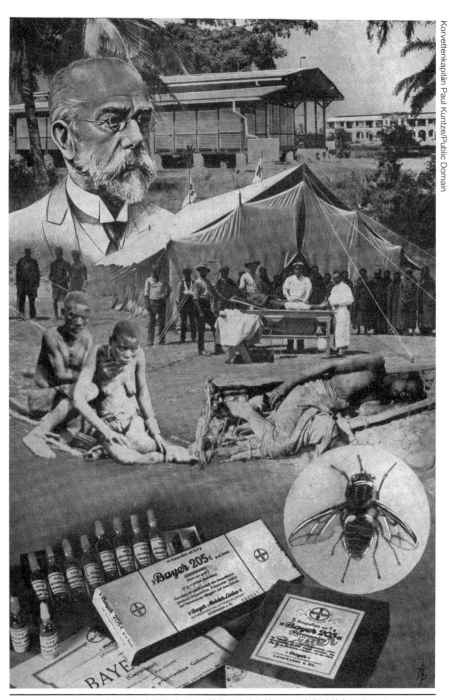

Korvettenkapitän Paul Kuntze/Public Domain

●一张关于非洲昏睡病的拼贴画。科赫作为该疾病的重要研究者被放在了最上面

找出那些列文虎克所说的"小动物"引起了哪些疾病。在寻找导致炭疽、结核病和霍乱的"小动物"的过程中，科赫创建了细菌学。如果列文虎克还在世，科赫应该会是他最钦佩的科学家。无论如何，有一件事我们可以肯定：我们将永远感激这位乡村全科医生，就像我们会永远感激代尔夫特的那位纺织品商人和那位脾气古怪的法国人一样。

4

爱德华·詹纳

与

疫苗

-1796-

人类历史上的恐怖印记：天花

即使是最不用心的英国文学专业学生也知道玛丽·沃特利·蒙塔古夫人与亚历山大·蒲柏之间从相见恨晚到一地鸡毛的故事。他们可能还知道蒙塔古夫人曾拥有无与伦比的美貌，但很少有人知道是什么让她对天花发起了首轮攻击。正是这样的反抗，让爱德华·詹纳能够在她去世很多年后找到一个将这种疾病从我们的星球上彻底抹除的方法。但是，在详细了解蒙塔古夫人的反抗行动及其动机之前，让我们先来看看天花到底是什么。

天花是一种可怕的疾病。健康的人会因此突然变得极度虚弱，症状包括发高热、头痛、背痛、呕吐和精神错乱。到了发病的第三或四天，患者的皮肤上会出现红点，而这些红点会在几天内变成脓包。

这些骇人的病灶大多会出现在脸上（甚至眼中），也会出现在前臂、手、腿和脚上。如果患者有幸活下来，脓包就会结痂并在几周内脱落，留下永远无法消失的坑坑洼洼的疤痕。

天花一旦流行就会杀死 20%～40% 的患者，活下来的人也会因此严重毁容，甚至失明。在 17 世纪和 18 世纪，伦敦有 1/3 的人饱受天花留下的疤痕之苦。另外，伦敦有 2/3 的盲人则是因为天花而失明的。

在爱德华·詹纳引入牛痘接种后，感染天花的人数在 2 个世纪中逐步下降，直到 1980 年，这种灾难性疾病永远地消失了——这就是现代医学最重要的十大发现之一疫苗的功效。

长久以来，世界各地的医生都在寻找治疗这种病的方法。古代中国和印度的医生通过观察发现，罹患过一次天花的人将获得对该疾病的"终生"免疫力。（我们现在知道，在某些情况下人对天花的免疫力能持续很多年，但不一定能持续一生。）他们认为，使人患上轻度天花可能会防止其未来患上更严重的天花。所以，他们取下天花痊愈者的痂，将其磨成细粉，用一根银管将细粉吹入人的鼻孔。如果对象是男性，就把细粉吹入左鼻孔；如果是女性，就吹入右鼻孔。接下来这个人通常（但不是 100%）会患上轻度天花，即使这些细粉已经在其体内存在了 6 个月之久。一名英国商人，约瑟夫·李斯特在看到这些预防措施后，写信给一位皇家学会的院士，劝他在英国实施这种技术，但那位院士不为所动。

与此同时，阿拉伯人发明了一种不同的方法。他们在健康的人的手臂上切开一个小口，并向切口中擦入一种从天花水疱中获得的物质，这就是人痘接种。著名土耳其医生以马内利·提莫尼对这种疗法深以为然，他用英语撰写了一本详细描述这种疗法的书。1715 年，他在英国尝试推广这本书，但英国的医生对它并不"感冒"。这位土耳其医生稍后会在我们的叙述中再次登场。现在，我们先来看看蒙塔古夫人以及她在消灭天花的过程中起到的作用。

战"痘"：蒙塔古夫人的天花抗争

　　至少在 1717 年之前，玛丽·沃特利·蒙塔古夫人都是一个被神眷顾的人。她具有高贵的血统（其父亲是金斯顿公爵）；她的美貌让当时英国最出名的画家戈弗雷·克内勒爵士（他曾为 14 位君主画像，包括查理二世、路易十四、彼得大帝）为之倾倒，渴望为她画一幅肖像，最终克内勒如愿以偿，将她的美丽留在了画布上。亚历山大·蒲柏第一次看到这幅画时大受震撼，他为此写下一首诗，诗的前几句是这样的：

> 壮丽与真理共筑快乐之气，
>
> 神圣的心灵释放同等光华，
>
> 所有优雅和美德连接于此。

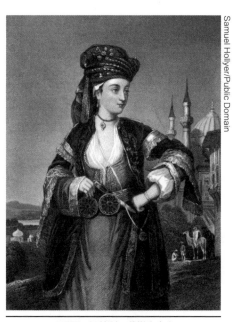

Samuel Hollyer/Public Domain

●玛丽·沃特利·蒙塔古夫人

除了贵族出身、好看的脸蛋，蒙塔古夫人受到的第三重眷顾是聪慧的头脑。她曾经几乎拥有一切，直到在 1717 年患上天花，当时她和时任英国驻土耳其大使的丈夫一起生活在君士坦丁堡。虽然她活了下来，她的脸却因为丑陋的疤痕而面目全非，更糟糕的是，这些疤痕无法根除，无论是多么高超的化妆技术都不能将其完全遮盖。她曾是一个喜欢照镜子的人，此后却对镜子避之不及。

还是在 1717 年这一年，蒙塔古夫人生下一个女儿。她的私人医生梅特兰为人类的下一代做了件好事，他叫来提莫尼医生协助他为蒙塔古夫人接生。提莫尼注意到了蒙塔古夫人脸上严重的伤痕，便劝她让她的大儿子接受人痘接种。蒙塔古夫人同意了，梅特兰随蒙塔古夫人一家返回英国后，又为她的女儿进行了接种。

天花的拉丁语名是"variola"，所以这项新手段被称为"variolation"。蒙塔古夫人希望在英国推广这种方法，所以在梅特兰为她的女儿成功接种后，她邀请了 3 位英国皇家医学院的院士前来了解女儿的情况。3 位院士并没有让她失望，在他们的强烈支持下，时任皇家医学院主席的汉斯·斯隆勉为其难地同意推广这一手段。蒙塔古夫人还敏锐地察觉到公共传播的重要性，于是邀请了报社记者对英国首次人痘接种进行报道并广泛传播。

虽然皇家医学院的支持和铺天盖地的新闻可能会使公众接受人痘接种，但蒙塔古夫人知道事情不能止步于此：她要说服皇室成员允许他们的孩子接种。为此，她找到威尔士公主卡洛琳并建议她为两个女儿接种人痘。卡洛琳公主表示她需要更多的证据来证明这种医疗手段是安全的。于是，梅特兰进行了一个在当时看来司空见惯的操作：用 6 名即将释放的囚犯和 1 名年幼的孤儿做实验。这 7 个成功案例让公主很满意，她觉得这种手段足够安全，可以用在自己孩子的身上。

到了 1735 年，英国已有 850 人接受了人痘接种。接种人数不多的原因在于一些外科医生引入了一个莫名其妙的准备期——在接种的 6 周前，他们要给待接种者放血，为他们安排低热量饮食，还要为他们催吐。果不其然，到了准备期的最后，所有待接种者都变得消瘦而虚弱。这种毫无根据的"仪式"在此之后居然还存在了 30 年之久。

人痘接种这种新手段得到了皇家医学院院士们的强烈支持。但是，结果并不像早期报告所显示的那样一片大好。现代统计表明，约 12% 的接种者死亡，如此高的死亡率在今天是绝对无法被接受的。不过，相比于另一个选项——天花大流行后 20%～40% 的死亡率，两害相权取其轻，采取人痘接种无疑是正确的。因为这种医疗手段并未获得绝对的成功，所以人痘接种在美洲殖民地从未真正流行起来，事实上，还被几个州将其列为违法行为。

毫无疑问，人类急迫需要一种更安全的天花预防措施。注定要完成这项使命的人便是爱德华·詹纳。

从天花的阴影到牛痘的启示：詹纳的医学启蒙

1749 年 5 月 17 日，爱德华·詹纳出生在布里斯托尔附近的格洛斯特郡。其父亲史蒂芬·詹纳是一位英格兰国教会的牧师，他娶了伯克利教区牧师亨利·黑德的女儿莎拉·黑德，并在亨利·黑德去世后继任，成为伯克利教区的牧师。顺便说一下，后来，一位名叫托马斯·贝多斯[1]的医生搬到了布里斯托尔，他在疫苗的发展中以及对爱德华·詹纳本人都有非常重要的作用。

———————
[1] 英国内科医生，在 1799 年成立气疗研究所，并在那里和世界上发现最多化学元素的化学家汉弗莱·戴维共同发现了氢气。

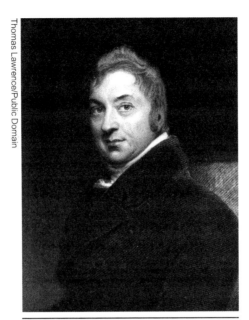

●爱德华·詹纳

Thomas Lawrence/Public Domain

史蒂芬和莎拉育有 9 个子女，其中两个早夭，爱德华·詹纳是第八个孩子，他在 5 岁时成了孤儿。他的母亲在生下第九个孩子后，于 46 岁去世，父亲两个月后也去世了，享年 52 岁。

因为最大的两个哥哥史蒂芬和亨利正在牛津上学，所以爱德华由 3 个姐姐，玛丽、莎拉、安负责照顾。但与他感情最深、他最感激的是史蒂芬，正是这位后来子承父业成为牧师的哥哥在年少时指引了他。爱德华热爱音乐，还成了一位颇为成功的小提琴和横笛演奏者。

爱德华满 8 岁那年，他的哥哥姐姐决定把他送到一所免费寄宿学校。在那里将要发生一件令爱德华终生难忘的事：一场严重的天花大流行。所有没有接受过人痘接种的学生都必须进行接种，爱德华也不例外。他不得不度过一个危险且毫无益处的准备期，其间他被放血、禁食、催吐。6 周后，极度虚弱、憔悴、害怕且痛苦的爱德华完成了接种，接着和其他已经罹患天花的孩子被关在了一起，而大部分孩子都已经病入膏肓。

这段可怕的经历让爱德华产生了严重的心理障碍，出现焦虑、失眠以及幻听的问题。于是，哥哥姐姐们又把他送到一所规模不大的私立学校，在那里他交到了几位挚友。其中，与他关系最亲密的卡莱布·帕里后来参与了他的一些成熟的医学研究。但是，学校的课程——希腊语、拉丁语以及宗教学——不太符合爱德华的个性和兴趣。他希腊语和拉丁语学得不好，很快便对两者失去了兴趣。幸运的是，他培养了两个课外兴趣，饲养榛睡鼠和收集化石。

史蒂芬和亨利曾希望爱德华能像他们一样去牛津上学，但那里的入学要求很严苛：学生要有优秀的希腊语、拉丁语以及宗教学背景。终于，一个拥有足够敏感度和洞察力的人（很有可能就是史蒂芬）意识到，他的弟弟对生物现象更感兴趣，并提出医学专业可能更适合他。

然而，爱德华并不满足当时最好的医学院——无论是牛津还是苏格兰的医学院的入学条件。虽然当时英国的医疗系统在发生变革，但内科医生和外科医生之间仍然界限分明。外科医生所受教育相对较少，他们获得医学知识的方式是成为学徒，而非在大学里做学术研究。内科医学院是皇家学院，而外科医学院则不是。内科医生可以被称为"医生"，而外科医生则没有任何头衔。

虽然爱德华的学业成绩并不出色，但已经足够让他接受低级外科医生的培训了。相比现在的孩子，18世纪的英国儿童会早早担负起成年人的责任，比如外科医生会雇用十分年幼的学徒。

于是，满13岁的爱德华·詹纳成了乡村医生约翰·拉德洛的学徒，并在拉德洛手下接受了6年训练。这期间，他很喜欢听乡下人讲述的奇闻逸事。1768年，在学徒生涯快要结束时，他听到了这样一则传闻：得过牛痘的挤奶女工以后不会得天花。牛痘发于牛的乳房和乳头上，对人无致命的危害，只会影响英国和西欧产的奶牛。这则传闻让他第一次想到，故意使人患上牛痘可能会让其以后不得天花。

疫苗变革的孕育：詹纳在伦敦

在进一步论证他的猜想之前，爱德华·詹纳搬到了伦敦，并成为圣乔治医院的学生。这家医院没什么声望，但很快，那里的外科主任约翰·亨特就会成为英国最杰出的外科医生之一。亨特早就想把他房子里的房间租给医院的学生了，而詹纳正是住在他家的第一个学生。

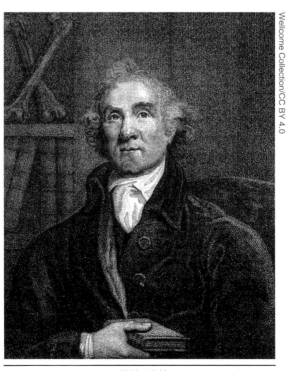

Wellcome Collection/CC BY 4.0

●约翰·亨特

詹纳成了亨特最亲密的朋友，尽管两人的个性大相径庭。亨特是一个极度粗鲁的苏格兰人，他没有耐心、没有礼貌、傲慢、跋扈，还非常苛刻；而年轻的詹纳善良、体贴、善解人意、诚实、守礼。亨特觉得詹纳处变不惊的态度让他如沐春风，而詹纳则经常把亨特称为"那个可爱的人"。詹纳知道亨特患有心绞痛——一种在当时看来无药可医的致命疾病，他还知道任何批评或反对都会使亨特怒不可遏，所以詹纳一直以来都不遗余力地维护他。

没有其他任何一家英国医学院能像圣乔治医院一样为詹纳提供如此与众不同的医学教育。他在那儿掌握了不少最先进的外科技术；更重要的是，他从亨特那里学会不靠猜测，而要靠构思巧妙的实验来证明或反驳一种假说。现在，这种理念对我们来说习以为常，但在 18 世纪，这是一种相对新颖的方法论。与此同时，一个名为"生理学"的新兴科学出现在人们的视野中。虽然亨特一直都十分重视解剖学，但他开始意识到生理学具有同等重要的意义。

日积月累，亨特收集了多达 13 000 份解剖学、病理学以及生物学样本（后来这些样本成了亨特博物馆组成的基础）。因为詹纳对这些样本的了解以及他在样本分类方面的专长，当库克船长在 1771 年回到英国时，亨特向他推荐了詹纳。库克的首席植物学家约瑟夫·班克斯带回了数千种植物，而詹纳要做的就是给这些植物分类。詹纳十分出色地完成了工作，班克斯甚至邀请他随库克进行第二次环球航行，尽管亨特也极力劝说，但詹纳还是拒绝了邀请。在伦敦又待了两年后，詹纳开始渴望乡村的安详和宁静。他从未体验过真正的家庭生活，所以他急切地想要回到伯克利，回到他最为喜爱的大哥史蒂芬的身旁。

实际上，在前往伦敦之前，早在詹纳还是学徒时，他就一直思考牛痘以及它给人体带来的天花免疫力。他多次与亨特讨论这个想法，还向亨特展示了自己手绘的典型牛痘病灶图示。亨特大受震撼，此后经常在课上对学生们说起牛痘和天花免疫之间的关系。有一名学生把这个理论告诉给一名名叫约瑟夫·亚当斯的医生。亚当斯在他的著作《慢性和急性病毒素观察》中指出了这种可能的关联。

优雅乡绅和自然观察家：回到伯克利

爱德华·詹纳回到伯克利后不久，因为在伦敦声名鹊起，他陆续收到一些非常有吸引力的工作邀请。亨特请他回来并成为自己的研究助理，在亨特的眼中这是一个他无法拒绝的邀请。埃朗根大学为了吸引他，承诺授予他荣誉博士头衔。还有一个组织承诺，如果他加入一个在印度进行的外科实践，就支付给他一笔可观的薪水。所有这些邀请都被詹纳礼貌但坚定地拒绝了，他的家乡在伯克利，而他拒绝背井离乡。

在伯克利，土地就是财富，而富有的人就会进入当地的上流阶层。此时的詹纳继承了大量的土地和财产，也就自然而然地成了一名乡绅。

对他而言，他的副业——音乐、写作、欣赏伟大的艺术作品、研究鸟类和化学——和他的主业一样重要。当地人常称他为"冒险家"。每个人都喜欢他，因为他是一个充满魅力和想象力、好奇心旺盛、追求快乐的人，并且还擅长演奏小提琴和长笛。他极其重视友情，所以和在学校认识的朋友们一直保持着联系。

尽管爱德华·詹纳忙于社交和医疗实践，但他仍然和住在伦敦的亨特保持着密切的联系。大概是因为听从了亨特的建议，詹纳在18世纪80年代开始了对杜鹃的研究。

人们早就知道这种奇怪的鸟从来不亲自筑巢和孵蛋，也不会喂养刚孵出的雏鸟。没人知道这种奇怪的鸟为什么要把蛋放进篱雀的巢中。更奇怪的是，在小杜鹃出壳后的 24 小时之内，巢中篱雀的蛋或雏鸟就会被赶出去。詹纳下决心要为这种听起来冷酷无情的动物行为寻找解释。

在研究了杜鹃的迁徙周期后他发现，和其他来到英国的鸟不同，杜鹃直到四月中旬才会出现，在五月中旬后才开始产卵。在雏鸟破壳前，蛋需要至少两周的时间孵化。破壳后，雏鸟会在巢中逗留两到三周，然后学习飞翔和自己觅食。詹纳发现，在七月一日之前所有成年的杜鹃都会离开英国，雏鸟在学会飞翔和自己觅食之前就被遗弃了。

那么，杜鹃为什么要把孵蛋和喂养后代的任务留给篱雀？詹纳很满意自己找到的答案：杜鹃来到英国的时间太晚，离开的时间又太早，而篱雀与杜鹃不同，它们会留在英国完成本能赋予它们的任务。詹纳没有试图解释大自然是如何促使雌性杜鹃选择篱雀作为自己的替代品的，但他通过耐心而持续的观察发现在很多有杜鹃蛋或雏鸟的篱雀巢中，当杜鹃蛋孵化后，巢主人的蛋和雏鸟是如何从巢中消失的。

詹纳十分意外地观察到，在小杜鹃出壳后的一小时内，虽然它非常弱小且视力全无，但已经开始搜查巢内是否存在其他雏鸟或蛋。而接下来的情况让詹纳大为震惊，他看到小杜鹃竟然把自己的翅尖当作搜查工具。它用翅尖来回探查，如果找到其他的雏鸟或未孵出的蛋，就慢慢地靠近，然后从下方把其他雏鸟或蛋挖起来，并放到自己背上一处奇特的凹陷中。接着，这只小杜鹃就会把蛋或雏鸟举过巢的边缘，通过震动身体将其扔出鸟巢。詹纳在观察到这种令人毛骨悚然的行为后，多次尝试把雏鸟放回巢中，但小杜鹃都会找到雏鸟并将其再次驱逐出去。

一次，詹纳碰巧遇到一个巢里有两只刚出壳的小杜鹃。接下来我们用詹纳自己的话来描述当时发生的事：

在孵出小杜鹃的几个小时后，一场关于鸟巢拥有权的竞赛开始了，竞争一直处于胶着状态。直到第二天下午，其中一只才把另一只驱逐了出去。这场竞赛非常激烈，参赛者交替占据上风，每只雏鸟都有几次机会几乎要把对方扛到巢的边缘，但被对方的重量所压迫，它们又都掉回巢里面。直到最后，在种种努力之下，更强壮的那只取得了胜利，之后被篱雀养大。

在观察到这些反常之处后，通过检查小杜鹃的后背，他发现了那处让雏鸟可以把一只蛋或雏鸟稳稳地扛起来并最终扔出鸟巢的凹陷。再一次，我们用他自己的话来描述这个现象：

> 它独特的形状非常适应它的目的。不同于其他雏鸟，小杜鹃的背从肩胛往下十分宽阔，而中间存在一个相当大的凹陷。这个大自然形成的凹陷似乎是为了给篱雀的蛋或雏鸟提供一个更安稳的存放之处而设计的，当小杜鹃要把鸟蛋或雏鸟移出鸟巢时，这个凹陷十分有用。在小杜鹃长到约 12 天时，鸟巢被它塞得满满当当，这时它的背就会恢复成普通雏鸟的形状。

詹纳知道约翰·亨特对各种动物胃里的毛球感兴趣，所以他也检查了不少小杜鹃的胃，满心欢喜地在里面找到了一些毛球。他把这些毛球寄给亨特，而亨特也如获至宝，兴高采烈地将它们加到他相当令人生畏的收藏中。事实上，亨特对詹纳的杜鹃研究及其产生的（对他而言）珍贵的收藏品——毛球十分满意，以至于他请詹纳把关于杜鹃的所有发现都写在一封信里。1778 年，亨特把这封信发表在了《哲学汇刊》上。

信的内容引起了轰动，也成为詹纳后来进入皇家学会的"入场券"。

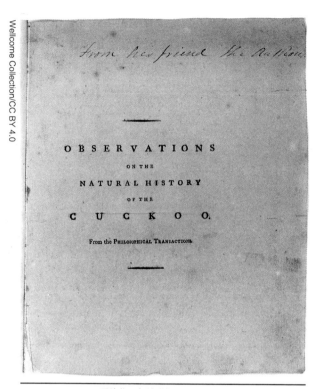

Wellcome Collection/CC BY 4.0

●爱德华·詹纳《杜鹃自然史观察》

音乐、飞行与爱情的交响曲：多彩生活

詹纳并没有把所有时间都花在医学实践和观察杜鹃上。他也拉小提琴和吹横笛，写词谱曲。当他听说直到 1772 年有 1800 万非洲黑人被运到西半球后，他为奴隶贸易的规模和残忍感到震惊，并创作了一首反对奴隶制的歌曲：

当我饥饿没有吃穿，

偷来面包果腹，

你把黑人打得很惨，

鞭子无法停住；

主人该受什么惩罚？

罪行可有法躲？

那白人把奴隶买下，

他偷来的是我。

除了副业外（假设行医是他的主业），当詹纳听说有两个法国兄弟把一个搭载着旅客的氢气球送上天后，他也立即做了一个装满氢气的丝质大气球。

尽管这个气球从来没搭过乘客，但詹纳是不列颠群岛上第一个制作出载人飞行气球的人。这个过程的每个阶段对他来说都是享受：制作气球、生产氢气、进行实验以及品尝胜利的果实。（不久后，载人气球在美国盛行起来，本杰明·富兰克林是最先乘坐气球飞行的美国人之一。）

作为拥有如此名望的适婚乡绅，詹纳自然吸引了不少年轻女性的关注，即便如此，他仍然很难找到心意相通的伴侣。亨特知道詹纳曾经和一名年轻女性保持着关系，这场风流韵事直到 10 年后才结束。詹纳从未告诉过任何人那个女人是谁，直到今天她的身份依然成谜。两人的关系结束后，他变得十分沮丧。让他重新振奋起来的是在气球飞行上的全身心投入，以及进入他生活的另外一名女性——凯瑟琳·金斯科特。她的家族建立了她所生活的小镇，因此小镇以金斯科特命名。为了打动凯瑟琳，当然也是为了打动她颇具影响力的家族，詹纳第二次气球飞行的起点定在了金斯科特。这一举措必然是成功的，因为在 1788 年 3 月 6 日，爱德华·詹纳在金斯科特教区教堂迎娶凯瑟琳·金斯科特为妻。詹纳当时 38 岁，凯瑟琳 27 岁。追求了凯瑟琳很多年的詹纳早就预料到会有这场婚礼，所以他在伯克利购置了一套乡间别墅。

没有夫妻能像他们两人一样，个性如此迥异，但吸引彼此的恰恰是两人的不同之处。凯瑟琳内向，朋友不多，不喜欢社交聚会和派对。能让她感兴趣的东西只有 3 样：爱德华、信仰以及她的孩子们（在他们出生之后）。虽然如此，她仍然是一个会努力满足詹纳所有需求的好妻子，她甚至在詹纳请求她亲自举办大型聚会后无奈地照做了。或许最重要的是，她给了詹纳追求事业（主业和副业）的充分自由。

"石化"的冠状动脉：揭秘心绞痛

一直以来，詹纳从未丧失对一种神秘疾病的兴趣。威廉·赫伯登在 1772 年第一次描述了这种疾病，并将其称为"心绞痛"。赫伯登描述了心绞痛的症状并意识到这种病最终会使人丧命，但他并不知道在患者胸腔里引发疼痛的究竟是什么。无独有偶，当亨特在 1772 年对赫伯登一名因突发心绞痛而去世的患者进行尸检时，无论是他还是旁观的詹纳，都没有立即找到病因。詹纳回忆道：亨特虽然在尸检时检查了那名患者的心脏，但没有检查他的冠状动脉。

1783—1793 年，詹纳亲自对一名死于心绞痛发作的患者进行了尸检。詹纳在写给好友卡莱布·帕里的信中描述了这次尸检，他是这样写的：

在检查了他的心脏中更重要的部分，也就是我认为可能和他突然死亡以及此前症状有关的部位后，我没有任何发现，但就在我打算在心脏底部附近横切一刀时，我的刀碰到了一个既坚硬又粗糙的东西，差点儿把刀硌坏。我记得很清楚，我当时抬头看了看头顶上方又老又破的天花板，怀疑是不是有石膏掉下来了。但在进一步的检查后，真正的原因浮出水面：

冠状动脉钙化。

第一次发现钙化的冠状动脉后，詹纳怀疑正是这种发生在动脉上的梗阻性疾病导致了心绞痛及其引发的突发性死亡。在进一步检查了死于心绞痛的多名患者的尸体后，他的怀疑得到了肯定，因为这些患者无一例外都有一条或多条严重阻塞的冠状动脉。

在取得这个发现时，詹纳知道他的导师兼挚友，约翰·亨特正饱受心绞痛的折磨。但他并不想让亨特知道心绞痛的病因是一条或多条冠状动脉发生了危及生命的阻塞。于是，他决定不发表这个至关重要的发现。在此之前，医学史上还从未有人因为友情而隐瞒一项重要的发现。

虽然詹纳没有把他的发现告诉亨特，但他告诉了亨特的医生们。遗憾的是，他们并未予以重视。1793 年，亨特去世，他的医生之一在对其进行尸检时检查了他的冠状动脉，并向詹纳证实：亨特的冠状动脉被严重阻塞。

猪痘的免疫启示：天花疫苗初探

从杜鹃雏鸟的行为到心绞痛的病因，詹纳身心投入的主题如此迥异，以至于当他醉心于探索牛痘、马痘和天花之间可能的联系时，没人感到奇怪。在一次医学会议上，詹纳遇到了弗鲁斯特，并了解到弗鲁斯特在 1765 年曾向伦敦医学会提交了一份关于牛痘及其预防天花作用的论文。（那篇论文从未被发表过。）论文中对这两种疾病之间可能存在关系的描述让詹纳十分着迷。

结果，他和弗鲁斯特关于各种痘疹的讨论占据了会议的大量时间，与

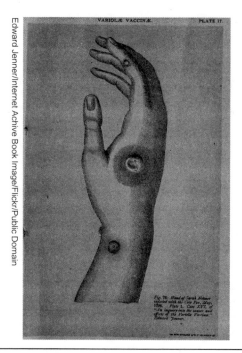

Edward Jenner/Internet Achive Book Image/Flickr/Public Domain

●感染牛痘的挤奶女工手和腕上的脓疱。插图出自爱德华·詹纳1798年出版的小册子，
其中描述了接种牛痘疫苗在防止天花感染方面起到的保护作用

会成员们威胁詹纳，如果他继续讨论下去，就把他赶出会场。他们坚称这
个课题不可能有任何医学价值。如今我们知道，天花、牛痘、猪痘、马痘以及
大量其他动物的痘疹都是由痘病毒引发的，并且都能感染人类。一个人只要感
染过前面任一种痘疹，就能对其他痘疹免疫。不过，詹纳当时并不知道这
一事实。

时间来到1789年，在这一年12月发生的一件事拉开了詹纳研究天花疫
苗的序幕。

一位曾经照顾詹纳的儿子小爱德华的护士得了猪痘，有两个女人曾和这位
被感染的护士接触。12月17日，詹纳从那位护士的猪痘病灶处取样，并为
3个人（他的儿子和两位女接触者）接种了猪痘。在接种后的第9天，3人都

生了病，并且他们胳膊上的接种切口处都长出了红色的脓疱。

几周后，詹纳为 3 人接种了人痘，结果无一人出现症状，甚至连疹子都没起。这无疑是一个值得纪念的时刻，尽管詹纳还没有意识到这一点。他从一名猪痘患者那里取得了疫苗，将其接种在 3 个健康的人的身体中，通过这种方式使他们具有了对抗天花的免疫力。

1790 年 7 月 18 日，一位名叫希克斯的医生向格洛斯特郡医学会报告，当地暴发了猪痘。詹纳跟希克斯讨论了他的实验，在同年 9 月召开的会议上，学会成员共同阅读了有关实验（詹纳为他的儿子和两位女性接种猪痘）的详细论文。但是，这篇具有历史意义的论文反响平平，因为现场并没有人意识到这件事真正的意义。詹纳秉持谨慎的态度，于 1790 年 12 月再次给儿子接种了人痘。小爱德华出现了天花的典型症状，好在症状较轻。我们现在知道，猪痘只能让人暂时对天花免疫。在不知道确切结果的情况下，1791 年 12 月詹纳第三次为小爱德华接种人痘。这一次，小爱德华没有出现任何反应。詹纳由此推断，人痘对天花的免疫时间比猪痘长。

免疫新纪元：天花疫苗的实验与挑战

在接下来的几年里，詹纳没有进行进一步的实验。1795 年，他患上了伤寒，为了更快康复，他去了著名的温泉疗养地——切尔滕纳姆。在那里（很有可能是在泡温泉时），他设计出了一个绝妙的实验。这个实验与之前的猪痘接种实验大致相似。他的计划十分简单：在从未得过天花的人身上接种牛痘，待其康复后，为其接种人痘。如果接种的人对人痘没有反应，就说明牛痘成功让其对天花免疫。

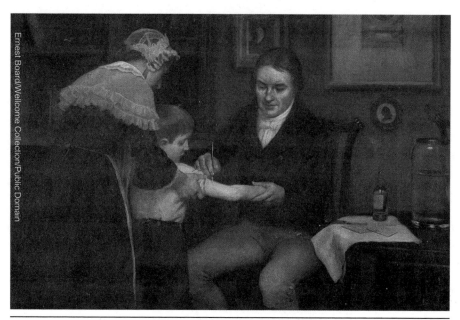

Ernest Board/Wellcome Collection/Public Domain

●詹纳为 8 岁的詹姆斯·菲普斯接种疫苗

　　詹纳肯定跟很多人讨论过他设计的实验，因为同一时间出现了大量牛痘使人对天花免疫的临床案例，这使詹纳更坚信他的实验会获得成功。由于牛痘倾向于在消失几年后再次暴发，詹纳意识到，要想让自己的计划大规模持续起效，就要让牛痘实现人传人。他必须谨慎地选择受试者，只有这样，在出现问题时受试者家庭才不会引发公众恐慌。他选择了一个 8 岁的男孩——詹姆斯·菲普斯，他的父亲为詹纳家服务，是个没有固定居所的工人。牛痘的供体名叫莎拉·内尔姆斯，是一名富足农户的女儿。她在给母牛挤奶时，手上的伤口感染了牛痘。詹纳并未感到良心不安，毕竟人类感染牛痘只会出现轻微的症状，从未有人因此丧命。

　　重要的日子终于来了。1796 年 5 月 14 日，詹纳在詹姆斯的胳膊上划了两道 4 厘米长的创口。他先把柳叶刀的刀尖浸入从莎拉的牛痘病灶中取得的痘液中，再将其插入那两个创口。8 天后，类似牛痘的脓疱在詹姆斯的胳膊上出现了。在接下来的两天里，詹姆斯轻微发烧。7月1日，詹纳为詹姆斯接种了人痘。正如詹纳的预测，詹姆斯一点儿得病的迹象都没有。詹纳第一次清晰无误地证明，只要让健康的人感染牛痘（对人类来说只是一种小病）就能使其对天花免疫，并且在人和人之间传播牛痘是一件很容易的事。

终于有一种安全的方法可以将天花从地球上消除了。即便如此，人类也花了整整2个世纪才实现这个目标。詹纳的实验固然巧妙，但令人相信其有效性也要建立在詹姆斯被接种天花后不患病的基础上。我们不由得好奇，作为将人痘接种引入英国的人，蒙塔古夫人会对牛痘接种做何反应。我们相信她会因此对自己的壮举感到非常自豪，毕竟牛痘接种在很大程度上是为了避免人痘接种产生的痘疮而发明的。

虽然实验结果相当令人振奋，但詹纳知道，他必须巩固胜利的成果才能彻底战胜那个曾经夺走数百万人生命的"杀手"。他很有先见之明地从詹姆斯接种牛痘后长出的脓疱中提取了痘液。詹纳用詹姆斯的痘液为第二名受试者接种，当这组受试者长出脓疱后，他又从中提取出痘液为第三名受试者接种……他用同样的方法又给几名受试者进行了接种。一共有8个孩子接种了牛痘，年龄从11个月到7岁不等。其中有2个孩子在此之后接种了人痘，没有任何反应。还有1个孩子没有接种牛痘，而是直接接种了人痘。那个孩子确实产生了反应，由此可以证明，用于4次天花接种的物质是具有效力的。8个中7个接种牛痘的孩子对接种有反应；而这7人都是工人的孩子或济贫院收容的儿童。

詹纳对牛痘接种十分有信心，以至于8个孩子中有一个是他自己的儿子，罗伯特。令人感到讽刺的是，罗伯特是8人之中唯一一个没有接种成功的。在接种后不久暴发了一场天花瘟疫，詹纳做了所有父亲在这种情况下都会做的事——给他的儿子接种了人痘。

在接下来的七月和八月里，詹纳一直都在准备论文。为了论文能够发表在《哲学汇刊》上，他把论文提交给了住在伦敦的时任皇家学会主席——约瑟夫·班克斯。

詹纳对论文的发表十分有信心。前面提到，由于詹纳出色地完成了上万种植物的分类编目任务，约瑟夫·班克斯对詹纳的能力评价甚高。除此之外，詹纳还一丝不苟地用实验向他证明了粪便是比人血更好的肥料。然而，在两位手稿评审员强烈建议将詹纳的论文发表的情况下，单方面决定拒绝论文发表的正是约瑟夫·班克斯。他认为詹纳需要更多的案例来证明牛痘接种的有效性，他不能冒着名誉受损的风险把一个有悖于常识的结论展现给一群博学多识的读者。

全球免疫：天花疫苗走出实验室

詹纳意识到，要想有力地证明自己的观点，就要在更多的受试者身上重复实验结果。但天意弄人，牛痘在接下来的两年里无迹可寻。好在詹纳并没有坐以待毙。他将新版论文复制了多份，并分发给5位最信任的朋友，请他们提出修改建议。"编委会"成员在1797年3月1日会面，并提出了不少建议，其中一条是建议詹纳自己出版论文。这一年晚些时候他去了伦敦，打算完成这个计划。

在成功积累了更多案例后，詹纳回到伦敦，疯狂地修订论文。他在这本有75页的小册子中写道："献给卡莱布·帕里。"1798年，詹纳印刷一本小册子的成本只有1先令左右；如今，这样一本小册子却能卖到25 000英镑。（价格看似偏高，但货真价实，不仅因为这本小册子已经成为相对稀有的旧书，还因为它孕育出了迄今为止唯一一种能够预防传染病的医学方法。无论是对狂犬病、黑死病，还是对脊髓灰质炎，甚至有可能对艾滋病，这种方法都是有效的。）

这本小册子传达的重要信息是，接种牛痘可以预防天花。与人痘不同，牛痘是安全的。从未有人因感染牛痘而死，也没有人因为感染牛痘而留下丑陋的疤痕。除此之外，人痘接种引发的天花偶尔会传染给其他人，但牛痘接种只会让接种者产生轻微的紊乱症，不会发生传染。

詹纳还提出了一个领先于他的时代的观点：牛痘是由"病毒"（virus）引发的——显然他说的并不是现代意义上的病毒，而是某种感染原理。他为这个从 1590 年起被用来描述毒药的单词赋予了新的含义。

詹纳在小册子中具体描述了自己如何进行牛痘接种。他的操作非常有效，以至于在接下来的 200 年里一直被奉为标准。他还指出论文的一部分基于临床经验，一部分基于科学研究，还有一部分基于一个假说。最后，他承诺将继续研究，因为他相信这个研究将惠及全人类。遗憾的是，詹纳并没有提及玛丽·沃特利·蒙塔古夫人。

小册子大获成功，詹纳本可以利用这个机会让自己名利双收。他的朋友，圣托马斯医院的外科负责人，亨利·克莱因已经开始进行牛痘接种，他开出 1 万英镑的年薪邀请詹纳将诊所迁到伦敦。詹纳拒绝了。他在一封写给朋友的信中提到，他已经有了足够多的钱，他发誓，永远都不会利用这个发现为自己谋利。

然而，詹纳很快意识到，纯牛痘疫苗难以获取、保存和运输。虽然细菌和感染之间的关系这时还没有被揭开，但他已经开始警告人们，使用牛痘的脓液会造成危险。最终他发现，从人体提取牛痘痘液的最佳时间是出痘后的第 5~8 天。如果取得太早，痘液将无效；如果取得太晚，则会引发

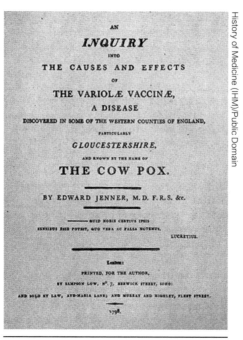

History of Medicine (IHM)/Public Domain

●《关于牛痘预防接种原因与效果的调查》的扉页

我们现在称为"继发性细菌感染"。

在很短的时间内，詹纳又出版了两本小册子，其中一本中仍然写道："献给卡莱布·帕里。"小册子的译本很快出现在欧洲各地。1800 年，简·奥斯汀写道，在她出席的一场晚宴上，男女主人都读过詹纳的关于牛痘的小册子。看来并非只有从事医学的人对詹纳的工作感兴趣！因此，当 1800 年詹纳的研究成果传到了英国国王的耳朵里时，并没有人感到惊讶。1800 年 3 月 7 日，伯克利伯爵将詹纳引荐给国王，詹纳还获得允许，在即将出版的《关于牛痘预防接种原因与效果的调查》第二版中致献词："献给国王。"

1803 年，从拉丁语"vaccinia"（牛痘）一词衍生而来的"vaccination"（疫苗接种）正式取代了蹩脚的描述性语言"cowpox inoculation"（牛痘接种）——词源学向前迈了一步。创造"vaccination"一词的，是英国普利茅斯一名进行了大量接种工作的外科医生理查德·邓宁。

　　小册子出版后不久，内科和外科医生都开始为人们接种疫苗，一开始是在伦敦和格洛斯特郡，而后马上扩展到英国其他地区、整个欧洲、美国，乃至整个世界。1800 年 7 月，时年 5 岁的丹尼尔·沃特豪斯，哈佛大学理论和实验物理教授本杰明·沃特豪斯的儿子，成为第一个接受疫苗接种的美国公民。沃特豪斯教授从此成为疫苗的坚定拥护者，并促成了托马斯·杰斐逊对疫苗的支持。仅仅几年内，接种疫苗的人数激增，仅伦敦一地就有几千人。

让人变成牛？天花疫苗成为众矢之的

　　一方面，亨利·克莱因正在为疫苗的推广添砖加瓦；另一方面，有两个内科医生，乔治·皮尔森和威廉·伍德维尔，却给詹纳的生活带来重重考验。皮尔森调查了大量熟悉詹纳研究的医生，并在 1798 年 11 月发表了题为《侧重于取代或消灭天花这一观点的关于牛痘历史的调查》的调查结果。所有的反馈都有力地支持了疫苗接种，皮尔森在文中也充满感激地承认了詹纳对这一发现的贡献。

　　紧接着，皮尔森做的一件事情引起了詹纳的注意：他成立了疫苗痘疹接种学会。皮尔森向詹纳寄了一份邀请函，请他出席学院的开幕式并成为一名普通会员——詹纳对此感到万分震惊。很明显，皮尔森想要把功劳抢走。詹纳拒绝了皮尔森的所有邀请，并表示除非自己能成为学院的负责人。当得到皮尔森的拒绝后，詹纳游说了很多具有影响力的人抵制该学会。此后，游说活动占据了詹纳大量研究、写作和生活时间。

　　1799 年 5 月，伍德维尔撰写了一本名为《对系列牛痘预防接种，一种被认为将取代天花的疾病的评论和观察报告》的宣传册。这份报告以伍德维尔的广泛临床经验为基础，证实了詹纳的研究。但在宣传册发表不久后，一些接种了疫苗的患者开始全身起疹。接着，皮尔森所在医院的患者也出现了类似的情况。

伍德维尔随后撰写了一本名为《对牛痘的观察》的小册子，并在其中攻击了詹纳的结论：疫苗引起的皮疹只限于接种部位。1800 年，皮尔森在《物理与医学期刊》上发表了一篇类似的文章。

詹纳因为这些中伤而心烦意乱，他坚称这是牛痘疫苗被人痘污染导致的。他甚至还给伍德维尔寄去纯净的牛痘疫苗以证明自己的观点。两人谁也不愿妥协。在这场争论中，詹纳太过固执，而正是他丝毫不愿妥协的态度不必要地增加了这场争论的时间和强度。

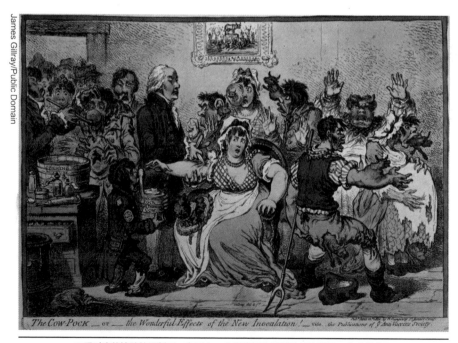

James Gillray/Public Domain

●反对疫苗接种的讽刺画。在画中，人们接受疫苗接种后出现了一些牛的特征

还有一个名叫本杰明·莫塞莱的人也令詹纳倍感头痛。他在1799年撰写了一篇论文，文中将疫苗接种称作"疯牛病"，将牛痘称作"牛梅毒"。莫塞莱进一步类比说，就像梅毒一样，牛痘最终可能会影响大脑。

威廉·罗利医生的一份报告称，一个孩子在接受疫苗接种的1年后出现了像牛脸一样的面部畸形，还有一个女孩在接种疫苗后出现了兽疥癣（一种出现在长毛动物身上的皮肤病）。他把两个孩子的素描放进文章里并提出牛痘疫苗会让人罹患动物疾病，或将人变成动物。直到1808年，一个名叫理查德·里斯的医生还在他出版的《家用药物实用词典》一书中攻击疫苗接种，并罗列了大量同样反对这种方法的内科医生的名字。

詹纳的支持者自然也不少。圣托马斯医院的约翰·林便是他最坚定的支持者之一。约翰·林于1800年7月19日在《先锋晨报》上全版刊登了一则支持疫苗接种的广告，上面有伦敦很多最重要的内科和外科医生的签名，他还发表了众多文章驳斥疫苗反对者的观点。

大众逐渐了解到所有对疫苗发展不利的观点。身陷充满敌意的批评中，詹纳不知用什么方法保持住了冷静和自信，但他的"盔甲"上还是有了细小的裂缝。他偶尔提到，他愿意把一切展示给他的朋友们，除了后背。

詹纳还意识到，如果继续自己的事业，他将无法在妻儿身上投入足够多的时间，这让他十分忧虑。他5岁成了孤儿，所以他比任何人都清楚缺少家人关爱对孩子来说意味着什么。因为长时间待在伦敦，以及在研究、写作和游说上的过多投入，他无力经营位于伯克利的诊所。因为他一年中总有几个月要待在伦敦，几年后，他还在那里买了一栋房子。

债务阴霾下的疫苗先锋：詹纳的坚持与挣扎

　　情况变得严峻起来：詹纳欠下超过 12 000 英镑的债务，这在那时是一大笔钱。他意识到，当初自己信誓旦旦地称不会靠疫苗接种获益是一个彻头彻尾的错误。他决定在伦敦开一家私人诊所。然而那时大部分潜在的接种者已经意识到，疫苗接种只是一个简单的手术，任何医生都能轻松完成。于是，詹纳开一家私人诊所的想法破灭了。

　　很快，詹纳及其支持者想到了解决办法：向议会请求授予他一份奖励，以补偿他在从事疫苗接种相关工作中产生的花销。詹纳的支持者不遗余力地为他请愿、奔波，而詹纳则返回伯克利等待结果。

　　不幸的事总是接二连三地发生。詹纳发现妻子的身体状况已经非常糟糕。在结核病的折磨下，她变得郁郁寡欢，开始从信仰中寻求精神寄托。一个朋友曾提醒詹纳，这样下去他的两个儿子可能会成为牧师。这段时间也不是他们夫妻二人和睦相处的大好时光：凯瑟琳强烈反对他向政府的请愿。她认为丈夫应该遵守诺言，靠自己的收入过活，他们的钱已经足够了（她的确是这么想的）。

　　最终，众议院接受了人们的请愿书，国王批准了请求，并成立了一个专门的委员会对证人进行为期 1 个月的审查。詹纳接受了紧张的审问，委员会还传唤了很多证人，既有疫苗接种的支持者也有反对者。有趣的是，证人中詹纳最坚定的支持者之一是当时已经搬到布里斯托尔的托马斯·贝多斯。贝多斯并非一开始就是詹纳的支持者，直到疫苗接种结果震惊了布里斯托尔所有的医生和相关研究者，他们甚至考虑给予詹纳一定的奖励后，贝多斯的态度才从反对变为支持。

　　相信你已经猜到了，最强烈的反对来自莫塞莱和皮尔森。皮尔森坚称经他和伍德维尔之手接种的疫苗远比詹纳多，所以他们才应该享有疫苗发现的优先权。皮尔森还撒了谎：他告诉委员会，是他和伍德维尔，而非詹纳发现了可以为婴儿接种疫苗。

最后，众议院同意向詹纳拨款，唯一的争议在于给多少，提议包括20 000英镑、15 000英镑和10 000英镑（前两个提议都可以解决詹纳的财务问题）。经过大量的讨论，1802年6月2日，众议院全体一致投票同意授予他10 000英镑奖励。

詹纳的同事和朋友则通过其他方式肯定了他的成就。1802年，盖伊医院物理学会授予他"荣誉会员"称号。海军卫生队因为他在拿破仑战争期间拯救了众多生命也授予了他一份奖励。与此同时，皇家詹纳学会成立。正如名称中"皇家"所指的，国王和王后及其子女是学会的资助者。此外还有50多位英国最具影响力的人为其保驾护航。他们发表科学报告，免费为穷人进行疫苗接种。1803年，在该学会的第一场科学会议上，皇家詹纳学会正式承认了"vaccination"一词。1803年8月，伦敦授予詹纳"荣誉市民"称号，并赠予他一个价值105英镑的金盒，盒里装着证书。1个月后，他被皇家人道学接纳为荣誉会员。

此时，这位54岁的老人虽然因为他的研究成果在国内外享有盛名，也因为他的游说技巧和社会地位而备受尊敬，却仍然穷得"叮当响"（即使众议院颁发了奖金，他仍然有2000英镑欠款）。1803年8月，詹纳卖掉了在伦敦的房子，返回伯克利，重新经营起了自己的诊所，并且在接下来的两年中都没有离开那里。

詹纳和凯瑟琳对穷人充满同情。在那个时代，乡绅只占整个人口很小的一部分，但他们拥有英国几乎所有的地产以及投票权。即使是在詹纳身负债务的情况下，凯瑟琳仍然花大量时间和穷人在一起，而詹纳则在他的乡间别墅旁开了一家诊所，给人免费接种疫苗。

毫无疑问，在疫苗诞生后的那几年里，如果没有詹纳不懈地努力和高超的游说技巧，疫苗接种在医学实践中就难以立足。在回到伯克利的两年中，他依然留意着疫苗的相关消息，然而他难过地发现，疫苗接种反对者的队伍正在发展壮大。接种疫苗的人越来越少，接种人痘的人越来越多。结果，在1805年伦敦有8000多人死于天花。为了捍卫疫苗接种事业，詹纳将大量时间花在了写信上。

麻烦不断：债务、背叛和批评

詹纳仍然欠债。然而此时在英国，没有偿还能力的债务人会被判入狱。由于发放奖金的时间被推迟，并且奖金发下来后，还需要缴纳税款，为了保证收支平衡，詹纳不再免费为穷人接种疫苗，并找到了一位朋友继续完成这项工作。

紧接着，皇家詹纳学会一名叫沃克的疫苗接种师惹了麻烦，詹纳觉得自己有义务解决这个问题。然而他的处理方式不够妥当，把自己也牵扯了进去。

任命沃克的人正是詹纳。沃克在一个名叫中心之家的地方工作，穷人会在这里免费接受疫苗接种。他是一个对穷人充满敌意、狂妄自大的男人。如果一位母亲把孩子的衣服放在他的桌子上，他就会把衣服扫落在地；如果有人挡了路，他就会把对方推到一边，让其"面壁思过"；如果他听不清接种者拼写的名字，他就会让其大声地把自己的名字拼10遍；如果接种者感到害怕想要离开，他就会挡住出口并对其进行讽刺挖苦。后来，沃克还开始向接种者收费。

经过大量的讨论后，学会同意让沃克继续给人接种。但是，他犯了一个在詹纳看来无法原谅的过错：他在1804年9月向《物理与医学期刊》投稿，描述了一种从特定患者的病灶取得疫苗，再接种到其他人身上的新方法。詹纳和他的很多同事马上声称这种做法会削弱疫苗接种的有效性。沃克及其众多医生支持者紧随其后，向期刊写信反驳。詹纳十分固执，不同意折中的方案。在很多人看来，正是他顽固不化的态度引发了接下来的"灾难"。詹纳请求学会开除沃克，学会成员分成了支持和反对两派，激烈的争论由此展开。沃克一开始拒绝离开中心之家，但最终于1806年8月8日辞职。

沃克决心复仇，他带走了所有的患者记录，在中心之家的隔壁租了一个店面，把打算去中心之家的接种者引到自己的诊所。在他的努力下，1806年8月21日伦敦疫苗学会开张，由当时的伦敦市长担任主席。

1806年10月2日，皇家詹纳学会任命22岁的内科医生詹姆斯·谢里登·诺尔斯代替沃克成为接种师。两年后，诺尔斯因为欠债锒铛入狱。这成为压倒骆驼的最后一根稻草：皇家詹纳学会自此关门大吉。

现在轮到詹纳面临欠债入狱的危险了。他又去向老朋友们求助，请求他们向议会施压为他再发放一份奖金。

议会投票决定，由伦敦皇家内科医学院组建一个疫苗委员会，委员会将听取詹纳和其他疫苗支持者，以及疫苗反对者的证词。议会还要求伦敦皇家内科医学院向爱丁堡和都柏林的皇家内科医学院，以及都柏林、爱丁堡和伦敦的外科医学院收取意见。伦敦皇家内科学院还向疫苗支持者分发了调查问卷。伦敦外科医学院因为议会没有直接与其接触而自感受到轻视，所以没有提交任何结论。詹纳不禁感叹道，哪怕是一群如此受到尊敬的人也会因为睚眦之怨而影响自己的科学判断。

与此同时，詹纳陷入财务窘境的消息传到了天涯海角。在印度，加尔各答的市民为他筹集了4000英镑，孟买筹集了2000英镑，马德拉斯筹集了1383英镑。终于在1807年7月29日，英国议会投票决定，再向爱德华·詹纳发放20 000英镑奖金。

在皇家詹纳学会停止运营后，詹纳倡导由政府，而非个人或机构，提供免费的疫苗。通过他的不断游说，国家疫苗研究所在 1809 年成立，议会为其组织了一个理事会，詹纳是其中的理事之一。詹纳对某些理事十分厌恶，特别是那些跟他意见相左的人。经过多次暗中较劲后，他在理事会举行第一次正式会议之前就辞去了职务。这个疫苗机构一直存续到 1867 年，之后它的职责由枢密院承担。

对詹纳的攻击一直没有停歇。疫苗接种失败的报告源源不断地涌来。疫苗的反对者写了很多文章来讽刺他，其中包括一首刺耳的讽刺诗，甚至还有一出"詹纳歌剧"发表在了《医学观察者》上。于是，詹纳花了大量时间调查疫苗接种失败原因以及驳斥越来越多刺耳的批评。

虽然这些活动耗费了詹纳很多精力，但他还是写了一本名为《关于天花传染未被很多人注意到或没有引起足够重视的事实》的 16 页的小册子。他在其中描述了一系列第二次感染天花的患者。无论是之前自然感染过天花，还是接受了人痘接种，都不能使这些患者免于天花的二次感染。詹纳还最先描述了一个事实，即天花可以在不感染母亲的情况下直接感染胎儿，这一点已经得到现代内科医学研究的证实。

心灵的寒冬：晚年困境

1809 年，60 岁的詹纳决定"退休"——尽管他直到 1822 年仍在行医。他被任命为伯克利地区的地方法官，并且有了新的爱好：种植以及研究化石和地理。他的思维能力开始下降，他曾写过一篇名为《对狗瘟的观察》的论文，他在文中称自己给 20 只狗接种了牛痘，并且所有狗都患上了轻度的狗瘟（这是不可能的）。

1810 年 1 月 31 日，詹纳的长子爱德华因结核病去世。詹纳变得非常抑郁，他在一封写给朋友的信中说，他从未预料到"伤痛竟如此之深刻"。

更严重的精神问题开始显露。詹纳 8 岁时一度被幻听所困扰，长子去世后，他又听到了熟悉的、突如其来的刺耳噪声。沮丧的情绪使他无法履行自己的职责，喜剧、音乐和舞蹈都对他丧失了吸引力。雪上加霜的是，凯瑟琳也卧床不起，她不光患有结核病，还有关节炎。她将自己封闭起来，不与所有人交流，包括詹纳。

1810 年 11 月 13 日，詹纳的姐姐玛丽从楼梯上跌落后去世。此时的詹纳不仅饱受抑郁和幻听的折磨，而且深陷焦虑不安和消极懈怠的状态之中。他妄图用白兰地和鸦片来治愈自己，却让情况更糟糕。

祸不单行，詹纳的朋友伯克利伯爵去世。上议院就他的爵位和地产问题举行了听证会，詹纳作为地方法官受到了传唤。在一封写给卡莱布·帕里的信中詹纳说，在这次经历后，每个晚上他都会颤抖着从噩梦中惊醒，在梦里他不得不上庭面对大法官；他还补充道，如此脆弱的神经让他备受折磨。

1812 年 8 月初，詹纳的二姐安妮经历了一系列中风，最终于 9 月 25 日去世。詹纳的情绪陷入前所未有的谷底。除了精神问题，他还有其他健康问题：反复出现的腹痛、黄疸以及心悸。

为什么这个原本自信开朗、爱交际的人变得偏执、抑郁且孤僻？是否亲人和朋友的去世和自己愈加严重的疾病让詹纳想起了自己的童年经历？是因为他害怕孤独终老吗？还是因为他惧怕死亡？或者是因为他的脑部受到损伤？这些问题的答案我们不得而知。

还有令詹纳的精神为之一振的好消息。曾经的伦敦外科医学院，如今的皇家外科医学院印发了一个宣传单，称他们将不再进行人痘接种，并提倡疫苗接种。同样令他高兴的还有牛津大学将授予他荣誉学位。（不过，起初他拒绝穿学位服，他的坏脾气还是没变。）来自牛津大学的肯定让他开始渴望被选为伦敦皇家外科医学院院士（前文提到，皇家外科医学院在詹纳第二次申请奖金时对他的研究不置一词）。但事实证明，皇家外科医学院可没有牛津大学那么灵活变通，他们要求詹纳参加专业考试，并通过希腊语和拉丁语的测试！

让詹纳最感欣慰的是，他的小儿子罗伯特在 1815 年被牛津大学录取。罗伯特在少年时期总是和詹纳吵个不停，詹纳讽刺罗伯特是个流浪汉。同父亲一样，罗伯特的希腊语和拉丁语也学得不太好，但他在切尔滕纳姆潜心学习了希伯来语并在牛津大学名列前茅。詹纳骄傲地对外称赞道，罗伯特用了大概 3 周时间就精通了这门"令人惊叹"的语言。

另外，罗伯特也和父亲一样享受自己的副业。大学第一学期还没结束，他就偷溜去苏格兰捕猎松鸡。詹纳发现后只说了一句话：那群松鸡肯定高兴坏了，谁能想到这群人里竟然有一个枪法像罗伯特一样糟糕的猎手？

"疫苗使者"的陨落：科学遗产

詹纳短暂的快乐时光戛然而止。1815 年 9 月 13 日，凯瑟琳去世。詹纳再次陷入深深的抑郁中。虽然夫妻二人个性迥异，意见也不尽相同，但詹纳深爱着凯瑟琳，并早已接受了她的宗教观点和生活方式。

一段时间后，詹纳振作起来，重新开始行医并担负起地方法官的职责。他拾起了副业，对美食的兴趣也稍有恢复（当地上流人士对他盐腌小排的做法十分认可）。他对考古学产生了兴趣。他挖掘了一些古罗马的遗迹，并且成为第一个在英国发现海洋爬行动物化石的人。他仍撰写医学论文，但文章的质量一落千丈，结论也相当天马行空。

相反，他副业的写作却一直保持相当优异的水准。甚至在1820年，71岁高龄的詹纳向皇家学会提交了一篇关于鸟类迁徙的文章。这篇自然科学领域的杰作在他去世1年后刊登在了《哲学汇刊》上。詹纳在文中指出，鸟类在春季和夏季来到英国后便消失得无影无踪，这是因为它们迁徙到了更温暖的地方。以前，人们普遍认为鸟类会躲在冰层下或雪下过冬。

1820年8月5日，詹纳第一次癫痫发作，并持续昏迷了很多个小时。虽然他最后恢复了意识并且没有留下明显的后遗症，但他还是意识到自己的生命即将走到终点。他更加渴望人与人之间的关联。他经常感到孤独，但无论是女儿凯瑟琳，还是小儿子罗伯特，来拜访他的次数都不多。

虽然病得很重，但詹纳还是在1821年年底去巴斯拜访了他一生的挚友卡莱布·帕里。这两位老友的最后一次对话一定会很有意思，遗憾的是并没有相关的记录。1个月后，帕里去世。詹纳冒着寒风参加了他的葬礼。

1823年1月26日，詹纳癫痫再次发作并因此逝世。令人感到惊讶的是，虽然他的葬礼时间在伦敦得到了广泛传播，但没有一个伦敦市民前来参加。那是一场规模很小的葬礼，出席者都是伯克利本地人，凯瑟琳和罗伯特当然在场，还有几位亲戚和为数不多的外人。其中一位参加者显得格外哀痛——詹姆斯·菲普斯，第一个接受疫苗接种的人。

爱德华·詹纳5岁成为孤儿，他辍过学，还是一名"拖延症"患者，但他通过自己的努力成为世界上最伟大的科学家之一，可以说全人类都因他的研究而获益。他爱自己的主业——医学，在这个领域留下了两个轰动世界的发现：疫苗接种以及关于心绞痛的真相。他也爱他的副业，并留下了同样令人瞩目的发现。

至今，鸟类学家仍然将詹纳关于杜鹃和鸟类迁徙的研究视为杰作。同样，地质学家坚称他对科学最大的贡献之一是发现了史前海洋爬行动物蛇颈龙的化石。试想，还有哪位科学家能在如此多样的领域取得这样卓越的成就？

詹纳的梦想是，终有一天天花可以因为他的发现而不复存在。他的梦想已经实现了。世界卫生组织在1980年正式宣布，天花已被消灭。如果詹纳如今还活着，一定会为现在的世界而激动不已，因为我们用他的方法（把灭活或减毒的疫苗注入人体）让人对大量致命的疾病产生了抵抗力。实际上，疫苗接种现在能够对抗的疾病可能会让他眼花缭乱：黑死病、水痘、霍乱、白喉、风疹、Hib感染、甲型肝炎、乙型肝炎、流行性感冒、麻疹、流行性腮腺炎、副伤寒、肺炎球菌性肺炎、脊髓灰质炎、狂犬病、落基山斑疹热、破伤风、伤寒、斑疹伤寒、百日咳和黄热病。或许在不远的未来，我们还会因为防治艾滋病的疫苗而受益。

5

克劳福德·朗
与
外科麻醉

-1842-

疼痛神谕与无声尖叫：没有麻醉的外科手术

1591 年，爱丁堡的一位年轻母亲，尤菲因·麦凯恩，被拖出家门并带走。她连连求饶却无人理会，接着，她被扔到一个土坑里活埋了。

她犯了什么罪？她刚生下一对双胞胎，在分娩最艰难的时刻她曾要求缓解疼痛。当时的教会认为分娩产生的疼痛是上帝施加给人的惩罚。尤菲因提出缓解疼痛的请求违背了上帝的旨意，教会判定她有罪，并以此为由下令处决了她。

疼痛是来自神明的惩罚——这种思想至少可以追溯到基督教的最初期，甚至是更久远的时期。在距今 4500 年的莎草纸上就有对外科手术的清晰描述。虽然人们已发现记录某些草药可以缓解疼痛的莎草纸，但在关于外科的描述中，缓解疼痛的方法只字未提。

无独有偶，公元前 1776 年的《汉谟拉比法典》中也提到了未止痛的外科手术。实际上在古代的记录中，只有一位中国外科医生、一位印度外科医生，以及用一只手就数得过来的古希腊和古罗马外科医生在外科手术过程中采用了止痛手段。公元150—200年，有几位古希腊和古罗马外科医生为患者使用了能够缓解疼痛的草药，这种草药还能让他们睡着——非常接近现代的麻醉技术。事实上，"anesthesia"（麻醉）一词最先由古希腊医生狄奥斯科里迪斯使用。

这些散落在世界各地的止痛方法并未得到传播，至少在基督教统治的欧洲是如此。在接下来的几个世纪里，阿拉伯世界的内科医生开始使用各种能够缓解疼痛的草药，医生们会把海绵浸泡在配制好的草药中再让患者吸入。这种名为"催眠海绵"的东西在14—17世纪被传教士引入欧洲。尽管有悖于教义，他们还是把这些海绵用在了患者身上，但在外科手术中死去的患者仍旧很多，所以"催眠海绵"终究被抛弃了。也许人们不再使用"催眠海绵"的原因是它们根本不起作用。（在20世纪末，有人搜集了十几个古老的"催眠"配方并用实验动物验证其有效性，结果没有一个配方起作用。）

没有麻醉的外科手术究竟是什么样的？

在接下来的几个世纪，第一批医院陆续出现，这些医院通常模仿的是建于1791年的伦敦医院。这座医院的手术室建在顶层，手术室外有一面钟——钟声响起，意味着接下来会进行手术，所有护士、医生和助手都会跑进手术室，关上厚重的大门以防患者的惨叫声传到外面。整个医院的工作人员会一起帮忙按住患者，必要的话还会堵住他/她的嘴。手术室有一个大天窗，由于当时还没有电灯，自然光能够弥补手术室光源不足的问题。从一定意义上来说，因为缺少麻醉而如此设计的伦敦医院成了整个英国，乃至整个欧洲以及美国的医院的模板。

因为缺少麻醉，所以一位好外科医生必须拥有极快的"手速"——速度至关重要。一台手术甚至可以用秒表计时，比如拿破仑的外科医生能在1分钟之内完成任何切断手术。

Thomas Rowlandson/The Elisha Whittelsey Collection/CC0

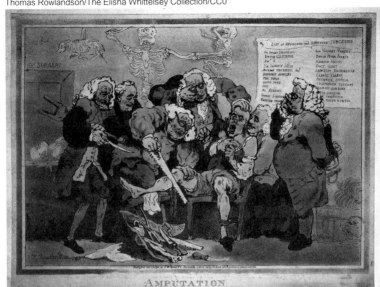

●医生为患者实施无麻醉的截肢手术

甜硫酸和脱燃素氮空气：乙醚和一氧化二氮

麻醉史上的第一件大事是，著名的西班牙炼金术士、作家拉蒙·柳利在1275年发现，如果将硫酸混合酒精后蒸馏，就会产生一种味甜的白色液体。起先，柳利与同时代的人把这种液体称作"甜硫酸"（sweet vitriol），之后改称其为"乙醚"（ether）。这种简单的化合物将在未来大放异彩，不过我们还要再等6个世纪。

1605年，瑞士炼金术士、内科医生帕拉塞尔苏斯用乙醚来帮助患者缓解疼痛。帕拉塞尔苏斯只是内科医生，所以他没能发明出外科麻醉剂也在情理之中。他在动物身上进行实验后，将乙醚用在了难以忍受剧痛的内科患者身上。令人不解的是，自帕拉塞尔苏斯之后，直到19世纪中期才又有人想到用乙醚

127

来缓解疼痛。

第二件大事与英国化学家、氧气的发现者约瑟夫·普利斯特利有关。他在1772年发现了一氧化二氮。遗憾的是，普利斯特利并没发现一氧化二氮的麻醉功效。

尽管普利斯特利为科学做出了重大的贡献，但在当时的英国他是个不可饶恕的罪犯：其一，他是一名支持法国大革命底层阶级的自由主义者；其二，他早先是一名卫斯理宗牧师，后来倡导神格唯一论（反对"三位一体"教义）。

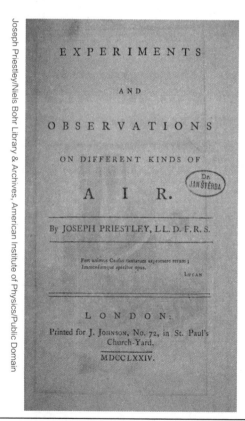

Joseph Priestley/Niels Bohr Library & Archives, American Institute of Physics/Public Domain

● 约瑟夫·普利斯特利在1774年出版了《不同种类空气的实验和观察》第一卷。其中他描述了关于一氧化氮（氮空气）、盐酸（酸性空气）、氨气（碱性空气）、一氧化二氮（脱燃素氮空气）、氧气（脱燃素空气）的实验及发现

最终，在卫斯理宗的富商和贵族信徒的煽动下，一批市民烧毁了这位激进的神格唯一论者的家。普利斯特利被迫在 1794 年远走美国，在那里他获得了政治和宗教的双重庇护。

普利斯特利离开后，他协助建立的"气体医学"（通过吸入各种各样的气体实现治疗）在英国流行开来。来自英国伯克利的内科医生兼化学家托马斯·贝多斯（我们在第四章中提到过他）成为这种疗法最积极的倡导者之一。

贝多斯和普利斯特利一样是一位自由主义者，他也因此被迫辞去牛津大学化学系高级讲师一职。1794 年，贝多斯到布里斯托尔，在那里开办了一家气体疗法研究所。4 年后，他任命年仅 22 岁的汉弗莱·戴维为主管。

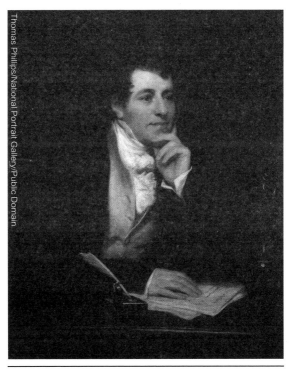

●汉弗莱·戴维

化学天才：汉弗莱·戴维

戴维的少年时期和詹纳十分相像，他学习成绩很差，13 岁便辍学了。因为不具备成为内科医学生的资格，他在一位外科药剂师手下做学徒。在学徒时期，戴维对化学产生了浓厚的兴趣，便自学了化学。正是他给一氧化二氮起了"笑气"① 这个名字，因为他在吸入这种气体后感觉十分兴奋，并忍不住放声大笑。后来，他还为这种气体研制了一种吸入器。

1800 年，戴维将他在过去两年所作研究的记录出版成书，他在其中详尽地讨论了一氧化二氮的化学、物理和生理特性。这本书被誉为天才之作，因为戴维在书出版时年仅 21 岁并且从事相关研究的时间只有两年。

在书中，戴维讲述了他长智齿的一次经历：整个牙龈又肿又疼，以至于他不得不在一天之内 3 次吸入一氧化二氮，这样他下颌的疼痛才暂时得到缓解。戴维进一步建议说，一氧化二氮可以应用在外科手术上。但他没有在这方面进行深入研究，因为他觉得还有更有意义的工作值得去做，比如创作诗歌。戴维还是一位诗人，深受与他同时代的著名诗人的赏识。塞缪尔·泰勒·柯勒律治② 评论说，如果戴维没有成为当时最伟大的化学家，那么他将会是当时最伟大的诗人。威廉·华兹华斯③ 邀请戴维编辑著名的《抒情歌谣集》第二版，其中包括华兹华斯自己的诗歌和柯勒律治的《古舟子吟》。柯勒律治、罗伯特·骚塞④ 和戴维一起吸食过笑气，骚塞甚至评论说，他能想象到的最高天堂里的空气肯定是笑气。

---

① 笑气具备成瘾性和危害性，在中国被列入《危险化学品目录》。——编者注
② 英国诗人，文评家，英国浪漫主义文学的奠基人之一。
③ 英国浪漫主义诗人，桂冠诗人，文艺复兴运动以来最重要的英语诗人之一。
④ 英国作家，桂冠诗人，湖畔诗人之一。

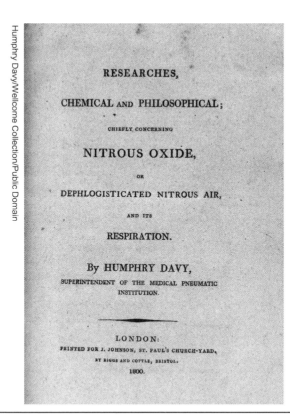

Humphry Davy/Wellcome Collection/Public Domain

●汉弗莱·戴维《化学和哲学研究；
主要涉及一氧化二氮或脱燃素一氧化二氮空气及其呼吸作用》

1801 年，戴维离开气体疗法研究所，进入位于伦敦的皇家科学研究所，任化学讲师，后来成为教授。在那里，他发明了戴维灯，这种灯极大地降低了煤矿爆炸的风险，这也是他认为自己最有价值的科学贡献。很快，戴维声名大噪，甚至在拿破仑战争处于白热化阶段时，还能够安全地去往巴黎接受拿破仑亲手颁发的奖励。

汉弗莱·戴维一生不负天才之名：在 25 岁成为皇家学会院士，32 岁受封为骑士，42 岁成为英国皇家学会主席，任职期间他同意在《哲学汇刊》上发表詹纳关于鸟类迁徙的研究，遗憾的是当时詹纳已经去世。

在戴维之后，一氧化二氮的研究阵地转移到了美国。1808年，威廉·巴顿在宾夕法尼亚大学写了一篇医学论文，证实了戴维关于一氧化二氮的观察。巴顿在论文中称，他头部受过一次严重的撞击，一氧化二氮让他免于承受剧烈的疼痛。与戴维一样，他建议在外科手术中用一氧化二氮进行麻醉，但威廉·巴顿并没有继续完善这个想法。此时，距离一氧化二氮被应用于实际的医学治疗还有30余年。

麻醉的概念被引入后，对此最感兴趣的是牙医和外科医生。但是，牙医只需要程度非常浅的麻醉，而外科医生则需要（即使是现在的外科医生仍需要）一种深层次的麻醉。于是，牙科麻醉和外科麻醉成了两条分支，不过谈到麻醉史时，我们默认讨论的是外科麻醉史。

众多美国化学家在制备麻醉剂后意识到，吸入这些气体会让人感到身心愉悦，曾亲自尝试过乙醚的一名化学系学生威廉·E.克拉克最先想到将其作为牙科麻醉剂。1842年1月，牙医伊利亚·蒲柏为患者霍维小姐拔牙时，克拉克使用了乙醚对其进行麻醉。霍维小姐因此成为首位接受无痛拔牙手术的患者。

乙醚麻醉先驱：克劳福德·朗

首先把麻醉剂用在外科上的人是克劳福德·朗。他在1815年生于美国佐治亚州丹维尔市，14岁便从佐治亚州雅典城的富兰克林学院毕业。他所在的班级肯定是学院历史上最杰出的毕业班，因为班里的每个学生后来都成了赫赫有名的人物，包括1位州长、1位财政部部长、2位参议员、2位南方邦联将军，以及3位卓越的科学家（包括克劳福德·朗）。

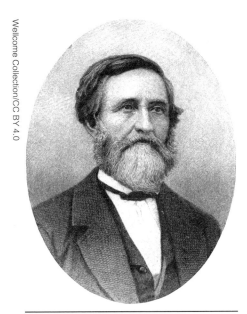

Wellcome Collection/CC BY 4.0

●克劳福德·朗

接下来，朗取得了特兰西瓦尼亚大学和宾夕法尼亚大学的医学学位（这两所大学拥有当时美国最好的医学院）。他在纽约接受了 18 个月的外科培训后，于 1841 年返回佐治亚州并在杰弗逊县开了一家诊所。尽管这座小县城只有几百位居民，但是因为优秀的医术、和善且尽心的态度，朗声名鹊起，其诊所的名声很快就传出了杰弗逊县。

随着业务增加，克劳福德·朗的患者几乎遍布佐治亚州。他甚至要花一整天的时间穿越佐治亚州的山涧和小溪才能从一名患者的家里赶到另一名患者的家里。他专注于自己的事业，乐此不疲，甚至在自己婚礼当天迟到了。1842 年，在他和卡罗琳·斯温的婚礼当天，他还在为一名重症患者看诊，就在几乎所有宾客都认定他逃婚，准备离开会场时，他突然出现了。在婚礼结束后他随即回到了患者家中，并在接下来的一整天里都没有再见他的新婚妻子。他们一共生养了 12 个孩子，其中 5 个在童年时期夭折。

在婚礼举办后不久，几位杰弗逊县的年轻人为了举办派对请朗为他们制备一些一氧化二氮。朗回复道，乙醚的效果也很好。他迅速制备了一些乙醚，让几位年轻人试了试。

在这次活动中，朗完成了一系列具有深远意义的观察。一次，在吸入了乙醚后，他的身体因撞击而产生了淤青，但他事后记不起撞击时产生的痛感。因此，当他的一名患者詹姆斯·维纳尔布因为害怕切除囊肿产生的剧痛而一再取消他的外科手术预约时，朗想起了他的经历。于是，他邀请维纳尔布参加了几场派对以证明乙醚不会对他造成伤害。成功说服维纳尔布后，1842 年 3 月 30 日，朗把乙醚倒在一条毛巾上让维纳尔布吸入，成功让他陷入昏迷。然后，朗在维纳尔布毫无知感的情况下切除了他的一个囊肿。维纳尔布恢复意识后，对自己昏迷中发生的事难以置信。朗不得不向他展示了切除的囊肿，才让他相信囊肿真的已经被切除了。这次的经历十分成功，所以 9 周后朗切除了维纳尔布的第二个囊肿，结果同样皆大欢喜。

克劳福德继续在外科手术中对患者使用乙醚。1842 年 7 月，他为一个男孩实施了无痛的脚趾截断手术。到 1846 年 10 月，他已经给 8 名患者成功实施了外科麻醉。每一场手术都有大量的见证人，这一点对接下来发生的事情非常重要。除此之外，朗也是第一个使用麻醉进行助产手术的人（1845 年 12 月）。

克劳福德·朗在 1850 年移居亚特兰大市，1 年后又搬去了佐治亚州雅典城。在南北战争期间，有消息传来，一个联邦骑兵师正在逼近雅典城并奉命烧城。朗到家时他的女儿弗朗西斯带着最小的弟弟正要出逃。他给了弗朗西斯一个玻璃瓶，里面装着关于他发现外科麻醉剂的证据。弗朗西斯把这个玻璃瓶埋在一片树林里，战争结束后他们回到这里挖出了玻璃瓶。

1878 年 6 月 16 日，朗在为当地议员的妻子接生时，因突发严重的脑出血而去世，在此之前他一直为患者实施外科麻醉。他去世前留下的最后一句话是："先照顾产妇和孩子。"

毫无疑问，克劳福德·朗是第一个把乙醚应用在外科手术中的人。但直到 1849 年，也就是在他取得这个发现的 7 年后，他才发表了这项令人震惊的成就。不得不提的是，若非两位牙医和一位内科医生在 1846 年争相发表声明，克劳福德·朗可能这辈子都不会发表他的文章。

亦真亦假：杰克逊的声明

下面，我们就来了解一下迫使克劳福德·朗发表文章的 3 份声明究竟是怎么回事。时间回溯到他第一次给患者使用乙醚的时候，内科医生查尔斯·杰克逊以及一位不知名的牙医在 1842 年的春天先后造访杰弗逊这座小县城。可以想象，一时间，"克劳福德·朗成功实施无痛外科手术"这桩惊人事件成了杰弗逊县 400 名居民热议的焦点。自然，杰克逊和莫顿马上就从居民那里得知了有关乙醚的发现。

我们之所以强调这次造访，是因为杰克逊刚返回哈佛大学就声称，他曾因为难以忍受的喉咙痛而使用了一些乙醚，然后便坐在椅子上陷入了昏迷。他还声称这段奇特的经历发生在 1842 年 2 月——恰巧在克劳福德·朗第一次实施麻醉手术的 1 个月前。然而，很多了解杰克逊个性和他之前言行的人，都很怀疑这个新发现的真实性。

1805 年，查尔斯·杰克逊出生于马萨诸塞州普利茅斯，1829 年以优

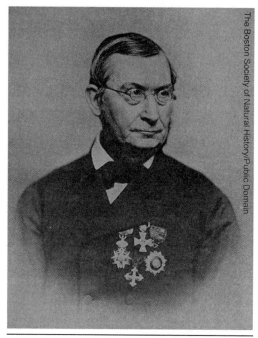

The Boston Society of Natural History/Public Domain

●查尔斯·杰克逊

异的成绩获得哈佛大学医学学位，后任职于马萨诸塞州总医院，并且拥有广博的知识。他工作努力，发表了超 400 篇论文，这一切都让哈佛大学以他为傲。

　　杰克逊聪明过人，但有一定的反社会倾向。他的同事认为他争强好胜、说谎成性、阴险狡诈、控制欲强且疑神疑鬼。他和多位科学家都有科学优先权之争——奇怪的是，哈佛大学似乎对此不闻不问，他也从未因为这些轻率之举而受到惩罚。

　　举个简单的例子。杰克逊的同事威廉·博蒙特因为在消化领域的研究而闻名于世。这项研究基于一个著名的实验：亚历克西斯·圣马丁的胃部因枪伤出现了一处永久性穿孔，博蒙特对其进行持续的实验和观察，从而了解具体的消化过程。

当博蒙特把圣马丁的胃液样本送给杰克逊做化学分析时，杰克逊马上意识到，如果他能够亲自研究圣马丁，就会世界闻名。他试图把这位岛民藏起来，并在1834年偷偷向国会递交申请，请求把亚历克西斯·圣马丁交由自己照顾。美国卫生局局长听到这件事后大发雷霆，杰克逊的如意算盘落空了。

再如，1832年杰克逊在一艘从欧洲返回美国的船上遇到了塞缪尔·莫尔斯。一天下午，一群人坐在休息室里讨论起了电磁感应。有人问杰克逊电流和电线长度之间是否存在关系。在杰克逊回答了问题后，莫尔斯评论说或许可以用这种方式传递信息。莫尔斯回到美国后，立即着手研究并发明出电报。1837年，莫尔斯申请了电报的专利。但杰克逊声称自己才是电报的发明者。这起专利纠纷最后闹到最高法院，法院随后裁定莫尔斯才是电报的发明者，杰克逊对这项发明毫无贡献。

杰克逊还曾声称发明火棉（硝化纤维素）的是他，而非克里斯托弗·弗里德里希·尚班。后面我们还会提到杰克逊的其他声明。

惨淡收场：威尔斯失败的演示

现在，我们来看一看第四个人——贺拉斯·威尔斯在这件事中扮演什么角色。

贺拉斯·威尔斯，1815年生于佛蒙特州哈特福特，1834年毕业于哈佛牙科学院，后留校任职多年。威尔斯博学多识，曾在当时的牙科期刊上发表过多篇文章。

威尔斯虽然富有才华，但心性不稳。他偶尔会抛下自己的诊所去做副业。

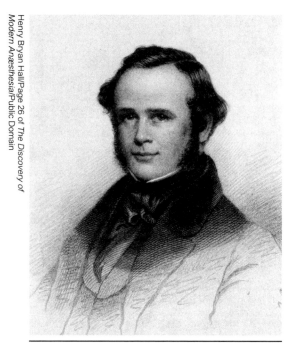

Henry Bryan Hall/Page 26 of The Discovery of Modern Anæsthesia/Public Domain

●贺拉斯·威尔斯

例如，有一次，他飞到法国购买艺术品并带回美国赚取利润；还有一次，他跑去制造便携式浴缸和火炉。他对宗教十分虔诚，甚至考虑过成为牧师。威尔斯的情绪大起大落，容易陷入抑郁之中，他人的想法也会过度影响他。

1844 年 12 月 10 日，威尔斯参加了由加德纳·Q. 科尔顿举办的一场派对。他观察到，旁边的人吸入笑气后，虽然腿受到严重的擦伤却没有感到丝毫疼痛。威尔斯立刻意识到这种气体或许可以成为一种牙科麻醉剂。他有一颗严重的龋齿，所以第二天，他向科尔顿要来一些笑气，并让一位同事把他的龋齿拔掉。如威尔斯所料，吸入气体后他没有感觉到疼痛。恢复知觉后，他兴奋地喊道："这是历史上最伟大的发明！"

在继续讲述威尔斯的故事之前，我们先来介绍一下前面提到的那位牙医，也就是事件中的第三个人——威廉·托马斯·格林·莫顿。

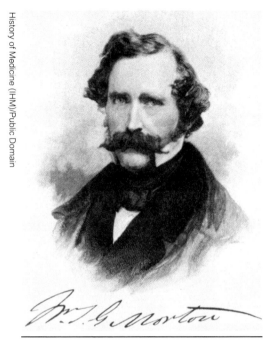

History of Medicine (IHM)/Public Domain

●威廉·托马斯·格林·莫顿

莫顿很有可能就是 1842 年造访杰弗逊县的那位牙医。他曾在哈佛大学跟随威尔斯学习牙科，后来威尔斯邀请他成为自己诊所的合伙人，但他拒绝了邀请，并在 1844 年去哈佛大学学习医学，杰克逊成了他的导师。这对有鲜明病态人格的师徒导致了众多的冲突和巨大的混乱，甚至让美国国会都对此困惑不已。

莫顿听说了威尔斯发现一氧化二氮的麻醉效果后，对此事十分上心。他邀请威尔斯在一群外科学生，而非牙科学生面前进行演示。时任哈佛大学医学院院长、世界知名内科医生约翰·柯林斯·沃伦很快就批准了这场演示。

1845 年 1 月，在波士顿的马萨诸塞州总医院的外科阶梯教室里，威尔斯脆弱的自尊心即将受到一次意料之外的打击。

他带来的一氧化二氮吸入器是一个连着木嘴和开关的油绸袋，容量为 2

升，但这些气体不足以麻醉患者，实际需要至少 30 升——当然，这点他并不知道。还有一个问题：参与演示的患者是一个长了龋齿，为即将实施的手术惶惶不安的男孩。威尔斯只能实施局部麻醉，男孩被吓得大叫起来。威尔斯没有得到期待中的掌声，而是满场嘘声，最后还被赶出了阶梯教室。尽管男孩在恢复知觉后说他并没有感到疼痛，但看了这场演示的学生不为所动，威尔斯陷入深深的抑郁之中。

最终，威尔斯振作起来，在短时间里用一氧化二氮为 40 名患者实施了无痛牙科手术。所有这些患者都为他提供了书面证明，发誓他们没有感觉到疼痛，并且每场手术都有见证人，但是医院里还是没人相信他。

Populär historia 2/Public Domain

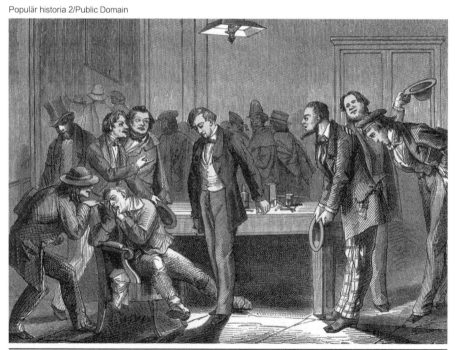

● 1845 年，马萨诸塞州总医院的外科阶梯教室里，呻吟的患者和受挫的威尔斯

乙醚"诡计"：秘密联盟

在威尔斯受到这场严重挫折不久前，莫顿开始和杰克逊接触。杰克逊并不知道莫顿很有可能也造访过杰弗逊县，并对乙醚的麻醉效果心知肚明，当他向莫顿透露乙醚是一种绝佳的麻醉剂时，莫顿的反应是："乙醚？那是什么？"

但是，莫顿后来发誓说，当杰克逊告诉他有关乙醚的事情时，他已经在进行相关的实验了，只是这些实验杰克逊都不知情。他还坚称，他当时已经使用乙醚麻醉过一条鱼、一些昆虫以及一只狗，还有他自己。但他的一位医学院同学向美国国会证实，莫顿从未做过任何实验。

的确，莫顿尝试过用乙醚麻醉两名牙科学生，但两人全都变得焦躁不安，而非昏迷不醒。此时，莫顿意识到他必须跟富有真知灼见的杰克逊联手。杰克逊指出，莫顿使用的是不纯的商用乙醚，而为了实现麻醉，他们必须自己制备纯净的乙醚。他们成功了，并打算使用一些策略来靠这种麻醉剂赚一大笔钱。杰克逊想到，可以用芳香油混合乙醚来掩盖其真正成分。他和莫顿将其命名为"利香"（Letheon），并为其申请了专利，以对其成分进行保密。

杰克逊把实施麻醉的具体方法告诉了莫顿，他确信这个方法是有效的——结果亦然——1846 年 9 月 30 日，莫顿用乙醚为埃本·弗洛斯特实施了无痛拔牙手术（有见证者在场）。《波士顿日报》第二天就刊登文章宣布了这项新发现。

于是，莫顿再次与约翰·柯林斯·沃伦接洽，请求进行一场演示——和两年前威尔斯的演示类似。沃伦又同意了。马萨诸塞州总医院的住院外科医生 C.F. 海伍德写道，莫顿提出在 1846 年 10 月 16 日星期五上午 10 点为一名患者实施外科麻醉，沃伦将移除其下巴处的一颗肿瘤。年轻的外科医生亨利·雅各布·比奇洛负责安排这场演示的细节，他邀请了波士顿所有顶尖的外科医生（但奇怪的是，没有医学生）。

　　莫顿没有出现。有所察觉的比奇洛去了莫顿的办公室，在那里他看到神色紧张的莫顿正在收拾行李，准备出城。比奇洛极力说服他去演示，毕竟利香有可能是有效的。就在沃伦即将下刀时，比奇洛和莫顿及时赶到。莫顿临时编了一个借口（大概是他在等待新的吸入器做好），接着实施了麻醉。

　　与克劳福德·朗把乙醚倒在毛巾上不同，莫顿使用的是乙醚吸入器。幸运的是，他害怕的事情并没有发生，确切地说，事情发生了，但没有造成影响——因为和威尔斯一样，他的吸入器也有问题。虽然在切除的过程中患者没有痛感，但他随后开始断断续续地说话并变得焦躁不安。事后，患者说他感

Robert Cutler Hinckley/Public Domain

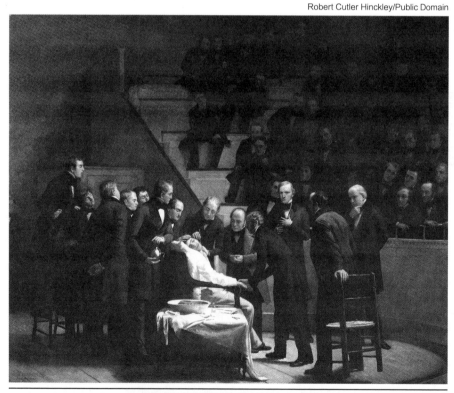

●乙醚麻醉在外科手术中应用的首次公开演示

觉自己的脖子一直被抓挠，显然他意识到了手术正在进行。

这一次，台下没有嘘声和喝倒彩声。来旁观的外科医生和沃伦都为这个不错的结果感到震惊。在下一场手术中，莫顿为海伍德麻醉了一名患者，使用的仍然是利香。海伍德从患者的左臂中移除了一颗大肿瘤，多亏了莫顿改良后带有黄铜呼吸阀的吸入器（展示在马萨诸塞州总医院），这次麻醉的效果非常好。从始至终，患者一直毫无意识，并且不记得有任何痛感，只是在手术快要结束时呻吟了几声。

科学名利场：莫顿的背叛

在这次极其成功的麻醉后，沃伦、海伍德以及比奇洛了解到莫顿和杰克逊已经给利香注册了专利。他们公开表示，这是不道德的行为。杰克逊听闻后先将自己的名字从专利中撤回，又和莫顿签订了一份书面协议。根据协议，莫顿需要支付他 500 美元以及未来通过利香所获利润的 10%。

沃伦了解到这些诡计后不遗余力地阻止利香的使用，并在整个马萨诸塞州封杀莫顿和他的新麻醉剂。莫顿被迫坦白，利香只是乙醚而已，因为如果不与医院合作，他将永远无法以麻醉师的身份工作。沃伦质问莫顿为什么要加入芳香油。莫顿撒谎说这种油会让麻醉剂的效力更强。这番说辞并没有起作用，最终他和杰克逊还是注销了专利申请。

1846 年 11 月 9 日，比奇洛为波士顿医疗促进学会做了一场关于新型麻醉剂的演讲；11 月 18 日，他在《波士顿医学与外科期刊》上发布了关于莫顿参与的两个成功案例的报告。

报告发表后几日之内，全世界都注意到了这种新麻醉剂。在铺天盖地的宣

National Archives and Records Administration/Public Domain

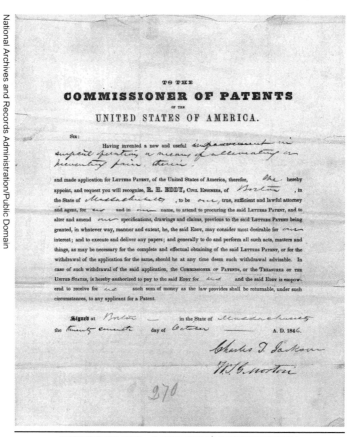

●利香的专利申请书。右下角可以看到杰克逊和莫顿的签名

传下，杰克逊、莫顿和威尔斯都声称自己才是发现者。而这份荣誉的其他竞争者——实施第一次牙科麻醉的威廉·克拉克以及克劳福德·朗——此时依然保持沉默。克拉克不想引起公众的关注。克劳福德·朗也不为所动，若非佐治亚州议员的努力，或许他将一直如此。

不久，杰克逊和莫顿在顾问和律师的见证下签订了一份协议，声称他们两人是外科麻醉剂的共同发现者。威尔斯知晓这项协议后，自感受到了莫大的侮辱。这可能就是他在 1848 年自寻短见的原因之一——他划开了自己的手臂，同时吸入了乙醚。

Wellcome Images/CC BY 4.0

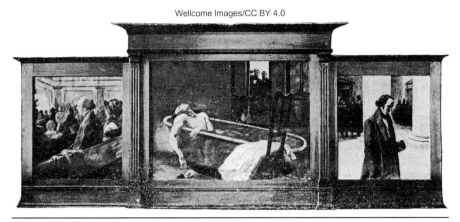

●贺拉斯·威尔斯的悲剧人生

这场有关发现外科麻醉剂的纠纷越发离奇。在与莫顿签署协议后的几天之内，撒谎成性的杰克逊写信给法国科学学会，声称自己是外科麻醉剂的唯一发现者。莫顿听说了这件事后，找到自己的律师和顾问终止了两人之前签订的协议。从此以后，莫顿也声称自己是唯一的发现者。

"第一人"争夺战：乙醚争议

这场有关谁才是外科麻醉剂第一发现者的争论（后被称为"乙醚争议"）愈演愈烈，因此美国国会不得不在1847年介入其中。即使是在南北战争的阴云之下，美国国会依然花了16年才最终裁定真正的发现者。

莫顿的主张得到了两位背景强大的朋友的支持。一位是丹尼尔·韦伯斯特著名演说家、当时首屈一指的律师、辉格党创始人，最重要的是，他还是一位有影响力的美国参议员；第二位是奥利弗·温德尔·霍姆斯，哈佛大学解剖学教授，他同时还是散文家、小说家和诗人。虽然莫顿这边"火力强大"，但国

145

会最终认定莫顿不是外科麻醉剂的发现者。因为很多人证实，莫顿关于乙醚的知识全部来自杰克逊；他们还做证，曾听到莫顿多次承认是杰克逊发明了麻醉剂。在国会的报告中，莫顿被称为"大骗子"，因为他一开始在杰克逊面前装作对乙醚一无所知。此后，莫顿专注于麻醉工作。但事实上，他在1846年一举成名后不久就遭遇了财务危机和严重的情绪问题。1868年，只有49岁的莫顿早早离世，原因不明。

美国国会还裁定威尔斯并非外科麻醉剂的发现者，因为他只在牙科手术中对患者实施了麻醉。无论如何，那时威尔斯已自杀身亡，无论是荣誉还是骂名都与他无关。

于是，竞争在查尔斯·杰克逊和克劳福德·朗之间展开。考虑到两人都有坚定的拥护者，国会无法决定外科麻醉的发现者到底是谁。令人难以置信的是，国会竟然要求两人自行解决问题！他们要求杰克逊去佐治亚州拜访克劳福德，杰克逊照做了。克劳福德以他一贯彬彬有礼、毕恭毕敬的态度接待了这位老人，但他们私下仍然无法解决这场争端。在离开佐治亚州后不久，杰克逊开始精神错乱，并且直到去世都没有恢复正常。

得以善终的英雄：朗的贡献被承认

克劳福德·朗成了1846年之后唯一一位仍然过着正常生活的发现者，真是令人唏嘘。其他发现者要么因为身心俱疲而自杀，要么因为精神失常而病逝。朗在这场风波中始终保持着冷静，并一直把它看作一件无足轻重的小事。

越来越多的牙科学会和医学会参与了进来，每个学会有自己的主张，直到今天这个争论仍没有结果。例如，美国牙科协会在 1864 年，以及美国医学协会在 1870 年和 1872 年都通过决议，认定威尔斯是外科麻醉剂的发明者。美国医学协会能够通过这个决议着实有趣，因为就连威尔斯自己也承认他从未实施过任何外科麻醉。也许是他的确曾经在哈佛大学外科学生面前演示过牙科麻醉术，让这些医学组织最终选择站在他这边。

1913 年，纽约大学名人堂的选举人也细致地讨论了这个问题。有人指出，克劳福德·朗在一个只有 400 位居民、几乎与世隔绝的小镇上行医，他的所有证人都是没有接受过医学训练的普通人。此外，他还是方圆几千米内唯一的医生，那里也没有医学会接收他提交的论文。在佐治亚州的乡村，信息的传播速度缓慢，因为个人原因他直到 1849 年才发表他的研究结果。合理猜测，他可能并没有充分理解自己工作成果的重要性（但可能性不大）。

相比之下，莫顿当时在最有名的大学里工作，他实施麻醉的第一名患者曾被世界最著名的外科专家提及，其见证者是波士顿的其他外科医生，而他的实验结果几乎马上就得到了报道。消息一传十，十传百。确实，因为比奇洛的报告，到了 1847 年年中，英国（乃至整个欧洲）、古巴、南美洲和南非的几乎所有大型医院都已将乙醚用作常规外科麻醉剂。

在纽约大学的这场争论中，最著名的参与者是威廉·奥斯勒爵士[1]。他坚定地认为莫顿是外科麻醉剂的发现者。理由是，在科学中，功劳应该授予那个说服世界的人，而非第一个产生想法或证明其可行性的人。这个剑走偏锋的理由最终得到了选举人的认可，莫顿作为外科麻醉剂的发现者进入了纽约大学名人堂。我们不禁好奇，如果奥斯勒知道莫顿曾在 1842 年造访了杰弗逊县，他是否还会坚持自己的观点。

1921 年，美国外科医学院在亚特兰大举办会议。会议认定克劳福德·朗

---

[1] 加拿大医生、病理学家和医学教育家，约翰斯·霍普金斯医院的 4 位创院教授之一。

为外科麻醉剂发现者，并通过决议创立了克劳福德·朗协会。1926年，该协会将他的雕像赠予国会。后来为表敬意，亚特兰大的一所医院被命名为克劳福德·朗纪念医院（现埃默里大学医院）。自此，全世界大部分外科医生都将他视作外科麻醉剂的发现者。我们也决定在这本书中把这项荣誉授予这位尽职尽责的乡村外科医生。

皇家"试金石"：乙醚的普及与氯仿的崛起

麻醉史上的下一个重大进展发生在英国，23岁的伦敦全科医生约翰·斯诺成为世界上第一位全职的麻醉医生。（你或许还记得，我们将莫顿称为"麻醉师"，由于他没有获得医学学位，终其一生都不能被冠以"医生"的头衔。）

斯诺是一个非常注重科学的人，他改善了乙醚吸入器，让麻醉师可以自行判断和控制患者吸入乙醚的量。他还最先对麻醉剂的生理效用进行分析，并把他的研究结果总结在一部专著中。

在斯诺之后，爱丁堡大学产科教授詹姆斯·辛普森爵士开始呼吁在助产手术中为产妇实施麻醉。3个世纪前，尤菲因·麦凯恩的悲剧就在这座城市上演，如此看来，辛普森和他的第一名患者确实勇气可嘉。正如他所担心的那样，爱丁堡的加尔文派教会反对将麻醉术应用于产科。他们说，《圣经》主张女人必须在疼痛中生育孩子。幸运的是，教会没有把他或他的患者活埋，或许这是因为他作为维多利亚女王的产科医生得到了她的强力支持。与此同时，辛普森还为自己辩护。他引用《创世纪》第2章第21节中关于夏娃诞生的描述："耶和华神使他沉睡，他就睡了。于是取下他的一条肋骨，又把肉合起来。"

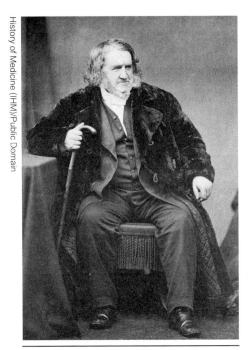

●詹姆斯·辛普森爵士

随着麻醉术的进步，乙醚作为第一种麻醉剂出现了很多问题。其中之一便是乙醚会导致呕吐和刺激支气管。于是，人们开始寻找一种更好、更安全、毒性更小的麻醉剂。

1831 年，美国化学家塞缪尔·格思里首先制备出氯仿。他 8 岁的女儿（趁他不在）尝了一点儿这种新化学品。于是，在接下来的几个小时里格思里想尽一切办法却依然叫不醒她。即便如此，他也没有意识到氯仿有可能成为一种新的麻醉剂。

数年之后，进入爱丁堡大学任教的辛普森询问一位化学家朋友能否推荐比乙醚更好的麻醉剂。那位朋友听说过格思里女儿的事情，便想到这种新物质或许可行。辛普森先用氯仿麻醉了自己，他发现效果不错，并且没有副作用。于是，他在侄女分娩时对她使用了氯仿。

1853 年 4 月 7 日，维多利亚女王传唤他为自己接生。他找来朋友约翰·斯诺，请他用氯仿为女王实施麻醉。斯诺把少量氯仿倒在女王的手绢上并把手绢放到她的鼻子下方。这场手术大获成功！女王神志清醒，但感觉不到疼痛。第二天，全世界的报纸都在大肆报道女王使用这种新型麻醉剂成功分娩的故事。从这天起，爱丁堡的加尔文派再也不作声了。

氯仿很快成为英国和德国所有医生的首选麻醉剂。但是和乙醚一样，氯仿也有问题。人们逐渐认识到，氯仿会造成肝损伤，并且用氯仿麻醉的死亡率是用乙醚的 5 倍。英国和德国的顶尖医生开始建议限制氯仿的使用。

新变革：气管内麻醉和其他麻醉剂

就在氯仿可能有毒的说法愈演愈烈之时，1880 年，麻醉史上堪比克劳福德·朗发现外科麻醉剂的大事出现了。著名英国外科医生威廉·麦克文爵士把一根金属管从患者的口腔推入喉咙，金属管穿过声带最终进入气管——气管内麻醉诞生了！没有它，如今很多心脏和肺部手术都将无法完成。气管内麻醉使肺部能够保持通气状态，否则一旦胸腔打开，肺部就会因为空气进入而发生塌陷。

虽然德国外科医生弗莱德利希·特伦德伦波在 10 年前就设计出并使用了一种带套囊的金属管，但要想使用这种金属管，患者必须接受气管造口术——在即将进行重大外科手术之前还要人为制造外伤，并非所有患者都能够轻松承受。

麦克文使用的气管导管是硬质的，不容易插入气管，而且容易造成组织损伤。德国克赛尔的弗朗茨·库恩发明了一种更灵活的金属管，在必要时可以将它从鼻孔插入。不久后，多伦斯和詹韦两位医生把特伦德伦波金属管上的套囊放到了柔软的硅橡胶管上，套囊充气后可以防止误吸，让麻醉的实施更简单。

随着气管插管法的迅速发展，医生们发现，如果先对患者实施浅麻醉再进行插管会更简单。但在1919年，英国麻醉师伊凡·马吉尔爵士发明了一种绝妙的技术，无须使用任何新发明的复杂仪器。首先，他用可卡因对患者的喉咙进行麻醉，再把两根导管——一根通过鼻子，另一根通过口——放入完全清醒的患者的气管。马吉尔及其发明的新技术迅速闻名世界，其他麻醉师从世界各地赶来向他学习。但马吉尔想要成为世界上唯一一个能通过口鼻将导管插入气管的麻醉师，所以他没有把一件事告诉别人：他在插入导管前会用可卡因麻醉患者的喉咙。

虽然在欧洲，气管内麻醉已成为标准操作，但与此同时，整个美国仍然沿用着没有那么高效的麻醉法。这让亚瑟·古德尔很失望，他意识到，自己必须想出一个引人注目的方法，好让他保守的同事们看到这种巧妙的麻醉法的优点。

1926年，他在美国举办巡回讲座，并在讲座中演示了后来被称为"泡狗秀"（Dunking Dog Shows）的著名实验。面对由麻醉师组成的观众，古德尔对他的宠物狗"气道"进行气管内插管麻醉，然后把"气道"泡入装满水的鱼缸里。接着，他把"气道"拎出水面，拔掉管子，等它安然无恙地苏醒。活泼的"气道"醒来后会跳起来把身上的水甩到观众的身上，在他们震惊的目光中大摇大摆地走出房间。正是可充气囊套封住了"气道"的气道让它可以安然无恙地沉在水中。在巡回讲座结束后没多久，使用气管内麻醉在美国成了常规操作。

1932年，威斯康星大学教授拉尔夫·沃特斯不小心把一根导管插进了一名患者的右支气管，接下来他又不小心给套囊充了气。陷入懊恼的他突然灵机一动，意识到将一根长导管插入一侧的支气管，然后像他这样给套囊充气，外科医生就可以在给一侧肺做手术的同时为另一侧肺供氧。因为这个偶然的发现，肺部手术成为可能，医学迎来了一个崭新的时代。

人们不断开发麻醉剂的使用方法，特别是在第一次世界大战后，出现了一系列新的麻醉剂，比如 1917 年发现的三氯乙烯、1923 年发现的乙烯和 1931 年发现的乙烯醚。但这些麻醉剂后来都被环丙烷和氟烷取代。

环丙烷是 20 世纪三四十年代最常用的麻醉剂。即使是较低浓度的环丙烷，也能发挥强大的麻醉作用，此外它还能够抑制呼吸。这样一来，麻醉师就可以用套囊来调控患者的呼吸。将环丙烷作为麻醉剂也成了麻醉学的重大进步。

麻醉学史上出现的下一个里程碑是 1956 年医生们将氟烷作为麻醉剂。这种物质不仅安全有效，而且不易燃烧。在此之前，几乎所有外科麻醉剂都是易燃的，外科医生使用的电灼器会导致火灾甚至爆炸。氟烷麻醉剂的出现杜绝了这种事故的发生。

从雨林到手术台：箭毒作为肌松药

接下来，麻醉学的重大进步与箭毒有关。箭毒不是一种麻醉剂，而是一种能够麻痹骨骼肌的物质。（人体肌肉可分为骨骼肌、心肌和平滑肌 3 类。骨骼肌可随人的意志而收缩，又称"随意肌"，比如手臂、腿、面部的肌肉。心肌和平滑肌不受意识支配，统称"不随意肌"，比如存在于消化道、呼吸道的肌肉。）

几个世纪以来，南美洲的印第安原住民会在他们打猎用的箭头上涂抹毒素，

James Orton/Natural History Museum Library/Flickr/Public Domain

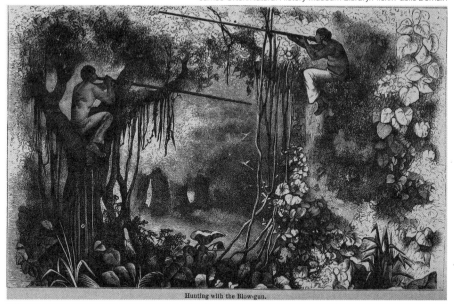

Hunting with the Blow-gun.

●印第安原住民在雨林中用吹管狩猎的情景

这些毒素来自雨林中各式各样的有毒植物。箭毒的好处在于，猎物的任何部位被箭头刺中，都会让它麻痹无力。有关这种非凡物质的消息以前所未有的速度传到了欧洲。在哥伦布发现新大陆后，1516年，彼得·马特·德安吉拉描述了自己见到有人使用箭毒的场景。不过直到170年后，G.马格拉比乌斯才造出"curare"（箭毒）一词。

又经过了更长的时间，有人终于想到箭毒有狩猎以外的用途。之所以箭毒在很长时间后才用作麻醉中的肌松药，是因为可以用于临床的纯箭毒直到1935年才出现。很快，到1942年，箭毒作为肌松药就已经广泛推广开来。箭毒能松弛患者的肌肉，让外科医生的工作（尤其是当需要打开患者的腹腔时）更轻松，尤其是抑制腹直肌这样的大肌肉紧缩。同时，箭毒也让麻醉师可以控制患者的呼吸。截至1948年，约有8000名患者使用过箭毒作为肌松药。如果有足够多可供使用的箭毒，应该会有更多患者可以用上它。为了满足医生对箭毒的需求，人工合成的箭毒终于在 1949 年问世。

1903 年，来自柏林的埃米尔·费舍尔首先设计出可注射的巴比妥类药物。其中最安全的硫喷妥钠出现于 1935 年，这种物质可以让患者迅速进入香甜的梦乡从而吸入随后使用的麻醉剂。其他种类可注射的安全麻醉剂纷纷出现，直到现在仍在临床得到广泛使用。

除了全身麻醉剂外，人们对局部麻醉剂的需求也早已出现。虽然全身麻醉的并发症相对罕见，但发生概率并不为 0。此外，在很多时候全身麻醉并非必要，比方说在牙医的大部分手术中。还有一点是，接受全身麻醉后，大多数患者要在几个小时后才能恢复意识。所以，人们希望找到一种能够只麻痹身体特定区域神经的方法。

救人的药与害人的毒：可卡因与局部麻醉

局部麻醉历史悠久。几个世纪以来，秘鲁的印第安原住民会用小圆锯在人的头上开孔以驱除邪灵或取出掉进颅骨内的异物。实施手术的人会嚼一些古柯叶，然后把唾液滴在接受手术人的头上进行麻醉。

卡尔·冯·谢尔泽是第一个对咀嚼古柯叶进行研究的现代人，他注意到这样做会让他的舌头发麻。德国化学家阿尔伯特·尼曼最先从古柯叶中提取出了可以麻痹神经的物质，并将其命名为"可卡因"（cocaine）。眼科医生卡尔·科勒最先用可卡因麻痹了青蛙的眼睛。1884 年 9 月 15 日，他在海登堡的一场眼科会议上汇报了他的研究结果。从此之后，可卡因作为局部麻醉剂得到了广泛的使用——首先应用在眼部，然后是口鼻、咽喉，最后是尿道。

多亏美国著名外科医生威廉·史都华·豪斯泰德[①]的开创性研究，可卡因才得以全面应用于局部麻醉。他的方法是，将可卡因注射到即将接受外科治疗部位的神经干、神经丛处。这位受人尊敬的外科医生不光为上千名接受微创手术的患者注射可卡因，还在实验研究中反复对自己的神经进行注射。此外，豪斯泰德在外科手术中引入了橡胶手套，不过其最初目的并不是保护患者，而是保护妻子的手，因为他的妻子会作为护士在手术室里协助他。在为 1000 多

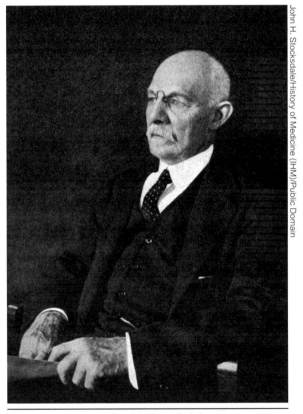

John H. Stocksdale/History of Medicine (IHM)/Public Domain

●威廉·史都华·豪斯泰德

① 有"近代外科学之父"之称，全身麻醉剂被发现之初就充分掌握的先驱者之一。约翰斯·霍普金斯医院的四大创院教授之一，亦为该医院的第一任外科主任。

名患者注射可卡因后，霍斯塔德发表了他经典的论文，阐述了可卡因非凡的麻醉能力。

然而，豪斯泰德没有在任何医学期刊中表露，他对可卡因产生了终身依赖。这对他的外科事业产生了一定的影响。他小心地隐瞒着他的毒瘾，只有当生命走到了尽头时，他才向他的好朋友威廉·奥斯勒爵士坦白。

在可卡因大获成功后，人们的兴趣转移到如何麻痹从脊髓发出的脊神经上，因为一旦找到这一方法，医生们就可以实施更大范围的局部麻醉。脊髓被包裹在软脊膜，最外侧是呈管状的硬脊膜。硬脊膜和椎管被充满脂肪的硬膜外腔分隔开来。1888 年，纽约的伦纳德·科宁尝试将可卡因注射到硬膜外腔，并取得了成功。这种麻醉法现在被称为"硬膜外麻醉"。1899 年，德国人奥古斯特·比尔直接把可卡因注射到软脊膜和硬脊膜之间，这就是所谓"脊髓麻醉"。

接下来，麻醉学的重要进展出现在 1897 年的德国，海因里希·布劳恩在实施局部麻醉时使用了肾上腺素。肾上腺素可以让血管收缩，减少目标部位的血液供应。这种方法还可以减少患者对局部麻醉剂的吸收。简单来说，这种方法不但降低了麻醉剂的毒性，还让麻醉效果更持久。

幸运的是，如今可卡因几乎不再用作麻醉剂，取而代之的是普鲁卡因。1899 年，这种物质由德国化学家阿尔弗雷德·埃因霍恩合成，1905 年首次被布劳恩用于麻醉。

以上就是人类探索麻醉的简要历史。也许你会惊讶于，在炼金术第一次用酒精和硫酸制备出乙醚后过了整整 5 个世纪，这种物质才被一位默默无闻的乡村外科医生用于麻醉。克劳福德·朗开启了医学新的纪年。自此，患者只需要躺在手术床上沉睡，任由外科医生们"处理"自己的组织和器官，醒来之后就能重获健康。

或许让你更惊讶的是，即使在这种简单的物质得以发现的 7 个世纪后，科学家们虽然进行了海量研究，但仍然没有弄明白一个最基本的问题：乙醚（甚至是所有全身麻醉剂）为什么会让人失去意识并无法感知任何疼痛？在 21 世纪结束前，医学或许能够找到答案。

6

威廉·伦琴

与

X 射线

-1895-

逆境中的光辉：伦琴的逆境与学术之路

1862 年，一位天真但有点儿迟钝的 17 岁普鲁士男孩被他所在高级中学的校长施压，要求他指认同班同学，仅仅是因为那位同学给一位老师画了一幅讽刺漫画。男孩拒绝了，尽管他清楚，校长确认他知道漫画的作者，但他不想背叛同学。他不仅因为不服从命令而被学校开除，而且以后不能进入荷兰或德国的任何一所高级中学读书。所以，他将永远无法获得一张能够证明他从一所高级中学毕业的文凭——彻底断绝了他的大学之路。

事实上，这个障碍可能恰恰促成了他后来发现 X 射线。1865 年，威廉·伦琴进入了不需要高中文凭就可以申请的苏黎世联邦理工学院。在那里学习的 3 年中，他没有接触任何理论物理或普通物理课程，只学习了机械工程相关的内容，正是这些工科的课程让他学会了如何设计和制造各种各样复

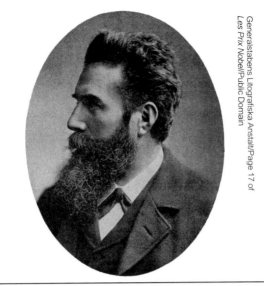

Generalstabens Litografiska Anstalt/Page 17 of *Les Prix Nobel*/Public Domain

●威廉·伦琴

杂的仪器。他在这方面的非凡技术吸引了欧洲最杰出的理论物理学家之一，奥古斯特·孔德的注意。孔德善于创造新理论和物理定律，他意识到，年轻的伦琴虽然在学业上表现平平，却懂得如何用玻璃、金属和橡胶巧妙地"转化"成精密的仪器，并且用这些仪器所检测到的物理现象证实了孔德的某些理论概念。

伦琴获得机械方面的学位后，孔德极力劝说伦琴放弃成为机械工程师的想法，成为他在苏黎世大学的助手。没有高级中学文凭对伦琴来说不啻一个学术污点，但孔德非常支持伦琴在工作的同时攻读理论物理学博士。

无论是孔德1870年离开苏黎世大学去维尔茨堡大学任教时，还是他1872年接受斯特拉斯堡大学的职位时，伦琴一直都作为孔德忠实的助手跟随其左右。1874年，29岁的伦琴终于摆脱了缺少高中文凭的阴影——他被任命为斯特拉斯堡大学的讲师，并在1876年成为助理教授。3年后，他离开了孔德，接受了吉森大学提供的正教授职位。

我们暂且回到 1872 年。27 岁的伦琴成为孔德在维尔茨堡大学的助手时，他迎娶了贝莎·路德维希，一位富足且很有文化的旅馆老板的女儿。贝莎身材苗条、姿容姣好、颇有文化，对自己将成为一位物理学教授的妻子非常满意。她比伦琴年长 6 岁，并且长期患有间歇发作的心身疾病。但这些事情都没有影响这段婚姻，直到贝莎 80 岁去世才将他们分开。在她去世前的最后几年，伦琴每天都需要为她多次注射吗啡，虽然伦琴似乎并没有因此感到困扰，但他应该不知道她可能已经对这种药物形成了依赖。

他们在吉森的生活平静无波，这样的日子持续了 9 年。贝莎的疾病让伦琴无法参与忙碌的（对他来说也是无效的）社交活动。不过，贝莎并没有因为病情而耽误他们每年去瑞士的旅行。结婚 4 年后他们仍然没有孩子，便收养了贝莎 6 岁大的侄女，她的名字也叫贝莎。1888 年，伦琴颇为遗憾地离开了吉森，接受了久负盛名的维尔茨堡大学提供的理论物理学教授职位。

从 1869 年获得博士学位到 1888 年离开吉森，伦琴一直生活在一座十分舒适的房子里，负责照管这座房子的是能干的贝莎以及一个管家、一个厨师和一个女仆。他是个不太富裕的讲师，而且因为性格冷淡以及对成绩的严苛要求并不特别受学生们欢迎，但他在实验室的表现可圈可点。他一丝不苟地完成了对各种物质在气压、光线和电流改变下发生的物理变化的测定。他发现，当介电体（如一块玻璃）在两块带电电容器板之间移动时，介电体中会产生电流。从伦琴早期的研究来看，若非他发现 X 射线，他应该无法像今天这样流芳千古。

大师们的未解之谜：X 射线发现前夕

在伦琴之前的重要先行者之一是英国杰出的物理学家威廉·克鲁克斯爵士。他在 1861 年发现铊后，开始兴致勃勃地研究放电对稀有气体可能产生的影响。为了完成研究，他必须创造一个只包含特定气体的环境，于是他发明了克鲁克斯管（阴极射线管）。一开始，克鲁克斯管只是一个玻璃圆柱体，里面的空气通过泵被抽空，从而产生几近真空的环境。圆柱体两侧还有电极，用于释放由感应线圈电池装置产生的电流。为了观察各种稀有气体和其他物质在放电情况下可能发生的变化，他将它们置于从阴极流向阳极的高压电流中。事实证明，电流的通过确实受到了影响，而对其产生影响的就是后来被称为阴极射线的辐射。

恰巧，克鲁克斯偶尔会将装有未曝光底片的暗盒与克鲁克斯管放在同一张桌子上。一段时间后当他使用这些底片时，他发现其中一些底片上面有阴影。

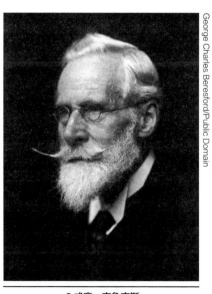

George Charles Beresford/Public Domain

●威廉·克鲁克斯

VectorVoyager/CC0

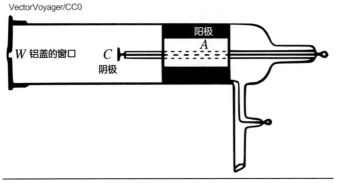

●由菲利普·勒纳制作的带铝盖窗口的克鲁克斯管

但他没有联想到，看似被暗盒遮住光线的底片可能暴露在由阴极射线产生的一种新型射线下。他还写信给制造商，抱怨底片受到了轻微损坏。

同样，当杰出的物理学家菲利普·勒纳使用克鲁克斯管产生阴极射线时，他也从未思考过放在克鲁克斯管附近覆盖着铂酸钡盐的纸片为什么会发出荧光。在伦琴发现X射线后，勒纳在他1905年的诺贝尔奖演讲中别扭地表示："实际上，我有几次无法解释的实验观察，我将它们小心翼翼地保留下来以备将来研究，遗憾的是我开始得不够及时，但这些观察的产生肯定是受到了'波辐射'的影响。"

即使是在伦琴发现X射线并被全世界接受的10年后，勒纳也依然不肯在他的诺贝尔演讲中使用"X射线"这个词。毫无疑问，勒纳认为伦琴如今的名声本该是自己的，伦琴只是"走大运"才发现了X射线。勒纳的理由是，毕竟是他而不是伦琴发现了阴极射线可以穿过覆盖在克鲁克斯管窗口上的铝片。这种带铝盖窗口的克鲁克斯管是由他制造的，并且他还将一个这样的克鲁克斯管送到伦琴那里进行了阴极射线的研究。

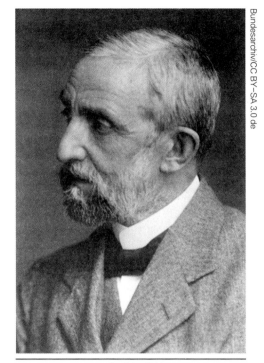

Bundesarchiv/CC BY-SA 3.0 de

●菲利普·勒纳

屏幕上的奇迹荧光：X 射线的发现

伦琴确实在 1895 年初重复了勒纳的实验，并使用了勒纳寄给他的克鲁克斯管。他证实了勒纳的发现，即电流产生的一部分阴极射线确实会穿过窗口上的铝盖。和勒纳的做法一样，伦琴在窗口附近放置了一个涂有铂氰化钡晶体的屏幕。当克鲁克斯管放电时，屏幕发出了微弱的荧光，这是有阴极射线逸出的证明。

证实了勒纳的发现后伦琴开始怀疑，阴极射线真的只能从克鲁克斯管的窗口中逸出吗？"是否还有一部分阴极射线穿过了克鲁克斯管的玻璃壁？"他问自己。

伦琴开始寻找答案。他知道必须用屏幕来检测阴极射线，但他推测穿过玻璃壁的阴极射线比穿过铝盖的少，电流产生后，屏幕上可能出现的微弱荧光会被克鲁克斯管内部明亮的冷光掩盖。因此，他耐心细致地用纸板盖住克鲁克斯管，以消除所有可见光。他还拉上了实验室所有窗户的窗帘，使实验室完全陷入黑暗之中。然后，伦琴接通电源，确保克鲁克斯管发出的可见光不会透过纸板。确认万无一失后，就在他即将开始实验时，他瞥见距离他大约 1 米的位置有一团非常明亮的黄绿色光在黑暗中闪烁。

他被这诡异的光亮吓了一跳，以为自己产生了幻觉。但是，当他再次接通电源时，闪烁的黄绿色光又出现了，电源关闭后闪光再次消失。对此，他着实迷惑不解，于是点燃了一根火柴，望向出现闪光的地方。他看到了之前留在长凳上的另一块涂有铂氰化钡的屏幕。他兴奋地反复开关电源，每当他打开电源时，屏幕就会发出荧光，这就是他看到的奇异闪光。

尚未解决的问题是发出荧光的原因。虽然他知道克鲁克斯管在接通电源后会辐射出某种物质，但这种物质究竟是什么？伦琴很清楚，这不可能是阴极射线——这种射线在空气中的传播距离不过几厘米，而他看到的荧光出现在离克鲁克斯管 1 米远的屏幕上。此外，在伦琴又将屏幕挪远了几米后，当克鲁克斯管通电时，屏幕仍会发出明亮的荧光。直觉告诉他，这可能是一种新型电磁波。

1895 年 11 月 8 日是关键的一天。在这天晚上，伦琴在克鲁克斯管和屏幕之间先放了一副纸牌，接着把纸牌换成一本 5 厘米厚的书……不论放置的物体为何，只要打开克鲁克斯管的电源，屏幕就会立即发出荧光。贝莎叫了他很多次却总不见他来吃晚餐。当他终于出现在餐厅时，贝莎依旧高兴不起来，因为他几乎什么也没吃、什么也没说，很快又回到了实验室。

"到底是什么样的射线或波才能产生我看到的现象？是我的操作出错了，

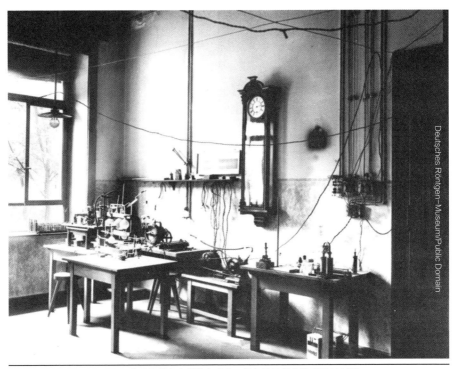

●伦琴在维尔茨堡大学的实验室,他在这里首次发现了 X 射线

还是我疯了?"这些问题让他的头脑陷入混乱。但有一件事是肯定的:在 11
月 8 日之后,伦琴完全忘记要去验证阴极射线能否穿过克鲁克斯管的玻璃
壁。取而代之的是,他迫切地想要知道,自己新发现的射线或波不能穿过什么
材料。

　　他早就发现这种射线(也就是 X 射线)无法穿过铅,并且在很大程度上
能被其他金属吸收,吸收的程度取决于金属的密度。此外,它不会被纸或木头
吸收,也几乎不会被肉吸收。这种射线几乎不被木材吸收这一事实引起了他极
大的兴趣,他将一个装有金属砝码的木箱放在照相底片上,然后让这种射线穿
过木箱。结果颇具戏剧性:底片上只显示了砝码,而木箱只留下了一个影子。

皮肉之下：透视

同年 12 月初，伦琴捏着一截铅管放在照相底片前，并暴露在克鲁克斯管发出的射线下，结果令他万分震惊，同时还让他产生了一丝恐惧：底片上显示出铅管的黑影——在他的意料之中，但也显示出他捏着铅管的两根手指的指骨——出乎他的意料。

X 射线可以穿过他的血肉并在照相底片上显示出他的骨头——这一发现让他感到震惊，仿佛看到了末日启示。"我看到的难道并非科学现象，而是一种超自然、神乎其神的东西？它不像可见光、紫外线或电磁波，它能显示出人体最隐蔽的部分——骨头，我的同事会怎么看待这种射线？"他问自己。他决定把自己的发现告诉贝莎。虽然他对自己看到的现象深信不疑，但鉴于自己在过去几周里几乎没怎么跟她说话，又吃得很少，甚至每晚还睡在实验室里，他担心妻子可能会认为他精神异常。片刻后他想到一个计划，他要说服妻子：他并没有发疯，而是有了一个伟大的发现，尽管这个发现有点儿离奇，有点儿反常。

还是在这个月，一个傍晚，在两人吃过晚餐后，伦琴喜笑颜开地邀请贝莎去他位于楼下的实验室。贝莎很高兴看到丈夫露出笑容，并且一反近几周来冷淡的态度，热情地吃完了晚餐，于是接受了邀请。以前，丈夫从未邀请过她或养女参观他的实验室。

到了实验室，伦琴请她把左手（左手无名指上戴着两枚金戒指）放在一个不透光的木盒上，这个木盒中放着一张未曝光的照相底片。她照做了并怯生生地抬头看向伦琴。接着，伦琴打开了放在她左手正上方的克鲁克斯管的电源。

"接下来会怎么样？"她有些紧张地问道。

"别担心。打开电源后，这只玻璃管会发光，还会发出一些声音，但是你不要害怕。你只要把左手稳稳地放在木盒上不要动就可以。"伦琴一边安慰害怕的妻子，一边打开电源。整个曝光过程持续了6分钟左右。他让妻子等他冲洗好底片，接着他把那张还有点儿湿的底片拿给妻子："这是你的手，是用我新发现的X射线拍下来的。"

"天呐，我看见了我的骨头。不知道为什么，我仿佛看到了我的死亡。"她哭着说。对自己看到的东西，贝莎更多地感到了惊恐，而非惊喜。

但伦琴因为贝莎的反应而喜出望外。X射线绝不是他因为头脑异常而产生的幻象或妄想，而是像克鲁克斯管或实验室的窗帘那样真实存在的东西。两枚不透明的戒指让X射线这种来源尚不明确的射线"现出原形"。不像眼睛可见的光线、身体可以感知的热波或耳朵可以听到的声波，这种新型射线无法被人

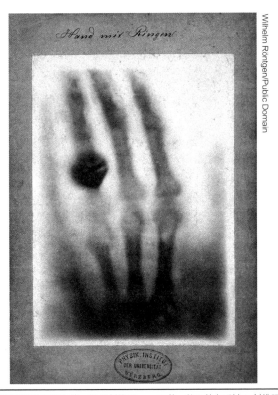

●这张模糊的照片是有史以来第一张X射线图——贝莎·伦琴的左手被X射线照射了6分钟后留下的影像

167

类任何一种感官所识别。

在给贝莎看了她左手的 X 射线图后，伦琴立即决定对后续的研究工作进行绝对保密，因为仅凭一张显示了他妻子左手骨骼的简单的 X 射线照片，他就预感到，这绝对是历史上最伟大的科学发现之一。同时他也意识到，大量顶尖的物理学家都有与他一模一样的克鲁克斯管。如果某一位科学家偶然在一间有点儿暗的房间里给克鲁克斯管通电，并且偶然瞥见一张涂抹着铂酸钡盐的纸片，那么他肯定也会发现那张纸片正在发出荧光。一旦这位科学家注意到了这个现象（这是毫无疑问的），自己奇迹般的发现就会被夺走。

震撼世界的"下流"发现：社会影响

保守和理性的伦琴变得恐慌起来。关于他正在做的事情，他不能向任何人透露一个字。他不允许任何人，包括他的学生、同事或朋友进入他的书房，除了清洁工，但这位清洁工对伦琴的工作也毫不知情。伦琴几乎放弃了吃饭和睡觉，每天尽可能地长时间工作，因为在几周后，维尔茨堡物理医学会就会举行会议，会议上发表的演讲都会以正式论文的形式刊登在学会的期刊中。伦琴不顾一切地想要在那一期的期刊上刊登有关 X 射线的初步报告。

虽然他发疯似的准备演讲，但直到 1895 年 12 月 28 日也只组织出一篇初步报告，而那时会议的演讲内容已经搜集完毕。伦琴只好恳求学会的秘书在 12 月的期刊上发表他的报告。秘书做好了拒绝的准备，毕竟期刊只刊印在最近一次会议中发表的内容。但是，当他的目光落在原稿中的第 14 条陈述时，他立刻改变了主意，因为第 14 条论述的正是这种新型射线可以在照相底片上显现手骨的影子，接着伦琴展示了贝莎左手的 X 射线图。

于是，伦琴的初步报告《关于一种新型射线的初步信息》在提交几天后就出现在了维尔茨堡物理医学会 1895 年 12 月的期刊上。要知道，再没有一篇医学发现报告能在提交后一周之内就得以发表（即使是有关 DNA 结构的初步报告也是在提交了 22 天后才刊登在《科学》上的）。

伦琴知道，报告发表在一份相对不知名的期刊上无法让他的发现获得全世界的认可。于是，他立即自费印刷了他的报告，并在即将跨入新年的前几天收到了报告的复制品。在 1896 年的元旦当天，他把报告分别寄给了当时欧洲最重要的 6 位物理学家，随之寄去的还有 X 射线图的复制品，包括一张金属砝码的照片以及一张贝莎手骨的照片。这些照片就是对他的伟大发现的最

Wilhelm Röntgen/Public Domain

Aus den Sitzungsberichten der Würzburger Physik.-medic. Gesellschaft 1895.

W. C. Röntgen: Ueber eine neue Art von Strahlen.

(Vorläufige Mittheilung.)

1. Lässt man durch eine *Hittorf*'sche Vacuumröhre, oder einen genügend evacuirten *Lenard*'schen, *Crookes*'schen oder ähnlichen Apparat die Entladungen eines grösseren *Ruhmkorff*'s gehen und bedeckt die Röhre mit einem ziemlich eng anliegenden Mantel aus dünnem, schwarzem Carton, so sieht man in dem vollständig verdunkelten Zimmer einen in die Nähe des Apparates gebrachten, mit Bariumplatincyanür angestrichenen Papierschirm bei jeder Entladung hell aufleuchten, fluoresciren, gleichgültig ob die angestrichene oder die andere Seite des Schirmes dem Entladungsapparat zugewendet ist. Die Fluorescenz ist noch in 2 m Entfernung vom Apparat bemerkbar.

Man überzeugt sich leicht, dass die Ursache der Fluorescenz vom Entladungsapparat und von keiner anderen Stelle der Leitung ausgeht.

2. Das an dieser Erscheinung zunächst Auffallende ist, dass durch die schwarze Cartonhülse, welche keine sichtbaren oder ultravioletten Strahlen des Sonnen- oder des elektrischen Bogenlichtes durchlässt, ein Agens hindurchgeht, das im Stande ist, lebhafte Fluorescenz zu erzeugen, und man wird deshalb wohl zuerst untersuchen, ob auch andere Körper diese Eigenschaft besitzen.

Man findet bald, dass alle Körper für dasselbe durchlässig sind, aber in sehr verschiedenem Grade. Einige Beispiele führe ich an. Papier ist sehr durchlässig:¹) hinter einem eingebundenen Buch von ca. 1000 Seiten sah ich den Fluorescenzschirm noch deutlich leuchten; die Druckerschwärze bietet kein merkliches Hinderniss. Ebenso zeigte sich Fluorescenz hinter einem doppelten Whistspiel; eine einzelne Karte zwischen Apparat

¹) Mit „Durchlässigkeit" eines Körpers bezeichne ich das Verhältniss der Helligkeit eines dicht hinter dem Körper gehaltenen Fluorescenzschirmes zu derjenigen Helligkeit des Schirmes, welcher dieser unter denselben Verhältnissen aber ohne Zwischenschaltung des Körpers zeigt.

●《关于一种新型射线的初步信息》

有力的证明。如果没有这些照片，只收到报告的物理学家们恐怕连读都不读就会把文章丢掉。毕竟，一种新型射线能有什么吸引力呢？在报告中，关于 X 射线能够生成手骨影像的文字被夹杂在描述该射线其他现象的内容中。

当伦琴一直以来的朋友、维也纳物理学教授弗朗茨·埃克斯纳收到来信时，吸引他的并非报告，而是贝莎的手骨照片。这张照片令他着迷，甚至他在第二天晚上的一场聚会上展示了这张照片，客人们无不感到既惊奇又害怕。

其中一位客人对此印象尤为深刻，他把关于这张照片的事告诉了父亲。而恰巧作为维也纳最负盛名的报社之一的编辑，他的父亲马上认识到关于这个发现的报道将会成为一篇引人瞩目的大新闻。他没有浪费一点儿时间，立即从埃克斯纳那里获得了关于这个发现的更多细节。于是，1896 年 1 月 5 日，《维也纳新闻报》以大幅版面刊载了关于此事的完整报道。《伦敦纪事报》的通讯员看到后马上把有关这个发现的新闻用电报发给了他所在的报社，伦敦方面在 1 月 6 日刊登了他们自己撰写的有关伦琴发现的报道。顷刻间，有关"了不起的 X 射线"的新闻出现在全世界大大小小的报纸上。

之所以会出现如此令人震惊的国际宣传，原因之一在于媒体只凭借贝莎手骨的照片就认识到一件伦琴自己没有完全意识到的事：他所发现的 X 射线为医学提供了一种惊人的诊断工具。伦琴起初以为 X 射线的医学价值仅限于可能的骨折或骨损伤。

媒体的报道如此迅速而广泛的原因还在于，很多人对 X 射线产生了奇异的不适感：竟然有一种射线可以穿过他们的衣服和血肉，显露出他们最隐秘的部位！这样的事实似乎带有一丝下流的意味。当第一张头骨的 X 射线图出现时，很多人不约而同地感到了恐慌，因为万圣节派对的主要装饰一直都是头骨或骷髅；除此之外，在长达 1 个多世纪的时间里，头骨外加两根交叉的股骨一直都是代表死亡的符号。实际上，就在 1896 年的上半年，一个专门为人

William J. Morton/Public Domain

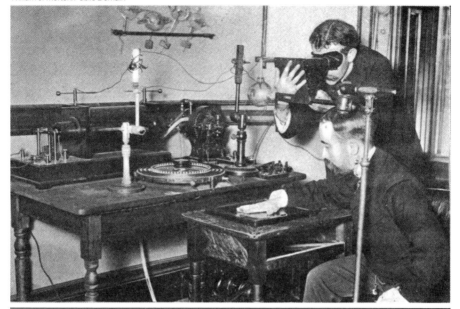

● 19世纪末，使用克鲁克斯管装置拍摄 X 射线照片的场景

们拍摄 X 射线片的机构应运而生，很多人看到自己在 X 射线下显露出的骨骼后都吓得晕了过去。

透视万物的光：广泛应用

正如前文所说的，克鲁克斯管在美国和英国的物理实验室里随处可见。在伦琴于 1896 年 1 月宣布克鲁克斯管可以产生 X 射线的仅仅几周后，这两个国家的医生就开始采用 X 射线进行可视化诊断，包括诊断骨折，以及用于寻找任何可能存在于人体内 X 射线无法穿透的物质，如子弹。

有关 X 射线还有一件有意义的事。1896 年 12 月，一位美国法官宣布 X 射线照片可以用作法庭证据。当然，有人提出反对意见，反对者是一位医生的律师。一名年轻的法学生向这位医生提起了治疗失当诉讼。那名学生从梯子上跌落，摔伤了左腿，而那位被起诉的医生建议他参加特定的锻炼来治疗损伤。这些锻炼让患者产生了钻心蚀骨的疼痛，于是他为自己的腿拍了 X 射线照片。照片显示他的腿发生了骨折，而且破碎骨头末端没有对齐。这种错位很可能是医生推荐的锻炼造成的。最终，那名学生胜诉。从此之后，X 射线照片在数以千计的治疗失当诉讼中都起到了至关重要的作用。

甚至连德皇威廉二世和他的妻子都为这位住在维尔茨堡的木讷教授感到着迷，他们邀请伦琴来到坐落于波茨坦的皇宫。受宠若惊的伦琴接受了邀请，1896 年 1 月 13 日，也就在寄出报告仅两周之后，他进入皇宫在皇室成员和朝臣面前演示 X 射线的奇异特性。幸运的是，他担心的事情没有发生：演示过程中克鲁克斯管没有爆炸。演示结束后，他还被邀请与皇帝及朝臣共进晚餐，并被授予普鲁士二级皇冠勋章。伦琴没有被授予一级勋章的具体原因，我们不得而知，但获得一枚勋章已然令他心满意足，此后他从未忘记这个动人心弦的时刻。

1896 年 1 月 23 日，伦琴在维尔茨堡物理医学会做了一场讲座，这是他 1 个月前就已经定好的行程。他一走进学会的物理学院，就被人们的欢呼声吓了一跳，前来迎接他的人几乎要把他淹没。他在讲座中分享了自己在发现 X 射线能够穿透纸牌、图书以及木块时的惊讶之情。他还承认，直到发现 X 射线能够在照相底片上产生阴影，他才确信这种射线不是他产生的错觉，而是确实存在的东西。

在演讲的最后，伦琴邀请德国最杰出的解剖学家之一阿尔伯特·冯·科立克①来到台上，并给他的手拍摄了一张 X 射线照片。这位老人照做了，在观众们看到他的手骨照片后，现场爆发出雷鸣般的掌声。科立克评论道："在他身

———————
① 德国解剖学家、生理学家，线粒体的发现者。

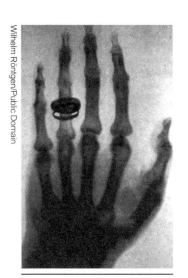

●科立克的手部 X 射线照片

为学会院士的 45 年中，无论是在自然科学领域还是医学领域，这是他听过的影响最为深远的一场讲座。"

讲座结束后，有几位医学科学家留下来和伦琴讨论 X 射线能否在医学发挥作用。然而，那天晚上得出的结论是，因为人体所有软组织的密度都是相同的，所以 X 射线在医学上的用途非常有限。他们错得离谱！

孤独科学家：后续研究

在维尔茨堡物理医学会的讲座是伦琴第一场也是最后一场关于 X 射线的正式讲座。尽管他后来收到了很多演讲邀请，甚至包括来自国会的邀请，但他非常清楚，因为性格内向，他在任何群体面前都会惊慌失措，甚至感到头晕目眩。即便是在大学给学生上物理课时，他给人的印象也只能说是平淡乏味。

他不仅拒绝给全世界最杰出的听众做讲座，还拒绝了几乎所有报纸和杂志的采访，只有一次例外。他很有可能已经意识到，自己已年过五旬，能够从事创造性研究的日子一天比一天少。他决定加快脚步完成关于X射线的实验性研究，他做到了。他的第二份报告在1896年3月发表。

在第二篇报告中他写道，X射线不仅会释放"带电体"，还会使周围的空气带电，从而使空气释放"带电体"。论文的其余部分描述了哪些物质在被阴极射线照射时能产生X射线。他得出结论，在阴极射线照射下的铂是X射线的最佳发射器。虽然伦琴在他的第二份报告中对X射线的电学特性以及被阴极射线照射时能够产生X射线的金属物质进行了冗长而细致的描述，但他对这种神奇的射线可能存在的医疗价值只字未提。这就好像一位考古学家发现了一座有木乃伊和无价珍宝的墓穴，但他在报告中只描述了挖掘坟墓时使用的工具。

1年后，在1897年3月，伦琴发表了他关于X射线的第三份也是最后一份报告。尽管在他宣布发现X射线之后1年多的时间里，世界各地的医生拍摄并发表了各种X射线照片，包括骨折的图像、子弹或针头嵌入人体组织或头骨的图像，但他在第三篇报告中仍然没有提到这种神奇射线的医疗价值。他通篇描述了X射线的物理特性以及影响这些特性的各种因素。最后，他失望地承认虽然自己尽了最大的努力，但无法证明这种射线具有电磁特性或折射性，尽管他几乎可以肯定X射线的本质就是电磁波。直到17年后，马克斯·冯·劳厄[1]才发现晶体中的原子能够折射伦琴的X射线。2年后，劳厄因这一发现而获得了诺贝尔奖。

此后，伦琴在他生命余下的26年中又发表了7篇论文。1921年，伦琴在76岁时，发表了自己的最后一篇论文，内容为阐述辐射对各种晶体中电传

---

[1] 德国物理学家，因发现晶体中X射线的衍射现象而获得1914年诺贝尔物理学奖。

导的影响。在第一次世界大战期间,他没有发表任何论文。

虽然他坚定地拒绝了所有演讲邀请,但接受了来自世界各地大量科学会和医学会授予的奖金、勋章、证书、奖章、荣誉学位以及名誉会员资格。这些荣誉几乎都在他1895年宣布这项发现后立即落到了他头上。实际上,在伦琴第一篇关于X射线的文章发表4个月后,他就被授予了巴伐利亚皇冠勋章。伦琴接受了勋章,但拒绝在自己姓名里添加"冯"(这是成为贵族的标志)——几乎没有德国科学家拒绝过这一荣誉。

光环之下:诺贝尔物理学奖及获奖后

1901年,诺贝尔奖首次颁发。伦琴成为第一位获得诺贝尔物理学奖的科学家。跟后来到斯德哥尔摩领奖的科学家不同,伦琴收到奖项后虽然表示了感谢但拒绝做演讲。他还做了一件其他诺贝尔奖获得者都没有做的事:把全部奖金捐给维尔茨堡大学。

Sofia Gisberg and Manfred Neureiter/uni-wuerzburg.de/Public Domain

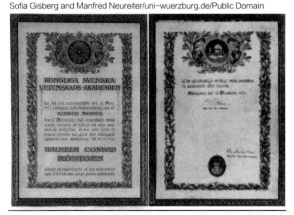

● 1901年瑞典皇家科学会向伦琴颁发的诺贝尔物理学奖证书

在获得诺贝尔奖后，他继续取得科学研究进展的唯一机会被毁掉了——他被皇室命令离开维尔茨堡去慕尼黑大学物理学院担任院长。尽管他提出过反对意见，但（我们猜测）在内心深处（和大多数在55岁后获得诺贝尔奖的科学家一样）伦琴很可能感到如释重负，因为社会已不再期待他还能取得举世瞩目的研究成果。科学工作从来都不是一项简单的任务，也不可能总是令人愉快；令人失望的实验结果也从来不是例外，而是常态。这样一项工作怎么可能会一直让人心旷神怡？正如卡尔·波普尔爵士①指出的那样，一项真正的科学突破并不意味着该发现得到了完整证实，而是充分提供以后可以对其进行证伪的方法。

伦琴在慕尼黑大学的新职位和他所获的诺贝尔奖让他逐渐成为一位管理者，而非一位研究者。他偶尔会去实验室里转转，还做物理学讲座，但学生们依然觉得他的课索然无味。

对比同时代吸引了很多年轻追随者的罗伯特·科赫，伦琴自始至终都是一个独来独往的研究者。他的社交生活也非常单调，或许这与贝莎的慢性疾病有关。

1903年，伦琴很不情愿地接受了在慕尼黑美术馆落成典礼上进行主题演讲的邀请。台下的听众包括巴伐利亚贵族、来自军政界的精英。这是在1896年1月后他做的第一个正式演讲。因为某些原因，他在现场惊慌失措。在整个演讲过程中，他说得磕磕绊绊、结结巴巴，演讲开始后不久他还变得语无伦次，以至于参加典礼的记者都没能搞清楚他到底说了些什么。伦琴把这次演讲视作不折不扣的灾难。从此以后，他再也没有做过任何公开讲座或演讲。

虽然伦琴的研究活动大大减少，但这并不说明他成了一个无所事事的人。

----

① 被称为"20世纪最伟大的哲学家之一"。最著名的理论在于对经典的观测－归纳法的批判，并提出"从实验中证伪"的评判标准：区别"科学的"与"非科学的"。

恰恰相反，他专注于物理学院的管理工作，并参与了慕尼黑大学的很多活动。几乎每个周末他都要去位于慕尼黑郊外的狩猎小屋，在那里他猎到了大大小小的动物。每年，他还要去瑞士享受长达 1 个月的假期。家里的厨师、女仆和管家都精心地照料着他们夫妻二人，在慕尼黑的生活对他们来说也非常惬意。

战火中的一丝安宁：晚年生活

伦琴幸福美满的生活在 1914 年戛然而止。那一年，他所爱戴的皇帝派遣军队入侵了比利时，从此他和大多数其他德国人一样陷入战火之中。在战争的一开始，伦琴就对德国的前景感到惶惶不安，尽管他们的军队早期在俄国和法国北部的战争中都取得了胜利。终于，英国的封锁让伦琴开始担心他的祖国可能无法赢得这场战争。

贝莎熬过了战争最艰难的时期，在 1919 年去世。此时，伦琴已经 74 岁了，仍然得到家庭成员的悉心照料。唯一一个能让他打开心扉的人是他唯一的朋友伦纳德·博韦里的遗孀，但他与博韦里夫人的沟通也仅限于写信。他还尝试跟死去的贝莎保持情感连接，他对着她的照片大声朗读他认为妻子可能感兴趣的信件内容，这些信都是别人几年前写给他的。

伦琴在 75 岁那年从大学退休。他偶尔去打猎，大多数时间只进行长距离散步，他还对家庭琐事越来越感兴趣。从 1920 年开始，德国人经历了很长一段时间的食品短缺和严重的通货膨胀。每天，伦琴都要想办法让他的家庭成员吃饱穿暖。比如，他曾花费几周的时间跟厨师和管家争论一头猪的采购事宜。厨师和管家认为应该购买一头小猪，等养大后再杀，而伦琴则认为应该直接购买一头成猪。最终雇员们取得了这场争论的胜利。然而，当猪长大可以宰杀的时候，新的分歧出现了。伦琴对猪有了感情，想要将它卖出，但雇员们不信任当地的肉店，他们想要自己杀猪，并认为与其用这头猪换来快速贬值的马克，不如最大限度地用它来获取稀缺猪油和猪肉——争论的赢家仍然是他们。

伦琴在退休后仍然会收到荣誉学位和勋章（他总计获得了超50个荣誉学位和数十枚奖章，其中很多奖章都是金制的）。除了散步，他最大的乐趣是通过阅读以前的信件重温过去令他激动不已的事。一封来自赫尔姆特·冯·毛奇①的信让他想起很久以前，在1896年1月9日的夜晚，一场以他的名义举办的晚宴上，毛奇坐在他的右边，威廉二世坐在他的左边。他对着已逝的贝莎的照片将那封信读了一遍又一遍。

1922年12月，伦琴因病略感不适，他自知（并非医生告诉他）命不久矣。1923年2月10日，伦琴去世。他的骨灰存放在其位于吉森的家族墓地，也是在吉森，他和贝莎曾度过一段最快乐的时光。

世界上没有哪位科学家像伦琴这样诚实和直接。在人们眼中，他没有任何恶习。他拥有过人的头脑，但他的聪明才智极其"聚焦"，因此他无法像艾萨克·牛顿或阿尔伯特·爱因斯坦那样提出一个伟大的概念。机缘巧合下，当他看到屏幕上闪烁的光点时，伦琴毫不退缩并接受了挑战。

在发现X射线之前，医生对疾病的视觉诊断只停留在患者的身体表面，而X射线的出现，使得医生可以透过患者的血肉，发现藏于其体内的病灶，让他们能够"对症下药"。对患者和医生来说，没有比发现X射线更好的礼物了。

在伦琴发现X射线不久后，钡盐不易透过X射线的属性也为人们所知。患者口服钡盐溶液后，其食管、胃和小肠的结构能在X射线照片上显现。将

---

① 俗称"小毛奇"，德国元帅赫尔穆特·卡尔·贝恩哈特·冯·毛奇（老毛奇）的侄子，曾在1906—1914年担任德国参谋部长，策划战争并引起第一次世界大战。

溶液从直肠注射入体内，可以在 X 射线的照射下显示大肠的结构。类似地，把碘溶液注射到尿道中，可以对膀胱和肾脏进行造影检查。

之后，人们陆续发现或制备出了一系列可以用于造影检查的相对无害的化学品，甚至医生可以通过向动脉给药，对动脉进行造影检查。未来，造影检查仍有很大空间可供我们探索。

透视大脑的革命：CT 扫描的诞生

1972 年，英国电脑工程师高弗雷·豪斯费尔德和他的同事首次观察到了此前人们一直无法看到的大脑内部结构。他们把用来获取大脑内部图像的系统称为"计算机断层轴向摄影"。

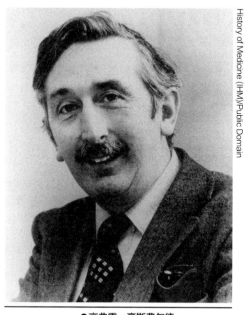

History of Medicine (IHM)/Public Domain

●高弗雷·豪斯费尔德

豪斯费尔德设计出一个可以从多角度发射并穿过人体特定横截面的聚焦 X 射线系统，也就是说，这种系统可以生成多重人体断层照片。这些穿过人体横截面的 X 射线束被接收器转换为数据，然后用一定的算法进行转换，最后通过高速数字计算机构建出人体断层的 X 射线图像。

这些断层图像首次在一场放射学家会议上进行展示，便引发了轰动。有史以来，人类第一次看见了大脑错综复杂的软组织和充满脑脊液的脑室。放射学家们立即意识到，这种新型计算机断层扫描仪不仅可以识别各种大脑组织，还可以识别身体其他软组织及其病变。

事实上，1967 年，豪斯费尔德曾一度放弃了这个项目。当时，他和同事安布罗斯想要扫描他们从肉店获得的牛头。但结果令人大失所望：牛的大脑结构（包括脑室）根本无法呈现。就在他们犹豫是否要放弃这个项目之际，安布罗斯突然想到，他们之所以什么都看不到，或许是因为他们扫描的牛头来自一头被砸碎头骨的牛，脑部出血可能会掩盖其内部结构，并且出血还可能使脑室充满血液，所以他们什么也看不清。

安布罗斯说服豪斯费尔德去犹太洁食肉类市场寻找牛头，因为那里售卖的牛肉不是来自被重器敲击头骨致死的牛，而是来自通过切断颈部动脉的方式屠宰的牛。毫无疑问，他们扫描了犹太屠夫提供的牛头后，得到了牛的大脑所有部位（包括脑室）的图像，而且图像异常清晰。

在这个关键实验后，豪斯费尔德和同事会见了他们所在公司（EMI 集团）的高层领导，大家一致同意公司应当大量生产这种计算机断层扫描仪（后简称"CT 仪"）。

1972 年在 EMI 总部附近的一家小型医院里，CT 仪第一次扫描了人类的头部。此后，这种扫描仪大获成功。在不到 5 年的时间里，超 1000 台 CT 仪在全世界投入使用。豪斯费尔德因此获得了很多荣誉，如成为英国皇家学会院士，被授予骑士称号，以及在 1979 年获得诺贝尔生理学或医学奖。虽然他获得这些荣誉当之无愧，但他很难克服自己做公开演讲时的恐惧，后来他发现先去当地的动物园对着猴子或猩猩演讲一番会缓解他的紧张情绪。至于为什么这样做能帮他放松，那位把这则趣事告知我们的豪斯费尔德的朋友也没有答案。

阿兰·科马克与豪斯费尔德分享了 1979 年的诺贝尔生理学或医学奖。科马克曾在 1963 年发表过一篇文章，描述了他发明的一台机器，那台机器可以利用断层照片、一种算法和一台计算机生成极其出色的 X 射线图像。但是他只扫描过模型，没扫描过人类。豪斯费尔德应该对科马克的研究毫不知情，因为科马克的论文发表在一个不太出名的物理学期刊上。

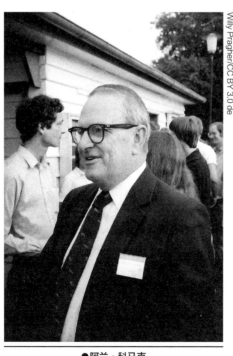

●阿兰·科马克

Willy Pragher/CC BY 3.0 de

尽管计算机断层扫描作为一种诊断工具好处颇多，但对其复杂的使用方法也极大地增加了美国医疗服务的成本。一方面，一台 CT 仪售价动辄上百万美元，同时其淘汰速度又令人咋舌；另一方面，患者接受检查的频率过高，原因却来自当时医生的担忧：如果医生因为治疗失当被起诉（根据新近数据，在美国，每 5 名医生中就有 1 名会受到起诉），患者的律师一定会向医生询问，患者就诊期间是否做过"计算机断层扫描"。律师们之所以喜欢用这类问题为难医生，并不是因为这个问题重要或与案件相关，而是因为他们认为，如果医生回答"没有"，律师就在陪审员面前显得专业可靠，同时陪审员还可能会产生这样的印象：这位医生没有跟上医学诊断的最新发展，进而质疑他在医学上的专业性。

　　如果伦琴得以活着见证 CT 仪在诊断方面"大显身手"，他大概会回想起在 1894 年，当他在实验室里为克鲁克斯管通电时，一片覆盖着铂酸钡盐的纸片发出了莹莹光辉。

7

罗斯·哈里森
与
组织培养

-1907-

被遗忘的人：谁是罗斯·哈里森？

如果你现在询问任何一位组织培养专家对罗斯·哈里森的看法，你会得到一个不明所以的眼神和一个莫名其妙的表情。甚至在哈里森曾经工作的约翰斯·霍普金斯大学和耶鲁大学，这两所大学的校长可能也需要一些时间才能从脑海深处唤起残存的关于那个人及其研究的记忆。

即便如此，哈里森的照片和他的发现陈列在约翰斯·霍普金斯医院主厅的显著位置。此外，耶鲁大学校长的职责之一就是任命"罗斯·格兰维尔·哈里森名誉教授"——耶鲁大学校长和院士在1947年为纪念哈里森而设立的教授职位。耶鲁大学最杰出的生物学家都曾担任此职。

正是这个所有人似乎都已遗忘了的人，取得了西方医学最重要的十大发现之一。

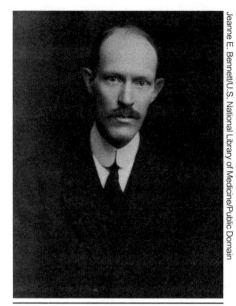

Jeanne E. Bennett/U.S. National Library of Medicine/Public Domain

●罗斯·哈里森

　　组织培养是什么？组织培养是指对离体的植物或动物的细胞、组织、器官等，在实验室条件下进行培养的方法。哈里森的发现让人们可以从细胞乃至分子层面对活着的生物进行研究，让小儿麻痹症、麻疹、腮腺炎和狂犬病等疾病的疫苗得到长足发展。他的发现为人们提供了详细而复杂的生物化学信息，为对癌症（包括艾滋病）病因的探索开通了道路。事实上，因为组织培养，我们在过去50年了解到的疾病的基本机理已经超过了我们在过去5000年中学到的内容。而这一切都始于罗斯·格兰维尔·哈里森。

科学"铁人"：献身学术研究的一生

　　1870年1月13日，哈里森出生于美国宾夕法尼亚州日耳曼敦，他是家中5个孩子中的老二。哈里森的母亲很早就因为癌症去世，父亲是一位工程师，长时间待在俄国，所以哈里森基本上是由姑妈养大的。他所在的学校强调自然教育并安排了很多去附近乡村进行野外考察的活动，正是这些活动激发了哈里森对自然科学的早期兴趣。在一次野外考察中，他还英勇地救起了一个溺水的人。

后来，他去巴尔的摩上了几年学。16 岁那年，哈里森进入约翰斯·霍普金斯大学并成为一名出色的学生。他学习生物学、数学、化学、拉丁语和希腊语，并且对拉丁语和希腊语的经典著作尤为着迷，曾花大量时间在图书馆阅读这些作品。除此之外，他只用 3 年就获得了学士学位。

哈里森的父亲发现了自己第二个孩子在学习上的才能，他鼓励哈里森继续攻读研究生。1889 年，哈里森成为约翰斯·霍普金斯大学的研究生，研究方向为生物学和数学。但是在 1890 年的夏天，他作为助理参与了一个关于牡蛎胚胎的项目，而这个项目正是他毕生致力于胚胎学研究的契机。

决定转换研究方向的哈里森随后在威廉·基思·布鲁克斯手下工作并留在约翰斯·霍普金斯大学。当时的布鲁克斯认为，对胚胎功能进行研究的主要价值在于确认某个器官或系统为何能以特定的方式发育。哈里森也同意他的想法，当然后面他会改变主意。

在布鲁克斯手下，哈里森学到了一件更有价值的事。一次，在研究微型海洋生物的胚胎时，一个来布鲁克斯实验室拜访的学者对哈里森说，他最好加紧自己的研究，因为在法国有人正在从事相同的研究并且即将发表自己的成果。布鲁克斯想了想，回应道，他找不到必须仓促进行研究的理由。如果那位法国研究者做得更好，那么自己祝他成功，自己就不需要发表成果了；如果是另一种情况，那位法国研究者的研究有漏洞（这种情况经常发生），那么自己只需要发表对那份研究报告有补充价值的研究成果就可以了。终其一生，哈里森一直奉行这样的原则。

1892—1899 年，哈里森在德国波恩大学学习医学。其间，在 1894 年，他返回美国完成他的论文，并获得了约翰斯·霍普金斯大学博士学位。1893 年在波恩，他遇到了自己未来的妻子，艾达·兰格。她当时刚从一所瑞士女子精修学校毕业，可以熟练地使用英语、德语、意大利语和法语。而哈里森可以熟练地说英语、德语和拉丁语，所以他们两人至少可以用两种语言轻松交流。

当哈里森告诉父亲他想要娶艾达为妻后，他父亲调查了她的家谱，然后同意了。艾达的父亲是一位海军军人，他同意他们订婚但要求两人在 3 年内不能结婚。哈里森和艾达遵守了约定，并于 1896 年 1 月 9 日在德国阿尔托那举行婚礼。3 年后，哈里森获得了波恩大学的医学学位。

约翰斯·霍普金斯大学认识到哈里森的聪明才智，在他在波恩大学取得医学学位之前就在本校的医学院为他留了职位。哈里森的头衔上升得非常快：1895 年他还是一位讲师，到获得医学学位那年，他已经成了副教授。在他还是波恩大学的医学生时，他已经在约翰斯·霍普金斯大学授课了——在飞机成为一种常见的交通方式之前，这可不是一件轻松的事。但是，他成功做到了，一边在德国上课，一边在美国教课，他坐船往返于两地之间，两边的课都没落下！

哈里森是幸运的，当他在约翰斯·霍普金斯大学时，全世界最杰出的胚胎学家富兰克林·迈勒是当时的解剖学系主任。两人的关系一定十分紧密，但当迈勒和弗朗茨·凯贝尔共同编辑那本世界闻名的两卷本《人类胚胎学手册》时，没有邀请哈里森参与。这大概是因为哈里森擅长的领域是实验胚胎学，他的大部分研究对象都不是人类，而是动物。

哈里森依仗的并非只有自己的聪明才智，他工作认真、十分勤勉，经常在日出之前就离家工作，日落之后才下班。在约翰斯·霍普金斯大学执教的最初 10 年，他发表了 20 篇出色的胚胎学论文，还创办了《实验动物学期刊》并最终编辑出版了 105 期。

从事业初期直到生命的最后，哈里森一直像一匹可靠但略迟钝的驮马。他的举止多少有些无趣。无论是他在约翰斯·霍普金斯大学的同事，还是后来在耶鲁大学的同事，都非常钦佩且尊敬他。但几乎所有人（包括他的孩子）都不认为他是一个充满热情、快乐和激情的人。这位伟大的科学家周身似乎总被一层冰冷的外壳所包裹。

当我们访问他成为医生的女儿伊丽莎白·哈里森时，那位 95 岁的老人热情洋溢地谈论起自己的母亲，而非父亲。正是艾达·兰格，那位毕业于瑞士女子精修学校的优秀女性，不仅帮助哈里森完成了很多与他实验研究相关的冗杂工作，还独自承担了养育 5 个孩子的重任。哈里森不是那种会跟儿子玩拼装玩具或和女儿搭娃娃屋的父亲。他的儿子后来苦涩地回忆道，父亲忙于自己的事业，根本没时间陪伴他的任何一个孩子。对哈里森来说，科学才是最值得他投入时间的"伴侣"。

无心插柳的伟大发现：组织培养

直到 1906 年的夏末或初秋，当时只是副教授、时年 36 岁的哈里森才开始进行那项令他名垂青史的研究。那时候，胚胎学者对胚胎发育的研究大多依靠分类学，而非实验。他们对神经纤维的发育过程感到困惑不解，他们知道在神经系统最后的发育阶段，所有神经纤维要么留在神经细胞里，要么从神经细胞中伸展出来。但是他们看到的胚胎中所有器官和组织中的长神经纤维到底是如何形成的？大多数学者认为，局部组织和器官以某种方式促进穿过自身的神经纤维的生长。

但哈里森知道，如果仅用显微镜观察携带组织的染色神经，将永远无法揭示长神经纤维形成的原因。只有获得仅含神经细胞的组织，并长时间观察这些细胞，才可能发现神经纤维其实由神经细胞本身产生。

如此想着，他解剖了一个1/7英寸①长的青蛙胚胎的髓管，并在盖玻片下将其浸在新鲜的青蛙淋巴液中，髓管很快就凝结了。为了防止蒸发，他用石蜡将盖玻片密封起来，然后在显微镜的高倍物镜下观察制作好的样本。1907年，他在一篇简短的文章中写道："采取合理的无菌预防措施后，组织可以在这种条件下存活1周。在某些情况下，标本可以存活近4周。"这句话是组织培养的开始。

哈里森在25分钟里观察到神经纤维从髓管内的神经细胞中延伸出来，并在这段时间生长了25微米。他为这个发现欣喜若狂，因为他找到了神经纤维的来源：它来自神经细胞本身！他仔细观察了延伸出来的神经纤维末端，并指出神经纤维的持续生长是由于神经纤维末端的变形。

他兴奋于自己的发现，但没有意识到，虽然解答神经是如何形成的对胚胎学家来说很重要，但他取得这个发现所采用的方法对造福人类有更重大的意义。直到几十年后，众多研究者进入组织培养这个领域，哈里森才终于意识到这种方法的重要性。

在实验生物学和医学学会于1907年5月举办的一场小型会议上，哈里森报告了他的新方法和他对一个神经纤维的培养成果。与本书描述的其他一些发现不同，哈里森的发现并没有被任何报纸报道，而只在《解剖学记录》上刊登过。

同年，耶鲁大学邀请哈里森担任本校动物学系主任，并授予他比较解剖学"布朗森教授"职位，但这些事不太可能跟他5月发表的报告有关。哈里森立

---

① 1英寸＝2.54厘米。——编者注

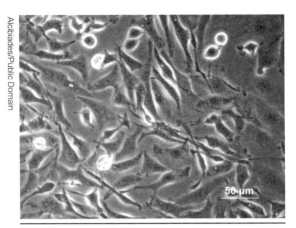

●在生长培养基中生长的细胞

刻接受了邀请，他在 1907 年的秋天抵达耶鲁大学，并在那里度过了他余下漫长的学术生涯。时任耶鲁大学校长的亚瑟·特文宁·哈德利为哈里森提供了3 个条件：第一，为他提供正教授职位（他在约翰斯·霍普金斯大学没有正教职）；第二，哈德利保证将会为他创立一个独立的动物学系；第三，哈德利承诺将建造一座全新的建筑作为所有生物类学科的教学和实验场所。虽然哈德利兑现了以上承诺，但奥斯本纪念实验室大楼（现在是耶鲁大学生物学系所在地）直到 5 年后才投入使用。胚胎学家加入后，耶鲁大学的生物学体系终于完整了。

糟糕的讲师与战火中的科学家：耶鲁岁月

哈里森在耶鲁的最初几年大部分时间都用来监督奥斯本纪念实验室大楼的建造、组建新的科学家团队，以及从事本科生和研究生的教学。

前两项任务哈里森完成得很好。当大楼最终在 1913 年完工时，它成了当时最好的教学场所和研究基地。新科学家和教师的招募也很成功，哈里森找来的员工都远超当时科学家的平均水平。不过，在他招募的科学家乃至他的研究生之中，没有一人获得过诺贝尔奖，更没有人做出过能够媲美组织培养的重要发现。第三项任务，即教学任务，他完成得很糟糕。根据曾在哈里森身边服务多年的传记作者 J.S.尼古拉斯的说法，在给富有，甚至有些娇气的耶鲁本科生上课时，哈里森确实慌了。他的冷酷、腼腆（有可能）以及无趣（确定无疑），让学生们几乎无法忍受他的课。曾经困扰过伦琴和豪斯费尔德的演讲问题，也困扰着他。

实验胚胎学的复杂性阻止了哈里森在组织培养的原始领域上开疆拓土。虽然他继续使用他的组织培养技术，也向来访的学者们传授他发明的方法，但他在耶鲁大学余下的时间中，让他着迷的一直还是四肢、器官和组织的移植。虽然他发表了一些涉及组织培养的研究论文，但这些论文的关注点都是胚胎学的成果。相比于发现组织能够在体外存活，让哈里森更感兴趣的一直都是把胚胎左侧的肢芽移植到胚胎的右侧，并使之发育为标准的右肢。对哈里森来说，胚胎学观察具有无与伦比的重要意义，而组织培养只是一种工具。

1917 年 4 月，美国对德国宣战，对亲德的罗斯·哈里森来说，一段尤其艰难的时期开始了。他曾在德国学医，与一个生在德国的女人结婚，并且还在德国医学期刊上发表过很多早期论文。美国从上到下被一种反德的狂热情绪裹挟，开始停止教授德语课程，更改与德国有渊源的街道、公园、城镇的名字，并把德国人视为怪物。哈里森对此心力交瘁，他担心德国人也变得像美国人一样疯狂，进而威胁到他正在波恩医学院上学的女儿伊丽莎白的安全。（幸运的是，直到战争结束，她都没有受到影响。）除此之外，他自己是一个实干派的和平主义者。当时正好有两位德国科学家在他的实验室工作，当两人都被拘捕和监禁时，他尽己所能保护了他们。这些行为让他受到不少同事的猜疑。

他受到的影响不止于此。1917 年，诺贝尔奖委员会推荐哈里森获奖，不是因为他发现了组织培养的方法，而是因为他对神经纤维发育的研究。然而因为这场战争，诺贝尔大会决定停发那一年的生理学或医学奖。显然，诺贝尔大会并不认同诺贝尔奖委员会选择的哈里森。哈里森对这个结果感到失望，倒不是因为他没有获奖，而是因为他没有得到获奖带来的可观收入。他本来希望用这笔奖金送他的 5 个孩子上大学。

凡他所做的，尽都顺利：平凡伟大的一生

第一次世界大战结束后，哈里森继续从事两栖动物胚胎的移植实验，在 1 年内发表了几篇关于移植胚胎四肢和其他组织的论文。1925 年，他发表了他唯一一篇关于组织培养本身的论文。那是一篇枯燥的论文，其中完全没有提及关于这项发现的未来应用。

1933 年，哈里森又成为诺贝尔奖的候选人。委员会在两位候选人之间抉择，哈里森和托马斯·亨特·摩根。摩根是一位杰出的基因学家，他以果蝇为实验的对象，为缓慢进展的基因学打开了大门。最终，委员会选择了摩根，而非哈里森，并总结说组织培养是一种"价值相对有限"的技术。委员会成员还认为，自哈里森 1907 年取得这项发现以来已过去了太多年——这真是不可理喻。（1966 年，诺贝尔奖委员会把当年的生理学或医学奖颁给了裴顿·劳斯，他在 56 年前发现肿瘤可能是由某种病毒引起的。）

1938 年从耶鲁大学退休后，哈里森成为美国国家研究委员会主席，他不仅在这个机构中扮演了重要角色，还推动了现代医学史的发展。自从美国加入第二次世界大战，美国国家研究委员会就成了联邦政府在科学方面的主力干

将。这个此前一直充当美国国家科学院和各种联邦机构之间联络人的低效组织，在哈里森的领导下摇身一变，成为一个多样化的机构。该机构致力于从各学科选拔科学家，为战时的国家完成五花八门的重要任务。例如，正是在哈里森的推动下，青霉素的英国发现者得以和美国化学家合作，后者找到了弗洛里及其同事未找到的方法，让青霉素的生产速度提高了 100 倍。

在第二次世界大战结束后不久，哈里森回到纽黑文。1946 年，他被选为耶鲁大学最负盛名的科学系列讲座"西利曼讲座"的主讲人。1946—1949 年，他的大部分时间都花在准备讲座上。与此同时，他继续发表胚胎学论文。不幸的是，85 岁高龄的哈里森坚持在 1955 年春天的一个早晨自己爬上梯子，结果他摔下来伤到了头部，从此他的活动严重受限。1959 年，哈里森去世。

如果哈里森能读到他在耶鲁大学的继任者尼古拉斯受国家科学院之托为他撰写的生平回忆录，他肯定会认为这是对他的生活和事业公允而简明的记述。他可能不会注意到，在回忆录中，他将自己的人生全部献给了工作。尼古拉斯给回忆录的结语更是恰如其分，那句话引自《圣经·诗篇》的第一篇："凡他所做的，尽都顺利。"

荣誉与争议：被偷走的诺贝尔奖？

在组织培养的伟大之处得到医学界的承认之前，数百名研究者在其基础上进行了大量的研究并取得了一定的发现。其中有一些比较重要的进展值得我们为之着墨，当然也包含一些错误。

亚历克西·卡雷尔，1873 年 6 月 28 日生于法国里昂。他进入里昂医学院学习，成绩优异，毕业几年后就成为学校外科系主任。1902年，当他还在医学院学习时，他就做出了自己对医学最有价值的贡献：成功缝合了一条动脉，这种手术在当时根本无法实现。但卡雷尔同巴斯德一样骄傲易怒，因为对法国医学等级体系感到不满，他在1904年气冲冲地离开法国前往美国蒙特利尔。1905年，他进入了芝加哥大学的赫尔生理学实验室。

卡雷尔和其他研究者一样，对在动物体外培养神经细胞的技术感到惊叹，正因为这些研究者，哈里森在1907年创造的奇迹才能被传到世界各地。在听了哈里森的某一场演讲后，卡雷尔把他的助手蒙特罗斯·巴罗斯送到耶鲁大学学习组织培养技术。当与哈里森一起做研究时，巴罗斯对这个领域做出了重大贡献，他发现，对培育组织来说鸡血浆是比凝结的青蛙淋巴液好得多的培养基。

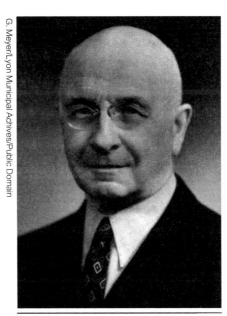

●亚历克西·卡雷尔

巴罗斯和卡雷尔只共同工作了两年，其间，他们从胚胎、成年动物、人类以及恶性肿瘤中取得细胞，并进行培养。后来，巴罗斯去了康奈尔大学，在1915年前他在那里担任教师。之后，他进入加利福尼亚州帕萨迪纳市的私人诊所，并对癌症产生兴趣。虽然此前并没有经验，但他开始实施复杂的癌症外科手术。

1942年，巴罗斯给一位朋友写了一封怒气冲冲的信。他写道，富兰克林·迈勒对他说，在试管中培养组织完全是迈勒自己的想法，是他设计了整个实验，而哈里森只是作为实验室技术员执行他的命令而已。但我们没有找到证实巴罗斯信中内容的证据。

卡雷尔在1911年发表了他第一篇关于组织培养的文章并受到了全世界媒体的关注。因为其组织培养的结果得到相当广泛的传播，所以当卡雷尔在1年后（1912年）获得诺贝尔奖时，大多数美国科学家都认为他获奖的原因是他对组织培养的发现。当他们中的很多人后知后觉地了解到组织培养技术的奠基人其实是哈里森时，又纷纷义愤填膺地谴责卡雷尔，说他背叛了自己的指导者还夺走了本该属于哈里森的奖项。但哈里森本人并不在这些反对者之中。他知道诺贝尔奖委员会之所以把这份闪闪发光的大奖授予卡雷尔，并不是因为他对组织培养的研究，而是因为他出色地发现了如何连接动脉的断端才能避免血块引起的并发症、动脉腔收缩以及渗漏。事实上，哈里森坚决地维护了卡雷尔的获奖资格。

卡雷尔没有偷走哈里森的诺贝尔奖。但在他的组织培养实验室里发生了大量造假事件，这是不争的事实。为此他负有一定的责任。

永生鸡心：组织培养传奇

1912 年，卡雷尔在凝结的鸡血浆中培养鸡心组织，并使培养物持续存活了 120 天。同年，他获得诺贝尔奖，从此声名大噪。对此，《纽约时报》进行了准确的报道，说他成功让一份组织培养物存活了 120 天，并引用了他所发表论文中的原话。但其他报纸就没这么审慎了，比如明尼苏达州圣保罗市《乡村周报》10 月 24 日的头版头条是这么说的："他在试管中养活了心脏，获得 39 000 美元诺贝尔奖。"

卡雷尔还没来得及开始对组织培养进行研究，他把未来所有的研究都委派给一个名叫阿尔伯特·埃贝林的人。这个人在卡雷尔的实验室里监督一群技术员完成实际工作，而卡雷尔则忙着演讲和写作。

但是埃贝林改变了卡雷尔最初的技术。他取了一块火柴头大小的鸡心（外植体），连同一滴鸡血浆和一滴鸡胚胎的液态提取物一起放在玻璃培养皿中。他发现提取物使细胞生长得非常迅速。混合物虽然凝结了，但能够给外植体提供细胞生长所需的所有营养物质。事实的确如此。几天后，细胞就生长到了凝块的边缘，用尽了所有可用的营养。然后，埃贝林将凝块切成两半并将每一块分别放入新的容器中，继续加入鸡血浆和胚胎液。埃贝林声称，他将这块外植体持续分割了大约 34 年。直到 1946 年，也就是卡雷尔去世的两年后，埃贝林才丢掉了剩下的外植体，不再培养。

"永生鸡心"的传说由此诞生，并成为当时最热门的新闻之一。《纽约世界电报》每年元旦都会给卡雷尔打电话询问细胞的状态，并发表年度社评庆祝它的生日。1940 年，由于报社联系不上当时在法国的卡雷尔，于是认为培养失败，还为此发表了一篇"讣告"。漫画家、科幻作家以及期刊撰稿人都对所谓的"永生鸡心"有着超乎寻常的想象力。1936 年 10 月 24 日发行的一期

《科利尔》杂志中写道，为了不让细胞培养物长出实验室，偶尔对其进行"修剪"是很有必要的。

即使这样说也还是太保守了。埃贝林曾说，如果保存所有的细胞培养物，最后得到的培养物将会比太阳还大。如果每周将每份培养物对半分，将会在 20 周后产生超过 100 万份培养物！我们终于知道埃贝林为什么每次只保留几份培养物了。

疑云重重：对永生观点的驳斥

卡雷尔更出名了，知名度甚至比他获得诺贝尔奖时还要高。直至今日，知道亚历克西·卡雷尔的人比听说过罗斯·哈利森的人要多得多。1935 年，卡雷尔对公众做了一系列讲座，讲座大受欢迎，甚至需要警察出动来维护秩序。

但卡雷尔的一位技术员（她的名字保密）认为事情有些不对劲。当她观察一个凝块时，她注意到那些"永生的细胞"都聚集在中心。而在距离中心 1 厘米左右的位置经常出现另一个由活细胞组成的"小岛"。她向首席技术员询问原因，但首席技术员告诉她这并不重要。

1929 年，证券市场崩溃，经济大萧条到来。这位技术员越发珍惜这份来之不易的工作，但她过得并不开心。每天早上，技术员们都会从新鲜的胚胎中提取胚胎液，其手法非常粗糙。她发现，在这个过程中技术员们无意间将新的活细胞引入了凝块。她用注射器从鸡胚胎中提取液体放入装有平衡盐溶液的试管中，然后放在离心机中旋转，这样做的目的是分离出剩余细胞，提取纯胚胎液为培养物提供营养。但是，离心过程太过粗糙，活细胞和细胞碎片会漂浮在液体顶部。细胞根本没有永生，而是在每次补充营养时被新的活细胞代替。

当她把这些事实告知首席技术员时，却得到了恶狠狠的警告：如果她还想保住工作就把嘴闭紧。她这么做了，33年里一直保持沉默。其间她结了婚，并移居波多黎各，在那里她的丈夫成为一所牙医学校的校长。1963年的秋天，她在波多黎各大学医学院参加了伦纳德·海弗利克的一场演讲。在演讲中海弗利克说，当卡雷尔声称普通细胞可以永生时，他自己却证明这些细胞的寿命有限，令他失望的是很多人都认为卡雷尔是对的。演讲结束后，那位技术员找到了海弗利克，并证实了他的说法，卡雷尔是错的。用海弗利克自己的话说，他当时的感受就是："我的天哪！"他们一起去喝了一杯，那位技术员把自己埋藏了33年的秘密告诉了海弗利克：卡雷尔的研究是骗人的！

我们还采访了扬·维特科夫斯基博士和拉尔夫·布恰鲍姆博士。前者撰写了有关"永生鸡心"的文章，后者拜访过卡雷尔实验室并对培养物进行了化验。我们得出的结论是，卡雷尔的培养物中不含永生细胞。那些细胞之所以活着并且持续生长，是因为新的细胞会被定期加入培养物中。至于卡雷尔自己对这种情况是否知情，我们不得而知。

不可否认，卡雷尔本人是一位喜欢追名逐利的科学家，但正是他的"永生鸡心"使哈里森的组织发现免于被世界遗忘。卡雷尔从洛克菲勒研究所退休后，回到了法国。之后，他和维希政府①过从甚密，但由于他在1944年去世，因此免于受到起诉。

亚历克西·卡雷尔找到了缝合动脉断端的方法，这是一项伟大的成就。但

---

① 正式国名为法兰西国（1940年7月10日—1944年8月20日），第二次世界大战期间纳粹德国控制下的法国政府。

他在组织培养方面的研究只能算是平庸，甚至他的研究误导了整整一代科学家和医生。"细胞永生论"一直盛行到1959年，直到当时还是一位年轻生物学博士后的伦纳德·海弗利克开始培育正常的人体细胞。

当时，人们认为只有胚胎和胎儿的组织能相对免受病毒的侵害。这一点后来被证实基本正确，所以海弗利克决定从合法堕胎的胚胎组织中获取细胞。他所需要的细胞分批从瑞典"飞"来，抵达美国的时间都是随机的。海弗利克立即培养这些细胞，使其不断分裂。但他发现，细胞只能分裂约50次，然后就会死亡。最关键的是，那些他在8～10个月前收到的细胞都在逐渐死亡，而那些他在1、3或6个月前收到的细胞依然在生长。所有细胞都使用相同的培养基，放在相同的玻璃皿里，并且由相同的技术员处理。导致细胞死亡的唯一因素，就是年龄。海弗利克得出结论，正常的人体细胞不

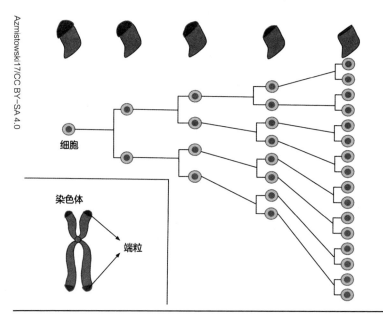

●海弗利克极限：指细胞最大分裂次数，由伦纳德·海弗利克提出。细胞增殖次数与端粒 DNA 的长度有关，即 DNA 复制一次，端粒 DNA 就缩短一段，当端粒缩短到一定程度（海弗利克点）时，DNA 就会停止复制，细胞走向衰老

Azmistowski17/CC BY-SA 4.0

会永生。经过海弗利克和其他人的研究，事实浮出水面：正常的细胞不可能永远分裂下去。

"永生"的海拉：海拉细胞污染事件始末

约翰斯·霍普金斯大学的乔治·盖伊博士和他的妻子玛格丽特要为世界范围内一起最令人痛心的细胞污染事件负间接责任。这起事件不仅困扰着从事组织培养的人，也让制作纯抗病毒疫苗的人倍感苦恼。

这场灾难始于 1951 年 2 月 9 日。这天，盖伊收到一小块来自一位 31 岁黑人女性的宫颈肿瘤组织样本，这名女性名叫海莉耶塔·拉克丝。切下这块组织的医生报告说，经粗略观察，这看起来不像一般的宫颈癌肿瘤。组织呈红色，而非苍白色，且有大血管从中经过，但乔治·盖伊，这位来自约翰斯·霍普金斯大学的著名病理学家将其定义为由宫颈鳞状上皮细胞病变导致的典型肿瘤——即使是专家也会犯错。后来的检查显示，拉克丝的肿瘤源于宫颈腺细胞病变。这个错误让她丢掉了性命。她接受了放射治疗，而非外科手术，但放射治疗对这种肿瘤无效。毫不意外，肿瘤扩散并在 8 个月后杀死了她。

跟其他外植体不同的是，拉克丝的肿瘤细胞（后被称为"海拉细胞"）会像野草一样疯长。这种细胞具有顽强的生命力，无论被送到哪个地方都能存活。事实上，寄送海拉细胞的电报还出了名，被戏称为"海报"（HeLagrams）。在美国工作的生物医学科学家都收到了样本。他们太爱这种细胞了，因为它能生长得又快又好。海拉细胞看起来似乎是一种完美的实验素材。

1961 年，新泽西的一位组织培养研究者发现，仅仅拔掉试管塞或用滴管

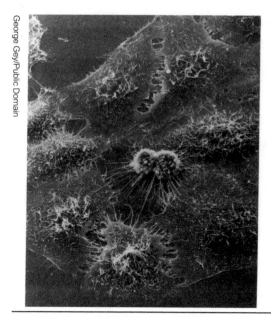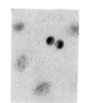

George Gey/Public Domain

●海拉细胞的第一张电镜照片，由乔治·盖伊拍摄

吸取试剂，就足以使海拉细胞散播到空气中。当它们落在有其他培养物的敞口培养皿上时，就会疯狂生长，不出 3 周就会让培养皿中原有的细胞死亡。

1966 年，西雅图的一位遗传学者斯坦利·加特勒发现，一种只存在于某些黑人体内的酶也存在于海拉细胞中。他通过华盛顿特区新成立的细胞库，在至少 18 个本应来自纯白种人的细胞系中发现了这种酶，这说明这 18 个细胞系中的细胞实际上都是海拉细胞。但它们被错误地认为来自肝脏、血液以及身体其他部位的肿瘤，事实上，它们都来自海莉耶塔·拉克丝的宫颈！

加特勒很快在组织培养协会的一场内部会议上发表了关于这一发现的报告。使用这 18 个细胞系做研究的研究者们非常气愤，因为如果加特勒是正确的，他们成年累月的工作将毫无意义。这一发现太过惊人，以至于在一段时间里没人愿意跟加特勒共事。虽然其他研究者认为他提出这一主张"轻率而傲慢"，但协会还是指派了两个独立的研究小组来评估美国国家细胞库中的所有细胞系。在 34 个细胞系中，有 24 个被证明来自海拉细胞。加特勒是正确的。

事态升级：科学问题变成外交事故

　　海拉污染事件及其带来的疑团和争论并没有因为调查而平息。年轻时移民美国的古巴学者沃尔特·尼尔森－里斯重新检查了被海拉细胞污染的组织培养物。后来他参加了加利福尼亚州大学伯克利分校的遗传学项目，1960 年获得博士学位后，他进入美国国家癌症研究所当时位于奥克兰的实验室。在"病毒性癌症计划"的框架下，该实验室培养了一系列新的组织培养物。

　　1970 年，尼尔森－里斯成为那里的负责人。他是一个货真价实的完美主义者，他的实验室比世界上最好的手术室还要无尘无菌。尼尔森－里斯和他的团队在处理细胞方面十分谨慎。他的一位助手极大地提高了实验室鉴别细胞的效率和正确率，他使用的方法就包括染色体分带技术。除此之外，这所实验室的日常工作还包括通过寻找 x 和 y 染色体来观察性别差异。

　　除了向癌症宣战之外，时任美国总统，理查德·尼克松也很骄傲自己为缓和美苏关系做出的贡献。他说服苏联科学家把他们的一些细胞培养物送到美国来分析。尼尔森－里斯收到了这些培养物，并发现这些细胞培养物实际上也是海拉细胞，因为它们都来自从美国送往苏联的受污染的细胞样本。美国国务院的官员们想对这个结果保密，他们担心这样的结果可能会对两国关系造成负面影响。但当苏联政府访问美国时，作为彻头彻尾的完美主义者，尼尔森－里斯还是把结果告诉了他们。来访者根本没有因此而沮丧，反而高兴地邀请尼尔森－里斯访问苏联。然而，所有收到尼尔森－里斯投稿的期刊都因为害怕潜在的外交风险而拒绝刊登他的论文。

还有一次，尼尔森－里斯发现不同研究者送到他这里的 5 份细胞培养物事实上都是海拉细胞。他把分析结果发给了美国的前沿科学期刊——《科学》。共有两位审稿人审读了他的论文，一位验证了他的数据的正确性，另一位肯定了结论的重要性，但编辑拒绝了这篇论文并且没有给出明确的理由。

一位找尼尔森－里斯鉴定细胞系的培养者后来坦白了自己的样本被污染的事实。他写信告知了 20 位他曾送出过样本的研究者，并附上了写给尼尔森－里斯的信的复制品。尼尔森－里斯把他的论文连同这封信一起提交给了《科学》。这次，《科学》的编辑决定刊登他的论文，但只把它放在了期刊的最后几页。如此重要的成果自然不会被埋没，大众报刊发掘并报道了这件事，其顿时成为当时美国和其他国家或地区的头条新闻。

海拉细胞的"幽灵"：仍未平息的污染危机

看到尼尔森－里斯的报告，很多研究者认为尼尔森－里斯是错的，并且仍在工作中使用被污染的细胞系。然而，尼尔森－里斯有了更惊人的发现，一些本应非常纯净的细胞系也受到了海拉细胞的污染。于是，他向《科学》投递了第二篇论文。在这篇论文中他不仅注明了受到污染的细胞系，还加上了研究者的名字。可以想象，尼尔森－里斯后来成了一位多么不受喜爱的研究者。

海拉细胞造成的污染不仅引发了一场学术争论，还对普通人造成了严重的后果。例如，针对工作人员和患者的放射性辐射最大容许剂量的部分数据，来自辐射对正常细胞培养物的影响。如果实验中使用的正常细胞培养物被海拉细胞污染，得出的最大容许剂量就会高于人类的安全水平，因为据我们所知，海拉细胞对辐射具有很高的抗性。

事实上，20世纪70年代发表的所有关于辐射对生物组织影响的信息，都来自对被海拉细胞污染的细胞培养物的研究。宾夕法尼亚州立大学的研究者在1978年向著名的《国际放射肿瘤学、生物学、物理学杂志》提交了一篇文章，文章中提到他们一直用于实验的细胞可能是海拉细胞。但编辑删除了文中相关内容，给出的理由是，海拉细胞污染是"坊间传闻"。

1978年10月，乔纳斯·索尔克承认海拉细胞杀死了他用来培养脊髓灰质炎病毒的细胞。20世纪50年代后期，他在晚期癌症患者身上测试了他研制的疫苗。令他费解的是，所有患者的注射部位都出现了豌豆至杏仁大小的肿瘤。肿瘤大都在3周内消失，但患者通常不久之后就会因自己所患疾病而去世，所以他们来不及研究新肿瘤（很有可能是海拉细胞导致的肿瘤）带来的影响。索尔克和他的团队随后发现，他们用来培养脊髓灰质炎病毒的细胞被海拉细胞污染了。但索尔克直到28年后才宣布这一惊人的事实。

自从发现大型海拉细胞污染事件，被压力折磨得筋疲力尽的尼尔森－里斯在1981年主动退休。1年后，很可能是迫于政治压力，联邦政府关闭了尼尔森－里斯之前任职的实验室。据估计，尼尔森－里斯所揭露的海拉污染问题已经造成总计上千万美元的研究费被浪费。不幸的是，时至今日被污染的细胞系极有可能依然存在于世界各地的实验室之中。

组织培养的重要应用：染色体数揭秘与培养基革新

现在让我们回到 1953 年，当时徐道觉正在得克萨斯州的加尔维斯顿工作。和其他细胞遗传学家一样，徐道觉能在死亡的细胞中看到正在分裂的染色体。但染色体像干草一样堆在一起，所以单独的染色体很难被看清。看不清染色体导致遗传学家们犯下一个严重的错误：他们以为正常人的细胞中有 24 对染色体。

一天，徐道觉在观察了一位技术员配制的平衡盐溶液中的细胞后，高兴得差点儿翻了个跟头。在那份溶液中，细胞膨胀，看不到纺锤体（出现在细胞有丝分裂初期，会使单个染色体难以辨认），染色体更分散。经过固定和染色后，徐道觉观察到了此前从未有人见过的染色体的细节。

徐道觉用那份平衡盐溶液做了几次实验，都得到了相同的结果。对检验细胞染色体来说，这是一种极有价值的工具！他又试着自己制备平衡盐溶液，但让他惊讶的是，自己竟然无法重现实验结果。他花了 3 个多月的时间，尝试改变能想到的每一种影响因素，直到他把蒸馏水和平衡盐溶液混合在一起以降低渗透压，徐道觉再次观察到了清晰、分散的染色体。此时他几乎可以肯定，一定是那位技术员在配制平衡盐溶液时犯了错，误配成了低渗溶液。

徐道觉研究了小鼠、天竺鼠、大鼠、狗以及人类的肿瘤细胞，但没有研究人类的正常细胞。几年后，蒋有兴和艾伯特·莱文利用徐道觉的技术发现，人类正常的染色体数量是 23 对，而非 24 对。

徐道觉的技术使人们发现了许多潜在的染色体问题：有些人的染色体数量不正常，有些人的染色体形态不正常（遗传咨询由此产生）。细胞培养学者使用这种技术确定他们培养的细胞是否正常，以及细胞是否正常生长。

1958 年，科罗拉多大学的理查德·哈姆对培养基产生了兴趣。和其他人一样，哈姆注意到，用于培养已经建立细胞系的培养基不太适合培养正常细胞。因此，他开始努力寻找适合正常细胞生长的培养基。他研究了成纤维细胞并研制出了几种培养基，这些培养基都以他的名字命名，现在仍在科学研究中被使用。1976 年，曾在斯坦福大学学习的才华横溢的博士后唐娜·皮尔进入了哈姆的实验室。皮尔认识到，人类的正常上皮细胞无法在现有的培养基中很好地生长。于是她将目光转向角质形成细胞，即构成皮肤表皮的主要细胞成分，并决定研制一种适合上皮细胞生长的培养基。除了微量的透析型胎牛血清蛋白外，她已经能够消除早期培养基中的所有成分。在她离开哈姆的实验室后，哈姆自己成功去除了前面提到的血清蛋白。他们两人开发出了第一个完全人工合成、完全由化学物质控制的上皮细胞生长环境。哈姆表示，皮尔的工作对培养上皮细胞是第一个重大突破。由于大多数癌症由上皮细胞发展而来，因此培养它们的方法不可或缺。

敲响脊髓灰质炎的丧钟：脊髓灰质炎疫苗

我们曾提到过，在列文虎克首次观察到细菌的 2 个世纪后，罗伯特·科赫确定，正是一种细菌导致了结核病。如果这位代尔夫特的纺织品商人知道自己的发现有朝一日促成了如此伟大的成就，他一定感到十分欣慰。与列文虎克不同的是，罗斯·哈里森在生前获得了这样的满足感，因为他了解到那篇他写于 1907 年的论文成就了医学史上最伟大的发现之一：通过组织培养，人类成功培育出了一种对人类来说凶险无比的病毒，即脊髓灰质炎病毒。

在哈里森想出组织培养很久以前，为了预防一些疾病，人们会将导致疾病的病毒做成疫苗。我们在前面讲过牛痘疫苗的故事，正是因为这种疫苗，天花已被彻底消灭。我们还讲了巴斯德利用减毒的狂犬病毒来预防致死的狂犬病的故事。但为什么当时众多的医学对致残甚至致死的脊髓灰质炎袖手旁观呢？答案很简单：医学上还没有培育病毒的可靠方法。脊髓灰质炎病毒，就像其他所有病毒一样，只能在活细胞中生存和繁殖。

1936 年，病毒学家阿尔伯特·沙宾和他的同事在一篇初步报告中称，他们培育出了脊髓灰质炎病毒。今天，关于他们是否真的培育出该病毒存在很多疑点。无论真相如何，我们可以肯定的是，他们培育的病毒的繁殖速度一定无法满足疫苗的制作，沙宾没有对其进行进一步研究。他用不容置疑的口吻宣告，脊髓灰质炎病毒永远无法用组织培养的方式来培育。

但是，这个声明没有吓退约翰·富兰克林·恩德斯。1930 年他在哈佛大学获得博士学位后，他余下的学术生涯都在哈佛大学度过。1939 年，他开始研究病毒以及病毒的培养。8 年后，他受邀在位于波士顿的哈佛大学附属儿童医院建立了一所传染病实验室。2 年后，他和他的两位博士后研究员，托马斯·哈克·韦勒和弗雷德里克·查普曼·罗宾斯，敲响了脊髓灰质炎的"丧钟"。他们找到了培育这种致死病毒的方式。

在一篇只有两页的文章中，恩德斯宣布，他和他的同事们成功在神经组织中培育出脊髓灰质炎病毒，他们甚至在肌肉和肠道组织中培育出了该病毒。这一发现具有无可比拟的重要性，因为人们后来确认，如果在外神经系组织中培育这种病毒，既能让它保留疫苗的能力，又能让它不再具有毒性。

这两页内容为当时 80 岁高龄的罗斯·哈里森带去了真正的快乐。终于，在他取得那项不朽发现的 40 年后，他知道由此产生的疫苗可以预防重大病毒性传染病，如脊髓灰质炎、麻疹、腮腺炎、百日咳和水痘。事实上，乔纳斯·索尔克和他的同事在 1953 年提到了一种用灭活脊髓灰质炎病毒制成的疫苗，其中使用的灭活脊髓灰质炎病毒是在组织培养物中获得的，比恩德斯及其同事们晚了 4 年。沙宾研制的用减毒病毒制成的疫苗 1960 年在美国得到了批准。因为这两种疫苗，到 2010 年^① 脊髓灰质炎很有可能已从地球上消失。

1954 年，恩德斯、韦勒和罗宾斯三人因为"发现脊髓灰质炎病毒在各种类型组织的培养物中的生长能力"获得诺贝尔生理学或医学奖。此时，哈里森依然健在。把两位年轻的同事（两人在取得发现时仍是博士后研究员）加入获奖者名单是恩德斯的主意。恩德斯是一位真正的绅士，坚称他们也该获得认可。曾得到诺贝尔奖两次提名的哈里森对将这一奖项授予恩德斯和他的同事感到衷心喜悦。没有人比哈里森更清楚，正因为 1907 年他在青蛙淋巴液中观察到了生长的神经纤维，人类最终才取得了这一辉煌的成就。

---

① 根据世界卫生组织的数据，目前全球仅流行Ⅰ型野生脊灰病毒。全球自 1999 年后未再发现Ⅱ型野生脊灰病毒，2013 年后未再发现Ⅲ型野生脊灰病毒。世界卫生组织于 2015 年认证全球消灭Ⅱ型野生脊灰病毒，2019 年认证全球消灭Ⅲ型野生脊灰病毒。但截至 2022 年，全球仍有近 20 个国家有疫苗衍生脊灰病毒循环。

8

尼古拉·阿尼奇科夫
与
胆固醇

-1913-

美味的"毒药"：蛋黄与胆固醇

如果你问一位动物学家或一位流行病学家，无论是过去还是现在，哪种动物杀死的人类最多，你得到的答案肯定是眼镜蛇。虽然有了抗蛇毒血清，但这种可怕的蛇每年都会杀死5000~10 000个印度人。这里指的不仅是3~5米长的眼镜王蛇，还包括1~2米长的印度眼镜蛇。这种爬行动物之所以能成为最致命的动物之一，是因为它们喜欢在黄昏时分溜进人们的屋子里捕捉老鼠，如果此时它被毫无防备的人类吓到，就会将毒牙插入受害者的身体。

但专家们还是搞错了。从1000年前到现在，最具杀伤力的动物其实一直都是看似无害的母鸡。致命的不是它们的尖喙或利爪，而是从它产生的东西——鸡蛋。鸡蛋黄中含有的胆固醇是相同质量牛肉、猪肉、鱼肉，甚至是

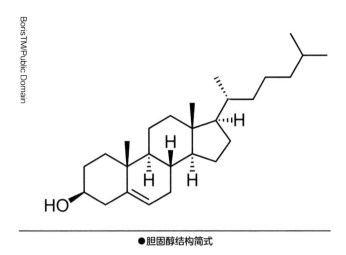

Boris TM/Public Domain

●胆固醇结构简式

鸡肉的 10 倍。胆固醇——这种致命物质在鸡的任何器官或组织（除了大脑）中的含量都没有如此之高。

鲜少有食物能像蛋黄这样渗透进了我们的汤汁、酱料、点心、面包、面条、冰激凌，甚至饮料（如奶昔）里。如果一位厨师没了右手，他仍然可以制作出美食；如果无法使用蛋黄，他仍然可以做出食物，但制作的过程必然束手束脚。

在这一章中，我们将介绍对鸡蛋的研究是如何让人类逐步认识到胆固醇"杀手"的本质的。我们也会尝试澄清为什么这项在 80 多年前取得的发现，直到今天仍未被完全接受。

硬化之谜：关于动脉硬化的争论

早在古埃及人仍存活于世时，数以百万计的人因动脉硬化而死。这是一种会阻塞冠状动脉、脑动脉或内脏动脉的疾病。在过去成百上千年中，动脉硬化都没有得到人们的关注。即使伟大的英国医生卡莱布·帕里（爱德华·詹纳最亲密的朋友之一）在1799年发现心绞痛是由冠状动脉梗阻引起的，他发表的报告仍然没有得到重视。

19世纪，人们对动脉硬化的兴趣有所增长，但关于这种疾病的研究仍然停滞不前，因为人们对其病因有3种看法。第一种，也是最主流的看法是，动脉硬化只是衰退的表现，而非一种疾病。第二种看法来自鲁道夫·菲尔绍这位19世纪著名的病理学领袖，他认为动脉硬化是一种疾病，但它是由动脉不正常的新陈代谢导致的。病理学家卡尔·罗基坦斯基是第三种看法的坚定拥护者，他认为动脉硬化始于贴在动脉上的血块，这些血块逐渐变成了典型的动脉硬化的斑块。

这3种截然不同的观点都拥有非常坚定的拥趸，但他们都从未尝试通过实验来探究真相，比如在动物身上重现这种病。只要用肉眼或显微镜观察到硬化后动脉，他们就已经满足了。

除了对病因的争论，关于动脉硬化，人们还有一个更深层次的疑问：病变先出现在哪一层动脉？一些人认为，病变首先出现在动脉的内层或内膜；一些人声称，这个过程开始于动脉中间的肌层；还有一些病理学家坚称，动脉硬化最早发于动脉的外层或外膜。

对于动脉硬化，真正意义上的研究进展首先来自菲利克斯-加布里埃尔·马尔尚，他引入了"动脉粥样硬化"这个词来描述他认为的从动脉内层开始的病变，以区分从动脉其他层开始的病变。更重要的是，他指出，所有的动脉阻塞现象几乎都是由动脉粥样硬化引起的。胆固醇可能是与动脉硬化发病机理有关的第一条线索——来自阿道夫·温道斯在1910年的报告。他在报告中称，动脉粥样硬化病变处的游离胆固醇水平是正常动脉管壁的6倍，而其酯化胆固醇水平是正常的20倍。

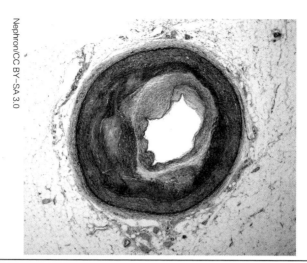

●右冠状动脉远端的低倍显微镜照片。该冠状动脉有复杂的动脉粥样硬化和管腔狭窄问题，图中的动脉横截面面积仅为正常的 25%~35%

Nephron/CC BY-SA 3.0

我们在回顾这两项数据时，显然能感受到它们的重要性，但当时它们并没有引导科学家们找到动脉粥样硬化的主要病因。"胆固醇会导致动脉粥样硬化"这一结论来自一群年轻的俄国医生所做的 4 项研究，他们都在同一所医学院工作，并将审视的目光集中在貌似无害的鸡蛋上。

兔子实验：在斑块里发现胆固醇

在讲述他们的工作之前，我们先来看看在这些此前默默无闻的年轻医生背后，推动他们取得这项成就的究竟是何许人也。此人叫作尼古拉·阿尼奇科夫，1885 年 11 月 3 日出生于圣彼得堡，是一位俄国贵族。他父亲的世系相当显赫，最早可追溯到的阿尼奇科夫家族的人是一个在 1301 年受洗的鞑靼人。尼古拉·阿尼奇科夫的曾祖父在 1746 年受封为贵族。在整个 19 世

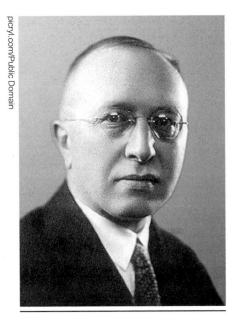

●尼古拉·阿尼奇科夫

纪，阿尼奇科夫家族的大部分成员都是军官，而尼古拉·阿尼奇科夫的父亲则是当时的教育部官员，也是一位参议员，后来他还成为国务委员会成员。尼古拉·阿尼奇科夫的母亲出生在法国，她的父母是俄国人，信仰东正教。她的祖先很有可能不是俄国贵族，但她为人正派，为家人总是尽心尽力。

尼古拉·阿尼奇科夫可能是个不同寻常的人。第一个证据是，1903 年他从一所文科中学毕业并获得金质奖章。在此之后他申请了俄国当时最好的医学院——皇家军事医学院（现在的基洛夫军事医学院），并很快获得了入学资格。他在 1909 年以优异的成绩完成了本科的学业后留校继续深造，专攻病理学，于 1912 年获得博士学位。

对阿尼奇科夫来说颇为幸运的是，他所在医学院的一位临床医生，亚历山大·伊格纳托斯基在 1908 年做了一件其他研究者从未尝试过的事。具体来说，就是在实验动物身上引发动脉粥样硬化。他选择兔子作为实验对象，并用蛋和奶的混合物来喂养它们。实验结果令他兴奋不已：几周后，他注意到兔子的主动脉出现了和人类主动脉相同的灰白色斑块。这是有史以来科学家第一次在动物身上成功重现人类动脉粥样硬化的斑块。

然而，伊格纳托斯基错误地认为他再现的动脉粥样硬化是奶和蛋中的蛋白质引起的。他发表了自己的观点，但因为一些原因没有继续他的研究。

这个研究没有被阿尼奇科夫和他的学生忽视。有可能是在阿尼奇科夫的建议下，病理学系一个名叫 N.W. 斯塔基的年轻人重复了伊格纳托斯基的实验，不同的是他将兔子分成了 3 组，分别投喂 3 种不同的补剂：第一组是肌肉补剂，第二组是蛋白质补剂，而第三组则是蛋黄。斯塔基发现，只有第三组兔子的主动脉出现了动脉粥样硬化的斑块。这个发现证明，造成动脉粥样硬化的食物并非伊格纳托斯基所猜测的蛋白质，而是存在于蛋黄中的某种物质。正是这种物质引发了人类最具破坏力的顽疾。

"我们需要确定是蛋黄的哪个部分会导致疾病。"年轻的阿尼奇科夫肯定是这样想的。因为在读了斯塔基的发现报告后，他立刻决定给兔子喂食蛋黄并通过分析动脉粥样硬化斑块的成分来确定那里面是否聚集了某种特别的化学物质。

因为阿尼奇科夫忙于完成自己对心脏的研究（他的博士论文），他把给兔子喂蛋黄并检查其主动脉粥样硬化斑块的任务派给了他指导的一位名叫谢苗·查拉托夫的学生，查拉托夫观察到了一个有趣的现象：兔子的主动脉粥样硬化斑块里充满了具有双折射属性的脂质液滴，在偏振光下会显现出美丽的双十字形。此外，这些兔子的肝脏也含有过量相同的脂质液滴。

查拉托夫和阿尼奇科夫都很清楚胆固醇具有这样的物理特性，但另一种在蛋黄中含量丰富的化学物质——磷脂，也具有相同的特性。除此之外，脂质液滴也有可能是因为主动脉壁或肝脏遭到破坏而产生的。

两人很有可能在看到这些结果后就确定，兔子的动脉粥样硬化斑块来自蛋黄中的胆固醇。为了验证猜测，他们给兔子喂食纯胆固醇补剂。几周后，兔子都"牺牲"了。在检查了其主动脉后，两人在1913年发现并报告了西方医学史上最伟大的十项发现之一：胆固醇远非表面上那样无害，它实际上是引发动脉粥样硬化的主要因素。

不懈探索：关于胆固醇的后续研究

在发现食物中的胆固醇会导致动脉粥样硬化后，阿尼奇科夫获得了游学奖金。他去了当时公认最有成就的德国病理学家路德维希·阿朔夫的实验室。第一次世界大战爆发时，阿尼奇科夫已经在德国待了14个月。当时，他因为自己的国籍而面临监禁。在阿朔夫的帮助下他得以逃到瑞士，再从那里逃回圣彼得堡。1914年，阿尼奇科夫加入俄国陆军医疗队，1916年成为医疗救护专列的主任医师。1917年，他加入布尔什维克党，成为一名共产党员。

1920年阿尼奇科夫成为皇家军事医学院病理学系主任。直到1964年因心肌梗死去世，他参与了许多不同的医学研究，曾花20年的时间研究传染病、伤口愈合以及网状内皮系统。1939年，他进入苏联科学院——苏联最高科学研究机构。毫无疑问，他在苏联被公认为最有天赋的病理学家，这一声誉不仅源于他对胆固醇的研究，还源于他对病理学做出的其他贡献，比如阿尼齐科夫细胞。

纵观阿尼奇科夫的一生，他一直都是一名忠诚的共产党员，还是斯大林的朋友。1941年，他和军事医学院的全体人员从列宁格勒[1]转移到更安全的撒

---

① 指现在的圣彼得堡。——编者注

马尔罕，并在战争结束前一直待在那里。1945 年，他被任命为中将，这是陆军医疗兵团所能授予的最高军衔。

阿尼奇科夫于 1945 年返回列宁格勒，恢复了在军事医学院的普通病理学主任工作。需要强调的是，尽管他参与了第一次世界大战和第二次世界大战，参与了共产党的政治活动，还作为病理学系主任监管各种病理学研究，但他从未对他在 1912 年取得的发现（摄入胆固醇会让兔子患上动脉粥样硬化）失去兴趣。在两次世界大战之间，他设法扩展了对这一课题的研究。

他在 1924 年对自己的观点做了稍许调整，提出了关于动脉粥样硬化病因的组合理论。阿尼奇科夫承认，摄入胆固醇并不是动脉粥样硬化的唯一病因。他强调，至少有 10% 摄入大量胆固醇的兔子从未表现出动脉粥样硬化的迹象，其血液中的胆固醇水平也从未升高（也就是说，它们从未出现高胆固醇血症）。基于这一事实，阿尼奇科夫表示，仅摄入大量胆固醇不足以诱发动脉粥样硬化——还必须出现高胆固醇血症。

他还承认，在人类的动脉粥样硬化中，高血压以及直接涉及动脉内层的炎症可能会加重动脉粥样硬化。但阿尼奇科夫坚持认为摄入胆固醇在诱发动脉粥样硬化过程中具有核心作用。尽管他在 20 世纪 50 年代发表了许多著作，但他在欧美科学家中仍然不怎么知名。他之所以缺乏国际知名度，或许是因为他不想在苏联以外的地方出名。只要看看他那张有着高额头和高颧骨的斯拉夫人典型面孔，我们不难判断出，这是一个既不爱交际也不乐善好施的男人。看了这张脸，你可能会联想到在法庭上宣判的法官。总的来说，拥有这张脸的男人虽不残酷，但也并不习惯于温和待人。

被遗忘的发现：为什么胆固醇致病论受到忽视？

有人可能会问，为什么直到几十年前，医学界一直忽视了这一具有里程碑意义的发现？即使到了 20 世纪 90 年代，仍有研究者完全不认可食用蛋类和其他富含胆固醇的食物具有危险性。

这种令人遗憾的认知滞后有几个原因。首先，虽然阿尼奇科夫多次通过在兔子和豚鼠的饮食中添加胆固醇成功地在它们体内诱发了动脉粥样硬化，但他无法在小鼠身上重现相同的现象。

同样，无论给狗喂食多少胆固醇，它们的动脉都能保持健康。阿尼奇科夫对这些例外情况的解释是，这些动物在摄入胆固醇后都没有出现高胆固醇血症。他还提出，与兔子和豚鼠不同的是，狗和小鼠都是杂食性动物，而非素食性动物。当然，上述事实最先让他怀疑的是，他在兔子身上发现的现象是否与人类有关，因为人类和小鼠、狗一样，是杂食性动物。如果他能在 1912 年诱发老鼠和狗的动脉粥样硬化，那么他对胆固醇在诱发人类动脉粥样硬化上的怀疑就会消失。但直到 30 多年后，阿尔弗雷德·斯坦纳和福雷斯特·肯德尔才证明，在一定情况下他们能够通过让狗摄入大量胆固醇来诱发高胆固醇血症并导致动脉粥样硬化。但是时至今日，无论我们让小鼠摄入多少胆固醇，都没法让它们出现高胆固醇血症或动脉粥样硬化。

另外，没有主流科学家关心主动脉或冠状动脉粥样硬化的病因或发病机制。20 世纪 20 年代中期之前，心电图仪都没在临床上普及，甚至心脏病发作也很少能被诊断出来。直到 20 年代中期，这种情况才开始发生改变。因此，尽管摄入胆固醇会导致兔子出现动脉粥样硬化这一观点得到了个别研究者的证实，如 C.H. 贝利和蒂莫西·利里，但阿尼奇科夫的发现基本上被忽略了。更糟糕的是，美国最杰出的临床医生之一索玛·韦斯与诺贝尔奖获得者乔治·迈诺特还合作撰写过一篇驳斥膳食胆固醇有致病风险的观点的文章，尽管两位作者都从未参与过相关研究。

阿尼奇科夫的发现在 40 年间未被承认也可能有其他原因。拜伦曾写信给歌德赞叹他的好运气，因为歌德的名字十分简单，容易被后人记住。如果拜伦活到那个时候并认识阿尼奇科夫，想必无法以同样的理由称赞他。那些名字很难拼写和发音的人比较不容易被后人所记住，无论他们的成就如何。

还有一点，阿尼奇科夫对欧洲和美国的科学家来说也完全陌生，他所在的医学院对苏联人来说可能如雷贯耳，但不为西方研究者所知。与之类似的是，几乎所有阿尼奇科夫及其同事撰写的论文都是用俄语发布的，但俄语并不是科学界的通用语言。出现在美国医学文献中的唯一一篇有关其胆固醇发现的内容来自埃德蒙·考德里的《动脉硬化：问题调查》第一版（1933 年），阿尼奇科夫撰写了书中的一个章节。这本书的第二版（1967 年）保留了这一章节，但第二版出版时，阿尼奇科夫已去世 3 年之久。

阿尼奇科夫的发现虽然没有被其他科学家采用，但这并不意味着在 20 世纪 30 年代和 40 年代无人怀疑胆固醇的致病作用。对血液中胆固醇水平的测定在 20 世纪 30 年代引入，血液中含有过量胆固醇的人会被建议避免食用富含胆固醇的食物，特别是蛋类。在 20 世纪 50 年代，3 个研究突破（两项独立发现和一篇社评）重新点燃了人们对胆固醇的兴趣。今天，这个领域已聚集了上万名研究者，他们致力于研究胆固醇在动脉粥样硬化发病机制的各个方面起到的作用。

找出胆固醇"家族"中的坏蛋：胆固醇分离实验

1950 年，约翰·戈夫曼和同事在《科学》上刊登了一篇文章。这个美国最负盛名的科学期刊第一次刊登了一篇把胆固醇视为一种破坏动脉的物质的研究。

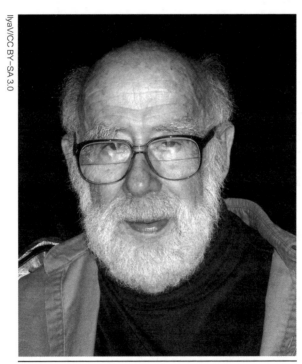

●约翰·戈夫曼

在论文的开篇戈夫曼就强调，证明摄入大量胆固醇能使兔子很快患上动脉粥样硬化的人是阿尼奇科夫。戈夫曼的团队利用自己的技术证实了阿尼奇科夫是正确的，摄入胆固醇的兔子很快就出现了动脉粥样硬化。然后，他们做了一件阿尼奇科夫没能在 1912 年完成的事：他们开发了一种每分钟可转 4 万转的超速离心机。以前的离心机并不具备这样的转速，他们的机器之所以能做到，是因为离心机可以冷却离心管并抽取内部的空气。

当他们把因摄入大量胆固醇而患有高胆固醇血症的兔子的血清样本放入超速离心机后，他们发现样本中的胆固醇被隔离在两个部分中。

在两个分离部分中，一种胆固醇被称为低密度脂蛋白胆固醇，漂浮在样本的表面；另一种被称为高密度脂蛋白胆固醇，沉积在样本的底部。

低密度和高密度脂蛋白胆固醇携带的分子基本相同（包括胆固醇、蛋白质、磷脂和甘油三酯），但低密度脂蛋白胆固醇的甘油三酯含量更高，蛋白质含量更低（这也是其密度低的原因）。戈夫曼的团队还观察到，正常兔子血液中的胆固醇几乎完全由高密度脂蛋白携带，与之形成鲜明对比的是，患有动脉粥样硬化的兔子的大部分胆固醇主要由低密度脂蛋白携带。

事实证明，兔子由于摄入大量胆固醇而导致高胆固醇血症和动脉粥样硬化。戈夫曼和同事在这些兔子体内检测到大量低密度脂蛋白胆固醇后，又用他们的超速离心机检查了 104 名有心脏病发作经历的男性的血清（因为他们实际上患有冠状动脉粥样硬化）和 94 名正常男性的血清。在 104 名冠状动脉粥样硬化男性患者中，有 101 名的血清中含有大量低密度脂蛋白胆固醇——与他们在动脉粥样硬化兔子的血清中观察到的相同。他们在正常男性的血清中几乎没有发现相同的分子。在女性受试者中，他们也观察到了类似的现象。

戈夫曼的团队还发现，虽然高胆固醇血症的男性患者体内确实含有高水平的低密度脂蛋白胆固醇，但一些总胆固醇水平正常的男性也有同样的现象。他们认为，这一发现可以解释为什么相当一部分心肌梗死男性患者的总胆固醇水平正常，甚至偏低。他们明确指出，如果血液中存在大量低密度脂蛋白胆固醇的个体继续摄入胆固醇，会进一步提高低密度脂蛋白胆固醇的水平。

戈夫曼发表的论文从真正的意义上向医学界和非专业人士指出了膳食胆固

醇的危害。媒体却将更多的目光投向那台为研究引入的超速离心机，因为这台复杂的仪器是继 1895 年伦琴发现 X 射线之后，物理学对医学的又一个重大贡献。

此外，把特定类型的胆固醇（低密度脂蛋白胆固醇），而非所有胆固醇确定为导致动脉粥样硬化的病因，在一定程度上解释了为什么许多人总胆固醇水平虽然低于正常水平，但仍然出现了心脏病发作的情况。

"好"胆固醇与"坏"胆固醇：模棱两可的结果

戈夫曼团队的发现被媒体广泛宣传，激怒了一些老牌心脏病专家。这些医生相信胆固醇确实在导致冠心病方面发挥了重要作用，但对认为只有某种胆固醇是罪魁祸首的想法嗤之以鼻。戈夫曼的团队以近乎傲慢的态度声称，血液中的低密度脂蛋白胆固醇水平（而非总胆固醇水平）决定了美国人心脏的命运。他们提出了一项流行病学研究，该研究将分析上万名尚未患心脏病的美国人血液中总胆固醇和低密度脂蛋白胆固醇的水平。这项大型研究将持续多年，以确定预测参与研究的志愿者未来心脏病发作的最佳指标是总胆固醇水平，还是低密度脂蛋白胆固醇水平。

为了担任这项备受关注的研究的裁判，各种国家委员会应运而生。他们使用数十台令人眼花缭乱的超速离心机来测量所有志愿者血液中低密度脂蛋白胆固醇的水平——测量结果支持戈夫曼团队的观点。于是，那些之前与戈夫曼团队持相反观点的人受到戈夫曼团队的公开批评。为此，一个由哈佛著名心脏病专家保罗·达德利·怀特领导的新裁判委员会成立了。

正如流行病学研究经常发生的那样，研究结果模棱两可。总胆固醇水平高的人与低密度脂蛋白胆固醇水平高的人一样容易死于心脏病发作。尽管这项管理不善的研究导致两种胆固醇指标在预后能力上看似相似，但大多数研究者都意识到，如果总胆固醇水平升高，那么导致这种现象的胆固醇大多不是高密度脂蛋白胆固醇，而是低密度脂蛋白胆固醇。这似乎表明，高水平低密度脂蛋白胆固醇可能会导致动脉粥样硬化。

在差不多 10 年的时间里，胆固醇在血液中的形式并没有引起多少关注。但是用于分析脂蛋白胆固醇的简单化学方法取代了昂贵的超速离心机，因此几乎所有临床实验室都可以进行这种分析。随着在 20 世纪六七十年代进行的新的流行病学研究，低密度脂蛋白胆固醇的潜在危险被重新发现。今天，尽管动脉粥样硬化领域的大多数研究者都将低密度脂蛋白胆固醇称为"坏"胆固醇，将高密度脂蛋白胆固醇称为"好"胆固醇，但很少有人记得或提及约翰·戈夫曼和他的同事。

从实验室到餐桌：胆固醇研究的"觉醒"

劳伦斯·金塞尔和他的团队在 1952 年发现，吃植物性食物并避免摄入动物脂肪能显著降低总胆固醇水平。这项在 20 世纪 50 年代取得的第二个突破后引发了数千项关于胆固醇的新研究。爱德华·阿伦斯和他的同事证实了这项研究，他们还了解到摄入植物脂肪之所以可以降低总胆固醇水平，是因为植物脂肪多为不饱和脂肪。

金塞尔的论文使得当代数百万美国人试图用植物脂肪代替他们饮食中的动物脂肪。人们对富含不饱和脂肪的食品趋之若鹜，生产这类食品的公司在不断扩张的趋势下已增长至数十亿美元的价值。

在金塞尔完成自己的开创性研究后，他的日子却并不好过。他一直坚持只将人作为研究对象，在进行饮食研究时，他的研究对象占用了大约 10 个床位。遗憾的是，他工作的加利福尼亚州阿拉米达县综合医院出现了严重的床位短缺。医院的管理人员，可能还有大多数医生，对金塞尔的研究并不感冒（尽管该研究已得到确认），因此无法继续为他提供床位。同时，或许是因为他所在的医院在科学界寂寂无闻，所以他也未能获得任何资助。

金塞尔对这些挫折深感沮丧。一天早上，他给他的秘书打电话，让她立即到他家来。秘书到达时却发现了金塞尔和他妻子的尸体。两人都已服用了氰化物。

现在，有大把公司通过销售各种植物脂肪产品赚取数百万美元的利益，却没有一家公司愿意设立一个以金塞尔的名字命名的奖学金。目前，除了他在 1952 年发表的重要著作外，没有什么能让人们想起他的存在。

20 世纪 50 年代出现的第三个突破使科学家和临床医生认识到，他们 50 年来一直忽视了膳食胆固醇与冠状动脉疾病之间的可能关联。这个突破不是一项实验室研究，而是 1958 年发表在美国心脏协会官方出版物《循环》上的一篇社评。该社评由威廉·多克撰写，他当时是斯坦福大学医学院病理学系主任。

这篇社论和多克本人一样啰唆。他严厉地批评了心脏研究者们半个世纪以来对阿尼奇科夫及其同事研究的忽视。多克认为，阿尼奇科夫的研究非常重要。他在社评中说道："因此，阿尼奇科夫的早期工作可以和哈维在血液循环方面的工作，以及拉瓦锡在氧气和二氧化碳呼吸交换方面的工作相提并论。"这样的比喻或许有些言过其实。在这篇社评中多克的犀利之处远不止于此。他指出，研究者们除了没有注意到阿尼奇科夫及其同事的发现，还忽视了之后出现的 30 多份苏联研究者的报告。这些报告都有一个共同点：饮食中的胆固醇在动脉（无论是大动脉还是小动脉）发生粥样硬化的过程中起关键性作用。

复杂的病因网：胆固醇、饮食、情绪与遗传

由于戈夫曼和金赛尔的团队的发现以及多克的社评，数百名研究者（主要是美国研究者）开始对胆固醇的病理生理学真正产生兴趣。在 20 世纪 60 年代和 70 年代，人们发现了胆固醇从肠道吸收的途径，胆固醇在肠道通过胸淋巴管进入血液，最后由肝脏从血液中吸收。此外，人们还发现了肝脏对胆固醇的合成和分解。

研究者们还查明，血液中总胆固醇的水平不只取决于膳食胆固醇的摄入量。1958 年，人们了解到情绪压力会对总胆固醇的水平产生深远影响。1983 年，迈克尔·布朗和约瑟夫·戈德斯坦发现，控制总胆固醇水平的关键机制可能位于肝脏细胞膜中的几种脂蛋白胆固醇受体中。这些受体控制着各种脂蛋白胆固醇分子从血液排出的速度。这些受体的功能虽然主要由基因决定，但也会受某些激素和药物的影响。

除了以上关于胆固醇的研究外，还有许多关于冠状动脉的研究。阿尼奇科夫在他的最后一篇论文中提到，动脉内壁的局部变化可能会显著影响动脉粥样硬化的过程。

尽管所有这些在实验室取得的进展都十分可靠，但当研究者们试图确定一群人摄入的胆固醇是否与其冠心病死亡率相关时，他们获得的结果不具有任何指向性。虽然此类研究为数百名医疗和辅助医疗人员提供了就业机会，但他们的发现只能说是模棱两可。这些耗资数百万美元的大型流行病学调查得出的结

果过于混乱和矛盾，以至于新的流行病学家团队发起了所谓的"荟萃分析"。他们总结了数十项早期人类群体研究的结果，以确定能否得出至少与大多数先前流行病学研究结果一致的结论。但大多数荟萃分析也被证明毫无价值。

这些调查的根本错误在于，他们没有考虑那些无法测量并输入计算机的变量。例如，除了膳食胆固醇的摄入量，还有相当多的因素可能会增加冠心病的死亡率。例如，早期流行病学研究完全忽略了心理因素（现已经认定为冠心病的病因之一）。研究者们之所以会犯下这个代价高昂的错误，不仅因为这些因素不容易以计算机可接受的形式进行测量，还因为流行病学家本身对冠心病患者的临床和社会学特征缺乏认识。毕竟，一个人如果长时间与计算机一起工作，就会开始像计算机一样思考。

阿尼奇科夫坚称饮食中的胆固醇会诱发动脉粥样硬化，今天的大多数心脏病专家都确信他是对的。但他们也相信，正如阿尼奇科夫后来认为的那样，在发生动脉粥样硬化的整个过程中，其他因素也发挥了作用，比如情绪压力、高血压、吸烟、先天性或遗传决定的脂蛋白胆固醇细胞受体功能缺陷以及糖尿病等。不过，阿尼奇科夫认为摄入胆固醇是诱发人类目前最致命疾病之一的主要因素，这在本质上是正确的。悲哀之处在于，与伦琴发现 X 射线不同，后者在数周内就被认定是一项重大发现，而阿尼奇科夫的发现在数十年内无人问津。如今，人们已经很难拒绝鸡蛋以及其他含有大量胆固醇的食物了。

9

亚历山大·弗莱明
与
抗生素

-1928-

失之交臂的医学发现：丁达尔与青霉菌

英国最杰出的物理学家约翰·丁达尔在1875年正忙于研究空气中细菌的分布情况——它们到底是均匀分布着的，还是像云朵一样一团一团飘荡着的。丁达尔推断：假设细菌在空气中是均匀分布的，如果他向几支敞口的试管里倒入肉汤，那么所有试管中的肉汤都会由于细菌的生长而变得浑浊，因为所有试管都有从空气中飘落的细菌。但假设细菌像云朵一样一团一团地聚集在空气中，那么所有试管中只有一部分试管中的肉汤会因为空气中的细菌而变质。

想明白这个计划后，丁达尔展开了实验。他以适当的间距摆放了100支装有肉汤的开口试管，当丁达尔第二天检查这些试管时，他发现有些试管中的肉汤仍然清澈，这表明空气中的细菌并没有落入这些试管中。由此他推断，细菌在空气中并不是均匀分布的。

然而，当试管放置 24 小时以上后，丁达尔观察到了一些比之前实验结果更重要的现象——一些试管中的肉汤表面长出了一种"无比美丽"的霉菌。但这些霉菌可不是那些落入试管中的细菌的"好朋友"，它们上演了一场"生死战"："厚厚的霉菌粘连成团，它们所到之处细菌被扫荡一空——以死亡或休眠的状态沉到了培养液的底部。"

　　可能有人会问：为什么丁达尔在发现这种极其美丽的霉菌（我们现在知道它们是青霉菌）能够消灭其他细菌后，只是满足于描述现象，而没有对其进行深入探究?

　　原因很简单。丁达尔发现青霉菌的抗菌性比罗伯特·科赫证明细菌会导致疾病（1882 年）足足早了 7 年。如果丁达尔知道大多数传染病都是由细菌引起，那么他极有可能不会继续对细菌在空气中的存在形式感兴趣，他会立即把自己的观察结果透露给他医学界的朋友。但就是因为不知道细菌会导致疾病，丁达尔在一篇长达 74 页的描述空气中细菌和其他微粒分布情况的文章中，仅用了寥寥几句话来介绍他的观察结果。

　　在此之后的很长一段时间里，只有两人又发现了青霉菌的抗菌性。其中一名是年轻的法国医科学生，他在 1896 年发表的一篇论文中称：同时接种灰绿青霉菌和致命细菌的动物比只接种致命细菌的动物的状态好得多。另一位是比利时列日大学的安德烈·格拉提艾，他在 1925 发表的论文中描述道："青霉菌产生的一种物质可以杀死炭疽杆菌。"然而直到 54 年后，人们才重新发现青霉菌的抗菌性。在此之前，数百万人因为细菌感染而死亡。

　　在那段时间里，由于迟迟没有发现青霉菌的抗菌性，内科医生们在面对严重的梅毒患者时除了使用血清疗法和撒尔佛散（砷凡纳明）外，几乎束手无策。当然，在极少数病患身上他们还会使用其他的办法，如截去坏疽的腿，以及切除发炎的阑尾或胆囊。但大多数时候，医生们能做的只有一件事，那就是静候患者通过自身的免疫系统消除感染。如果不成功，等待患者的只有死亡。这就是当时传染病的医疗状况。

双面人生：实验室"隐士"与热情的梅毒医生

现在，让我们开始讲述亚历山大·弗莱明在 1928 年 9 月重新发现青霉菌的故事。

亚历山大·弗莱明，1881 年出生在苏格兰的洛克菲尔德。在农场上长大后，他进入了苏格兰低地地区的优质学校，这类学校在维多利亚时代曾为当地

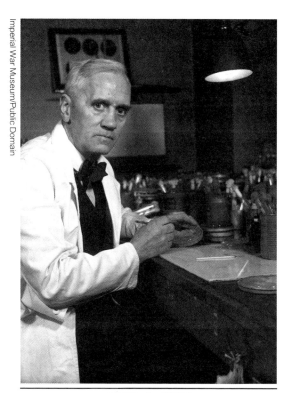

●亚历山大·弗莱明

带来良好的声望。那时的他虽然又矮又瘦，但依然选择了游泳和步枪射击这两项运动作为爱好，并持续了一生。

他靠奖学金进入伦敦大学，又因为曾与圣玛丽医院的学生进行过游泳和射击比赛，所以选择去圣玛丽医院实习。他在 1906 年生日那天从大学毕业成为一名医生，那时，弗莱明年仅 25 岁。毕业后，他被圣玛丽医院聘用。医院之所以聘用他，不仅因为他在医学院取得了优异的成绩，还因为他的射击技术可以为医院的射击队加强实力。他一直在圣玛丽医院工作直到 1955 年退休。退休 3 个月后，他便离开了人世。

从入职到退休，弗莱明一直担任圣玛丽医院预防接种部门的主任助理。阿尔姆罗斯·赖特爵士在弗莱明进入该部门时就是部门主任，直到弗莱明退休，他的职务也没有任何变化。

阿尔姆罗斯·赖特与亚历山大·弗莱明有很多不同之处。赖特专横傲慢，弗莱明谦逊腼腆；赖特的演讲绘声绘色且极具说服力，而弗莱明的演讲则乏味无趣；赖特不喜欢琐碎的行政工作，弗莱明却非常乐于处理这类工作；赖特身材高大、仪表堂堂，弗莱明身材瘦小，外表与仪表堂堂不搭边。简言之，弗莱明就是赖特的反义词。据说，当乔治·马歇尔 ① 将军进入一间屋子时，屋里的人没有看到他但立即就能感受到他的气场。如果换作是弗莱明，无论他进入或离开会议室，应该都不会有人注意到他。

奇怪的是，一旦弗莱明离开医院，他就会摇身变成另外一个人。在回家路上，他经常会去切尔西艺术俱乐部待一会儿。在那里，他遇到了许多著名的伦敦艺术家，他们中有不少都患有梅毒，弗莱明顺便给他们提供治疗（在治疗这种可怕的疾病方面，弗莱明是一位知名专家）。为了对弗莱明的帮助表示感谢，许多艺术家向弗莱明赠送了画作。通过这种不同寻常的方式，弗莱明收集

_____

① 美国军事家、战略家、政治家、外交家、陆军五星上将。1953 年获得诺贝尔和平奖。

了很多他那个时代最著名的伦敦艺术家的作品。

除收藏画作外，他还靠治疗梅毒赚了很多钱，这些收入不仅让他全家（弗莱明、妻子阿米莉亚以及孩子们）都住到了位于切尔西的豪华公寓里，还让他拥有了一栋包含溪流和超大花园的大型乡村别墅。弗莱明的乡间生活既忙碌又有趣——他亲自照料花园，给家人种菜，还经常去溪里抓鱼给全家当晚餐。另外，作为一个下班后热爱交际的人，弗莱明还会邀请客人去他的乡间别墅做客，或请他们去伦敦的昂贵餐厅吃饭。

巧合造就奇迹：青霉素的发现契机

就像在半个世纪前，青霉菌的孢子偶然落入丁达尔的试管中一样，一个偶然的机会，当弗莱明打开一个细菌培养皿并在上面涂抹葡萄球菌的菌株时，青霉菌的孢子也落在了培养皿上。

丁达尔当时将装有肉汤的试管放在房间里，在空气中持续暴露了 24 小时，对空气中存在的少量青霉菌孢子来说，它们有足够的时间落到试管中并进行繁殖。但弗莱明的情况大不相同，他的细菌培养皿仅仅打开几秒钟就被盖好了。通常情况下，一两个游离的青霉菌孢子在这么短的时间里根本无法进入。但弗莱明运气太好了。那天在他的实验室楼下，一位霉菌专家刚好在种青霉菌的菌株，而当时没有有效的方法防止孢子飘散，所以那些轻盈的青霉菌孢子就沿着电梯井和楼梯来到了弗莱明的实验室门口。又因为弗莱明没有随手关门的好习惯，所以那天在弗莱明实验室的空气中飘浮的青霉菌孢子有数十亿个。

由于他之后要去度假两周，所以他随手把细菌培养皿放在了实验台上，准备回来之后再将其放进培养箱。我们已知葡萄球菌在室温中也可以繁殖，但如果把它们放到培养箱里，由于里面被设置成了恰当的温度，只要经过 24 小时它们的数量就可以增长数十亿倍。

1928 年 9 月，弗莱明回到办公室。和丁达尔一样，弗莱明观察到：琼脂培养基的表面满是葡萄球菌，但它们没有进入青霉菌生长的大片圆形区域。和丁达尔不同的是，弗莱明决定去研究这个奇特的现象。

弗莱明几乎凭借惊世骇俗的运气才得以发现这种霉菌的抗菌性，因为只要环境条件稍有不同，弗莱明就会什么都看不到。例如，他在培养基上涂抹的是葡萄球菌以外的其他细菌，而这种细菌对青霉菌的抗菌作用免疫（有很多这样的细菌），弗莱明将观察不到任何抗菌现象。

弗莱明真是太幸运了，因为青霉菌孢子落入培养皿的时间恰好就是他在细菌培养皿中涂抹葡萄球菌菌株的时间。如果青霉菌孢子在葡萄球菌菌株涂抹

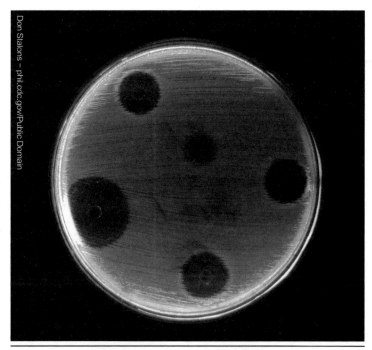

●现代抗生素的测试法与弗莱明的发现类似

230

完成数小时后才落入培养皿，那么由于那时的葡萄球菌正在旺盛地生长，青霉菌孢子的繁殖就会被抑制。细菌菌落会抑制青霉菌生长的能力是在后来才被发现的。

最后，弗莱明还有一个极其幸运的地方。按照他通常的习惯，他会把那个培养皿放入培养箱中，但是那次他之所以没有那么做，是因为他知道在他的假期葡萄球菌即便在室温下繁殖也可以满足他的实验要求，因此他没有必要把培养皿放到培养箱里。但有一点弗莱明当时不知道——在室温下青霉菌孢子的繁殖速度和在恒温 38℃ 下葡萄球菌的繁殖速度不相上下。如果把青霉菌孢子放到 38℃ 的恒温环境中，青霉菌一点儿都不会生长。所以，如果弗莱明没有去度假，他就会把培养皿放入培养箱中，第二天早上他会得到和他预期中一样的疯狂繁殖的葡萄球菌，而那些在他打开培养皿盖子时不小心混到培养皿中的青霉菌孢子则丝毫不见踪迹。如此一来，弗莱明也就不会取得那个拯救百万人性命的惊人发现。

弗莱明的幸运是方方面面的。为什么他会认为将培养皿放在室内，葡萄球菌就能顺利繁殖？就在他开始度假前的一段时间里，一股强劲的热浪席卷了伦敦，以至于那时实验室里的温度和恒温培养箱里的温度一样。但恰巧在他打开培养皿盖子不小心让青霉菌孢子落进去的那一天后，热浪结束了。实验室里的温度下降了，在弗莱明的整个假期中，实验室的室温一直维持在可以让青霉菌孢子生长的低温状态。

弗莱明是一位非常优秀的科学家，所以他不会轻易丢弃被青霉菌污染了的葡萄球菌培养物。当他看到那些黄绿色的青霉菌菌落周围存在一片边界清晰、完全没有葡萄球菌的区域，培养皿的其他部分却挤满了葡萄球菌时，他就意识到这绝对会是个大发现。尽管弗莱明一心惦记着实验室的其他研究项目和利润丰厚的私人梅毒诊疗业务（将撒尔佛散注射到那些患有梅毒的伦敦富豪的静脉血管中），但他还是决定去调查一下这个奇怪的实验"事故"。

巧妙地筛选：青霉素的抗菌性

一项关于青霉菌和它阻止葡萄球菌生长的奇特能力的新研究开始了。而研究的第一步，则是要查明青霉菌是否还能抑制其他细菌的生长。为了实现这一目的，弗莱明必须设计出一个合适的筛选方法。不久后他就确定，是那些在液体培养基表面漂浮着、正在生长的青霉菌中含有一种抗菌性物质。弗莱明将这种未知物质命名为"penicillin"，即青霉素。虽然那一刻的弗莱明对青霉素知之甚少，但他发现那是一种可溶且容易通过细菌滤器的物质。他还观察到，青霉素只会在表面上有活的青霉菌的液体培养基中累积，并且在青霉菌生长约8天后，青霉素的浓度最高。

弗莱明设计了一个既简单又巧妙的筛选方法。他在培养皿的琼脂培养基中间做了一个将培养基一分为二的细小通道。然后，他向通道里滴入几滴含有青霉素的成熟青霉菌液体培养基。接着，他将各种细菌滴剂沿着琼脂培养基刷线，每一种细菌滴剂的"线"都从紧邻着通道的位置开始，一直延伸到琼脂培养基的外围。弗莱明知道，倒入通道中的液体培养基中的青霉素会稍微向外扩散到琼脂培养基上，所以对青霉素敏感的细菌就不会在通道附近生长。

通过这种方法，弗莱明发现大多数的葡萄球菌、肺炎双球菌、链球菌、淋球菌和脑膜炎球菌都不会在含有青霉素的通道附近生长，而一些致命的人类传染疾病都是由这些细菌所引发的。尽管青霉素对这些细菌具有神奇的抑制效果，但对其他的细菌，比如能导致肺结核、流感类疾病及伤寒的杆菌，青霉素几乎束手无策。

虽然听起来难以置信，但作为英国治疗梅毒的顶级专家，弗莱明从未测试过青霉素对引发这种可怕疾病的梅毒螺旋体的影响。如果他测试过了，就会发现，青霉素对梅毒绝对是一种"神药"。事实上，现在用青霉素或它的衍生品在几周内就可以根除梅毒。而在那个把撒尔佛散作为治疗梅毒特效剂的时期，整个疗程需要持续 18 个月。

为了确定是否存在一种或多种具有抗菌性的青霉菌，弗莱明对其他种类的青霉菌做了实验研究，但一无所获。也就是说，1928 年 9 月，在那个具有决定性意义的日子里偶然落入他打开的培养皿中的青霉菌是唯一有效的菌种。他将含有那种青霉菌的液体培养基滤液注射到一只兔子和一只老鼠的体内，并发现注射液并没有导致它们患上任何疾病。他还用青霉素溶液去冲洗感染的人眼、发炎的上颌窦以及感染化脓的大腿截肢创口表面。这 3 个受细菌感染的身体组织不仅没有表现出任何由青霉素引发的毒副作用，而且除了那位腿部截肢的患者外，其他人的感染症状很快就消失了。

未竟之发现：研究的遗憾中止

既然弗莱明对青霉菌的惊人抗菌性已经有了如此多的观察成果，他在 1929 年发表了第一篇论文，又在 1932 年发表了一篇微不足道的报告后，为什么放弃了对这种神奇霉菌的研究？这里有几点原因。

最重要的原因大概是，当时的弗莱明很反常地没有发挥出自己在科学研究上的想象力——他没有想到通过注射或服用药物来治疗细菌感染的可能性。特别令人遗憾的是，当他给兔子和老鼠注射青霉素时，并没有同时给这两只动物注射某种致命细菌，如链球菌、葡萄球菌或肺炎双球菌。如果他这么做了，他就会十分惊讶地发现，动物们尽管被注射了如此致命的细菌，却依然存活了下来。

没有在感染的动物身上测试青霉菌的抗菌性看似是弗莱明的失误，但如果考虑到当时他的上级阿尔姆罗斯·赖特爵士以及他所有同事的想法，弗莱明的这个"失误"在一定程度上是情有可原的，因为他们都认为"不可能存在抗菌药物这种东西"。但这也不完全是赖特的责任。因为在许多年前，当赖特获得了由保罗·欧立希[①]合成的对梅毒具有奇效的药物撒尔佛散时，他把药物的样品给了弗莱明并让他在梅毒患者身上进行试验。弗莱明因此成为英国第一位使用撒尔佛散治疗梅毒患者的医生。尽管弗莱明在此之前的几十年里通过静脉注射撒尔佛散治愈了大量梅毒患者，但他在发现青霉素后认为它只是一种可以应用在被感染伤口表面的外部杀菌剂。他从未把它当作一种像撒尔佛散那样能通过注射来治疗严重全身性细菌感染的化学治疗药物。

当你在弗莱明 1929 年的那篇论文中看到他拿石炭酸（苯酚）和青霉素进行类比时，你就会清楚地意识到，当时弗莱明对青霉素抗菌作用的应用设想仅局限在外用冲洗液或软膏上。过时的逻辑推理方式总是会限制医学思维，一项革命性医学发现在很多年后才得到真正的理解和认可，这并不少见。青霉素事件不是第一件，当然也不会是最后一件。

当青霉素能够有效对抗全身性细菌感染的作用在 20 世纪 40 年代得到普遍承认后，弗莱明对自己之前没有继续研究青霉素给出的托词是，他发现他当时制作出的青霉素制剂很快就会失效。如果当时有一位生物化学专家对他提供帮助，他就能找到一种从青霉菌液体培养基中提取青霉素并将其制成纯白色晶体，以无限期储存的方法。但这种可能性被赖特扼杀了——赖特不能容忍任

————————
① 德国细菌学家、免疫学家。其最重要的成就之一是在 1909 年找到了治疗梅毒的方法，并发明了革兰氏染色细菌的前体技术。

何一个经验丰富的生物化学专家存在于他的部门，因为他曾声称："化学家缺乏人文主义精神。"

此外，在弗莱明的细菌培养皿中落入青霉菌孢子之前的 6 年里，他一直都专注于研究一种他从自己的鼻腔黏液中分离出来的酶。因为他相信这种酶可能具有抗菌性，所以他将其命名为"溶菌酶"。他对这种微不足道的酶感兴趣到了痴迷的地步，因此他在自己剩余的职业生涯里致力于研究溶菌酶的特性而放弃了青霉素。

青霉素的"重生"：医学思维的变革

尽管弗莱明已经放弃了青霉素，但他还是在 1929 年发表了一篇描述青霉素特性的论文，而正是这篇论文的发表才让青霉素避免了被遗忘的厄运。不过，"不被遗忘"是远远不够的，医学思维也需要新变革。由于弗莱明完全没有想过可以通过注射或服用药物治疗全身性细菌感染，所以这个任务只能由后来的医生们完成。一个名叫塞西尔·乔治·潘恩的年轻细菌学家在阅读了弗莱明的论文后，把从弗莱明那里获得的青霉菌样本用液体培养基进行了培养，然后他用青霉菌培养液涂敷被细菌感染的眼睛（包括 4 个婴儿和 1 位成年男性）。使用这个疗法后不到 46 小时，3 个婴儿以及那位成年男性的眼睛感染的症状就奇迹般地消失了。那 3 个婴儿中有 2 个的眼睛感染是由淋球菌引起的，如果潘恩没有用"霉菌汁"冲洗和涂敷他们的眼睛，那两个婴儿的眼睛将会因感染而失明。这位年轻的细菌学家在此次诊疗后对青霉素的疗效感到非常兴奋，于是他把自己的研究成果交给了那时还在谢菲尔德大学担任病理学教授的霍华德·弗洛里，没错，就是那个因青霉素而与弗莱明一同获得诺贝尔生理

Alexander Fleming/Wellcome Collection/CC BY 4.0

Reprinted from
The British Journal of Experimental Pathology,
1929, Vol. X, p. 226.

ON THE ANTIBACTERIAL ACTION OF CULTURES OF A PENICILLIUM, WITH SPECIAL REFERENCE TO THEIR USE IN THE ISOLATION OF *B. INFLUENZAE*.

ALEXANDER FLEMING, F.R.C.S.

From the Laboratories of the Inoculation Department, St. Mary's Hospital, London.

Received for publication May 10, 1929.

WHILE working with staphylococcus variants a number of culture-plates were set aside on the laboratory bench and examined from time to time. In the examinations these plates were necessarily exposed to the air and they became contaminated with various micro-organisms. It was noticed that around a large colony of a contaminating mould the staphylococcus colonies became transparent and were obviously undergoing lysis (see Fig. 1).

Subcultures of this mould were made and experiments conducted with a view to ascertaining something of the properties of the bacteriolytic substance which had evidently been formed in the mould culture and which had diffused into the surrounding medium. It was found that broth in which the mould had been grown at room temperature for one or two weeks had acquired marked inhibitory, bactericidal and bacteriolytic properties to many of the more common pathogenic bacteria.

CHARACTERS OF THE MOULD.

The colony appears as a white fluffy mass which rapidly increases in size and after a few days sporulates, the centre becoming dark green and later in old cultures darkens to almost black. In four or five days a bright yellow colour is produced which diffuses into the medium. In certain conditions a reddish colour can be observed in the growth.

In broth the mould grows on the surface as a white fluffy growth, changing in a few days to a dark green felted mass. The broth becomes bright yellow and this yellow pigment is not extracted by $CHCl_3$. The reaction of the broth becomes markedly alkaline. the pH varying from 8·5 to 9. Acid is produced in three or four days in glucose and saccharose broth. There is no acid production in 7 days in lactose, mannite or dulcite broth.

Growth is slow at 37°C. and is most rapid about 20°C. No growth is observed under anaerobic conditions.

In its morphology this organism is a penicillium and in all its characters it most closely resembles *P. rubrum*. Biourge (1923) states that he has never found *P. rubrum* in nature and that it is an "animal de laboratoire." This penicillium is not uncommon in the air of the laboratory.

IS THE ANTIBACTERIAL BODY ELABORATED IN CULTURE BY ALL MOULDS ?

A number of other moulds were grown in broth at room temperature and the culture fluids were tested for antibacterial substances at various intervals up to one month. The species examined were : *Eidamia viridiscens, Botrytis cineria, Aspergillus fumigatus, Sporotrichum, Cladosporium, Penicillium*, 8 strains. Of these it was found

1

●弗莱明关于青霉素的原始论文的第一页

学或医学奖的霍华德·弗洛里。此时距离弗洛里在牛津大学开始他著名的青霉素研究还有几年时间。显然，在 20 世纪 30 年代早期，当时的弗洛里和弗莱明一样，根本无法想象会有一种能够治愈全身性细菌感染的药物。

20 世纪 30 年代初读过弗莱明的论文并决定对青霉素的抗菌性进行进一步研究的科研人员不止潘恩一人。1931 年，当时刚成立不久的伦敦卫生与热带医学院的院长哈罗德·雷恩斯特里克组建了一支非常强大的专门研究各种青霉菌产物的团队。在收到他们的请求后，弗莱明很高兴地给他们寄送了一份青霉菌样本。后来，雷恩斯特里克和他的团队又将弗莱明的青霉菌样本转寄给一位美国霉菌学家，这位科学家经研究后确认弗莱明的青霉菌是点青霉的一个变种。之后雷恩斯特里克团队也有了一个重要发现：只有弗莱明发现的点青霉变种能产生具有抗菌性的青霉素，而正常的点青霉则没有这种特性。

想来，是何等的巧合才让这特定的点青霉变种在 1928 年的一天飘进弗莱明的细菌培养皿中。而又是怎样的运气才能让弗莱明在停止研究这种青霉菌变种的抗菌性后很久，依然保存着这种青霉菌的样本。雷恩斯特里克及其团队就没有这样的好运。他们曾试图通过蒸发溶解在乙醚中的青霉素溶液来提高青霉素的浓度，这使青霉素失去了化学活性，他们也因此不再继续研究青霉素。

点燃治疗革命：静脉注射青霉素

1935 年，一位年轻的美国研究生也开始研究弗莱明的青霉菌。结果他发现青霉素并没有杀死细菌，而是抑制了它们的生长。虽然他想继续研究青霉素并在博士论文中使用这些研究成果，但他的导师不允许他这么做，理由是他确信青霉素不会有任何的实际应用前景。尽管如此，这位名叫罗杰·里德的研究生还是在一篇期刊论文中描述了他的发现。

如果不是格哈德·多马克在1935年发现注射一种名叫"百浪多息"的化合物能轻松治愈全身性链球菌感染，那么潘恩和雷恩斯特里克的研究很可能会是青霉素应用的绝响。百浪多息是为德国法本工业公司寻找新染料的化学家于1932年合成的一种浅红色物质。当时百浪多息连同很多其他染料由于实际使用效果不尽如人意，都处于搁置状态。然而，多马克感兴趣的并非给衣服上色的染料，作为这家公司病理和细菌学部门主任，他关心的是那些能够杀灭细菌的药物。

当多马克发现静脉注射百浪多息能快速治愈链球菌感染者时，他立即发表了这个成果。正是他的发现打破了长期盘踞在人们脑中的思维枷锁——注射药物不能治愈细菌感染。事实上，如果他的文章发表在1925年而不是1935年，弗莱明肯定不会在1928年放弃对青霉素的研究。在关于百浪多息的论文发表后的短短几年内，科研人员们就对数十种新药进行了研究，并且发现它们可以有效治疗特定的全身性细菌感染。

也正是这种新的思维方式，才使得牛津大学威廉·邓恩爵士病理学院的教授兼院长乔治·德雷尔在阅读了弗莱明1929年发表的论文后，重新开始了对青霉素的研究。德雷尔是当时研究噬菌体（能寄生并杀死细菌的病毒）的权威之一。直觉告诉他，青霉素也是一种病毒，它完全是因为其病毒特性才具有了抗菌性。基于这些想法，德雷尔找了一些弗莱明发现的点青霉变种来做研究。他对青霉素进行了测试并发现青霉素不是一种病毒。这让他感到非常失望，于是德雷尔彻底终止了对这种霉菌及其产物的研究。尽管如此，德雷尔没有把实验样本扔掉。他的助手玛格丽特·坎贝尔-伦顿发现它们在其他研究上非常有价值，于是德雷尔让她去继续培养那些青霉菌。几年后，德雷尔去世了，但坎贝尔－伦顿依然保留并继续培养着那些青霉菌。

两个意外：青霉素研究重启

德雷尔在牛津大学的继任者是霍华德·弗洛里，他是一位天才科学家。当时年仅 37 岁的弗洛里已经拥有多重学术身份：生理学家、病理学家和内科医学专家。弗洛里结过两次婚，两任妻子均在青霉素的应用上发挥了重要作用。他的第一任妻子玛丽·伊基·弗洛里是一位内科医生，她经常用青霉素治疗感染的伤口。截至 1942 年年底，她已经成功治愈了 172 名患者。霍华德和玛

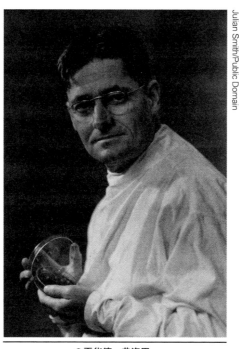

●霍华德·弗洛里

丽是阿德莱德大学医学院的同学，他们在 1926 年结婚。玛丽于 1966 年去世。8 个月后，霍华德与玛格丽特·詹宁斯结婚。玛格丽特是 1940 年牛津大学研究团队的那篇著名论文的合作者。

霍华德·弗洛里和他在牛津大学组建的科研团队给病理学学院带来一种全新的研究理念：要找出疾病的病因，而非只确认是什么疾病或研究发病过程。弗洛里具有卓越的领导才能，充满了幽默感，并且对手头的艰巨任务尽心尽力，正是这些优秀品质使他和同事们对青霉素的本质有了第一次系统性发现。

研究团队的成员在许多方面和他们的领导弗洛里一样出色。恩斯特·鲍里斯·钱恩是一位才华横溢的音乐家和生物化学家，他从纳粹德国逃到英国后，

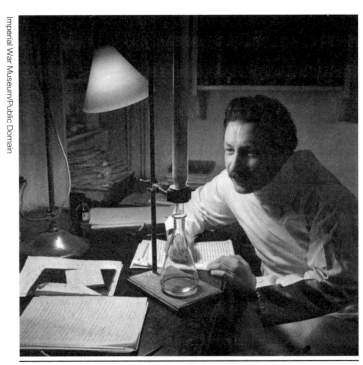

●恩斯特·鲍里斯·钱恩

先去了伦敦大学学院医院，又去了剑桥大学。就在钱恩决定接受一份在澳大利亚的新工作时，弗洛里说服他加入自己在牛津大学组建的科研团队。

一天，钱恩在牛津大学进行例行研究时发现了弗莱明的青霉素论文（第一个意外），然后他在走廊里遇到了坎贝尔-伦顿。当时坎贝尔-伦顿手里恰好拿着一瓶弗莱明发现的霉菌（第二个意外）。当钱恩发现她带着什么时，既惊讶又高兴，因为在此之前他不知道牛津大学里有任何青霉菌样本，更别说是来自弗莱明本人的霉菌样本了。

于是，钱恩带着一个新的想法找到弗洛里。那时没有人了解微生物中可能含有的抗菌物质的任何生物化学或生物学特性，因此钱恩确信，探究青霉菌是在这一领域进行基础研究的绝佳机会。与阿尔姆罗斯·赖特爵士不同，弗洛里对这一类研究充满热情。

但是科研需要经费，这一点无论是在 1939 年，还是在现在都是一样的。当时牛津大学病理学院没有在这方面投入经费的打算，英国医学研究委员会也一样。弗洛里没有就此放弃，他把目标转向了之前与他有联系的洛克菲勒基金会，并询问他们准备赞助什么类型的科研项目。基金会的答复是，那些以做出直接实际成果为目标的项目不在他们的考虑范围内。他们想要支持涉及生物化学而非临床医学的研究计划。收到答复后，钱恩和弗洛里欣喜若狂，因为他们正在考虑的这个研究完美符合洛克菲勒基金会的要求。

他们快疯了：令人兴奋的实验结果

钱恩和弗洛里顺利地获得了洛克菲勒基金会的赞助。拿到研究经费后，他们马上开展了工作。他们打算做大量可能揭示某些微生物是如何产生、分泌或加工抗菌酶的基础研究，他们的研究计划并不包含为当时正在进行的战争生产一种具有临床价值的抗生素。无论如何，钱恩和弗洛里确实打开了一种革命性研究思路：在一种微生物身上寻找能够杀死其他微生物的物质。

当然，钱恩与坎贝尔-伦顿的那次偶遇最终创造了历史。"我们只是碰巧选择了青霉素作为研究对象，"后来他说，"因为当时学校里有这种培养物。"无论是他还是弗洛里都没有想到，青霉素会是一种如此神奇的药物。

另一位杰出的科学家，同为科研团队成员的玛格丽特·詹宁斯发现青霉素对已经充分生长的细菌毫无效果，青霉素杀菌能力的本质是它能够抑制细菌的生长。

诺曼·希特利是一位非常害羞的显微技术先驱，他因为战争无法在哥本哈根大学学习，所以加入了弗洛里的团队。正是希特利发明了测定样品中青霉素含量的方法，并且他还给青霉素活性的测定定义了一个单位。如果没有这些测定值，内科医生将无法给患者使用青霉素。

在研究团队开始工作后不久，钱恩就发现青霉素并不是一种酶，而是一种简单的分子。这个发现让他感到极度震惊、诧异和失望，以至于他几乎马上就想结束对青霉素的研究，但青霉素自身的不稳定性又激起了他的好奇心。与其他简单的分子不同，青霉素是一种极其不稳定的分子。钱恩最终解决了这个问题：在降低青霉素水溶液的温度后，对其进行冻干处理。就这样，他第一次生产出了一种药效比当时最有效的磺胺类药物（就是百浪多息）还要强20倍且十分稳定的青霉素！

这种全新的抗菌物质安全吗？他们给老鼠使用了大剂量的青霉素，奇迹出现了——老鼠身上没有出现任何毒副作用。此时此刻，凭借自己对青霉素的了解，钱恩已经意识到，这即将成为西方医学史上影响最为深远的发现之一。他把自己的研究经过告诉了弗洛里。弗洛里听后惊呆了，这个研究成果好到令人难以置信。为了确认其正确性，弗洛里把钱恩做的实验又亲自做了一遍。钱恩的实验结果是正确的，但在第二次实验的过程中，钱恩和弗洛里又有了其他的发现：使用青霉素后，老鼠的尿液变成了褐色。在对尿液进行检测后他们发现，尿液变色的原因就是青霉素，而且青霉素在老鼠体内没有发生任何变化就通过尿液排出，且依然有抗菌作用。

这个发现的重要意义在于，它表明青霉素可以渗透到全身的体液中。这就意味着，钱恩和弗洛里制造出了一种可能是当时最强的抗菌物质，并且这种物质很有可能可以安全地注射到人体内。又因为这种物质很有可能可以到达人体的任何部位，所以它也就有可能抵御发生在身体任何部位的感染。当然如今看来，这些假设都是正确的。但当时，在证明这些假设的正确性之前，弗洛里、钱恩及其研究团队还有海量的研究工作要做。

实际上，科研团队的成员们这时已经激动得无以复加，弗洛里也不例外。于是他做了一件在英国前所未有的事情：他在星期六开始了一项实验。借用其他人的话来说，牛津的科研团队不是兴奋——他们快疯了。

8 只老鼠开启抗生素时代：最有效的化学治疗剂

随着研究工作的深入，弗洛里做了弗莱明之前没有做的事：在 8 只老鼠身上进行青霉素的抗菌实验。在向 8 只老鼠体内都注射了致命剂量的链球菌后，弗洛里用不同剂量的青霉素对其中的 4 只进行了治疗，而对另外 4 只放任不管。结果显示，用青霉素进行治疗的 4 只老鼠都活了下来，另外 4 只"因病去世"。就是这样一个用 8 只老鼠做的简单的小实验，开启了抗生素时代。

希特利十分激动，想要第一时间看到实验结果，于是他彻夜不眠地待在实验室里。由于当时是战时，希特利在周日后半夜骑自行车回家的路上还因为违反了宵禁令跟一位英国地方军成员发生了冲突。

在这个未公开发表的初步实验完成后的 3 个月里，弗洛里和他的团队又继续在动物身上做了大量的毒性试验，所有试验都证明青霉素没有任何毒副作用。接着他们又做了 5 个完全独立的实验。每个实验都使用 48 ～ 75 只老鼠和 3 种不同的细菌。但无论在哪个实验里，接受青霉素治疗的老鼠都活了下来，而被放任不管的老鼠中幸存下来的只有 4 只。这些具有里程碑意义的实验证明了至少在老鼠身上，青霉素是当时人类能制造出来的最有效的化学治疗剂。1940 年 8 月 24 日，弗洛里和他领导的牛津大学研究团队在一篇具有历史意义的论文中发表了他们卓越的研究成果。

从初步研究到发表第一篇论文，整个研究过程仅 3 个月。但《柳叶刀》的编辑们意识到这将是一篇具有里程碑意义的论文，于是优先将其发表。因为那 3 个月也是第二次世界大战中前景最为黯淡的一段时间，所以那时弗洛里、钱恩、希特利和詹宁斯每人都在衣服的内里涂抹了能产生青霉素的那种霉菌。如果德国人侵并占领了英国，他们希望至少其中一人能携带这种霉菌的孢子逃到美国或加拿大。他们知道青霉素是一种能拯救无数人生命的药物，且它所能拯救的生命可能比因战争失去的生命还要多。

第一篇论文发表后没过多久，弗洛里的研究团队把他们之前做过的动物实验又做了一次，这次的实验结果与之前的一样好。然而，此时弗洛里违背了他之前对洛克菲勒基金会许下的"只研究青霉素的生物化学过程"的承诺。按照约定，弗洛里应该只在实验室里做纯科学研究，而不是把大量精力放在大规模的临床研究上。当时的英国正深陷战争的泥潭，就像以往所有的战争一样，伤口感染是战争中的头号杀手。弗洛里知道自己掌握的可能是最能挽救生命的化学治疗剂，但要想证明自己的想法，重中之重就是要在患者身上做临床试验。此外，如果进一步的临床试验表明青霉素的药效和最初的实验结论一样，那么他必须找到一种能快速生产大量青霉素的方法才能挽救尽可能多的生命。

困难重重：临床试验与大规模生产

弗洛里开始了自己的首次临床试验，实验对象是一名癌症晚期患者。因为人的胃液会破坏青霉素，所以他通过静脉滴注给患者用药。但试验结果令他感到惊恐和沮丧，在接受滴注青霉素后，患者开始打冷战并出现高热。他立刻想到了原因：药物中有一种会引起发烧的有毒杂质。

好在爱德华·亚伯拉罕和钱恩立即着手清除了这种有毒杂质，这才让整个团队松了一口气。两人不负众望，成功解决了难题。为了获得尽可能纯粹干净的青霉素，他们还开发出一套复杂且包含多个步骤的萃取流程，包括对青霉素混合物进行两次色谱分析。为了防止混合物中的青霉素遭到破坏，他们还必须向其中加一些酸且将温度保持在冰点。这套萃取流程后来也问题重重。最后通过冻干法，提纯后的青霉素被做成了稳定的黄色粉末。

鉴于弗洛里决定对青霉素进行临床试验，而不仅仅把它当作一个以探索求知为目的的科研课题，青霉素的大规模生产成了迫在眉睫的问题。意识到青霉素的巨大潜力，弗洛里不得已打破了一个由来已久的铁律：大学院系不能生产产品，只能进行纯粹的科研。但有时只有打破惯例，一个人才能成为"领导者"。弗洛里就是这么做的，他在牛津大学自己所在的院系里建立了一个所谓的"生产部"——一座微型工厂。

希特利首先改良了人工培养霉菌的培养基。然后他又设计出了一种独特的方法来收集"霉菌汁"。如果采用常规方法进行收集，每个霉菌菌落使用一次就会破碎。希特利通过在生长状态良好的霉菌菌落下吹气，使菌落浮出培养液表面并保持完整。将"霉菌汁"取出后，他会注入新鲜的液体培养基。利用这种方法，从每份霉菌培养物中可以提取12份"霉菌汁"。（后来希特利开发了一种自动提取装置，"霉菌汁"的产量比前文提到的还高。）

然而有一个步骤希特利无法实现自动化。在新开发的萃取流程中，有一个步骤是在青霉素混合物的温度降低到冰点后，摇晃装有该混合物的玻璃瓶。这时出现了一个基本的问题：团队里没有足够的人手负责摇晃玻璃瓶。由于当时符合雇用条件的男性都在军队服役，所以额外再招些男员工基本上是不可能的。但无论男女，手都是一样的。于是希特利的团队又打破了另一个禁忌——雇用女员工。虽然他们雇用的人不多，但这是牛津大学史上第一次。那些受雇的女员工每天工作8小时，任务是在一个冷冻室里来回摇晃那些装有青霉素的玻璃瓶。因此，这些女员工有了一个统一的名字——青霉素女孩。

这时候，新问题又出现了——空间不够了。希特利想到了解决办法：使用比玻璃瓶更不占空间的又浅又平的长方形培养盘。但能制作这种培养盘的厂家都表示做出这种产品至少要6个月，并且价格高得离谱，学院根本买不起。这时，一直以解决难题著称的"创业家"弗洛里登场了，他联系了一位他之前在"世界陶艺之都"斯托克城认识的医生。得知他们的具体困难后，他让弗洛里给他邮寄了一份产品草图。那位医生朋友在当地找到了一家愿意以合理价格快速生产那种培养盘的公司。样品生产出来后，希特利亲自去了一趟斯托克城，从3个符合草图的样品中选择了一个，又过了几周，大量符合要求的培养盘到了。

1年后，弗洛里又找到一个新颖的方法来扩大他的生产部门——他找了牛津大学病理学系的一间动物解剖室。听起来这似乎没有什么特别之处，但这间解剖室独一无二，因为它是专门为解剖和研究犀牛和大象的尸体而建造的。因此，这个空间足够大且距离足够近的解剖室成了弗洛里的第一个青霉素"工厂"。

生死时速的临床试验：战时的挑战

与此同时，青霉素在人类身上的研究也进展迅速。弗洛里和同事们给威廉·邓恩爵士病理学系的每个人都注射了青霉素，结果没有发现任何人有不良反应。大规模人体临床试验的计划提上了日程，但首先要做的是储备足够多的青霉素。在储备工作完成前，弗洛里被要求去治疗一位因败血症而病危的警察。起初，在接受治疗后这名警察的病情有了显著改善，但由于他需要的青霉素剂量实在太大了，以至于弗洛里储备的青霉素也消耗殆尽。于是弗洛里只得和同事们尝试从患者的尿液中回收一些青霉素，但即便做到这个地步，青霉素最终还是用光了。那名警察的病情再次变得严重，最后因病去世。自此弗洛里发誓除非手头有足够的青霉素，否则决不再给人治病。

这一次，弗洛里又想到了独特的解决办法。用这个办法，即便是在青霉素储备很少的情况下也可以进行青霉素人体临床试验。弗洛里说：既然储备量小，那我们就去治疗小患者吧！第一批试验对象是一些非常年幼的儿童。他们找到5名受试者：4名符合条件的儿童和一名身材矮小的成年人。试验结果非常惊人：4名儿童都被成功治愈；但那名成年人没能获救，因为他颅底的静脉中有一个感染的血块，这个血块与颈动脉很近，导致动脉壁感染，动脉鼓胀形成了动脉瘤。后来，尽管他的感染已经减弱，但动脉瘤破裂了，他最终因严重的脑出血去世。（尸检证实，青霉素已完全治愈了这名患者的感染。）弗洛里的研究团队对这次临床试验的结果感到震惊。弗洛里一直以来都用最谨慎的措辞来描述实验结论，这一次他评价道，发生在患者身上的现象"几乎可以被称为'奇迹'"。这次临床试验的成果于 1941 年 8 月发表。此后没过多久，钱恩想去为青霉素申请专利，但弗洛里不同意，他认为这样做是不道德的。后来，弗洛里和钱恩在这个问题上进行了多次激烈的争论，但弗洛里态度坚决。钱恩如此执着自然有他的顾虑，他担心如果牛津大学的研究团队没有申请该专利，那么其他人就会去申请。后来事情的发展证明钱恩是对的。

之后弗洛里又意识到一个问题：他在牛津大学建立的生产部门的产能永远无法满足英国战时对青霉素的需求，于是他和英国每一家制药公司的主管商谈生产青霉素的事宜。然而结果并不理想，除了帝国化学工业公司展开了必要的实验外，弗洛里与其他公司的商谈均以失败告终。

从 1942 年 1 月开始，弗洛里从帝国化学工业公司那里获得了额外的青霉素，他给 15 位患者的静脉注射了青霉素，同时还 172 名患者局部使用了青霉素。通过测量患者血液中青霉素的含量并研究其临床效果，弗洛里最后为每种疾病的治疗确定了恰当的青霉素使用剂量。如果放到今天，任何国家的政府都不会允许将一种只在 21 名患者身上做过临床试验的药物广泛应用，更何况那 21 名患者中还有 2 位去世了。另外，如果一种药物像青霉素一样会杀死豚鼠，现在也绝不可能被允许大范围使用。但由于当时正处在战争时期，条件极其艰苦，弗洛里通过一丝不苟的研究获得的观察结论已经足以让青霉素赢得人们的信任。当然，幸运女神也眷顾着弗洛里——弗洛里用很多种动物做了测试，但就是没用到豚鼠。

媒体风波与战时奇迹：谁是"第一人"？

大约也是在这个时候，阿尔姆罗斯·赖特爵士给《伦敦时报》写了一封非常著名的信，他在信中把弗莱明称作"青霉素的发现者"。但编辑罗伯特·罗伯逊回应说弗洛里才是青霉素的发现者。结果成群结队的记者瞬间涌向了弗莱明和弗洛里。虽然这种状况在如今这个消息"爆炸"的时代是常有的事，但在那时，这可是人们闻所未闻的大事件。令人难以置信的是，这两人的个性在这时都发生了 180 度转变：弗莱明变得爱出风头，弗洛里开始寻求清静。没人能想明白两人发生如此大反转的原因到底是什么。

在任何情况下，媒体都只会报道喜欢表达的采访对象的事。由于弗莱明愿意和记者们聊天而弗洛里默不作声，因此报纸上到处都是关于弗莱明的事情，而几乎没有任何关于弗洛里的消息。虽然大多数报道都言过其实且都是一面之词，但弗莱明也没纠正它们。后来，连医学期刊和书籍也开始以报纸的报道为基础，出版有关青霉素历史的"虚构小说"。这时弗莱明的反应很有趣，他不光自己嘲笑那些新闻媒体对他的评论，还和朋友们一起拿媒体的观点开玩笑，并让他的秘书将所有错误的新闻和文章做成剪报进行存档。

无论两人的初衷为何，这件事都产生了后果。多年后，报社老板比弗－布鲁克勋爵因为从报社记者那里获得了关于青霉素历史片面且错误的观点，并且他还莫名觉得弗洛里对他嗤之以鼻，于是力劝诺贝尔奖委员会将生理学或医学奖单独授予弗莱明。

弗莱明阅读了牛津团队于 1941 年发表在《柳叶刀》杂志上的论文后，决定亲自去看看这些科学家在做什么。钱恩有幸带领弗莱明从头到尾参观了他所在的科研部门。但这时弗莱明又变成了以前那个内向的家伙，他一言不发，给钱恩留下了一个"什么也不懂"的糟糕印象。

没过多久，因为要治疗一名濒死的患者，弗莱明想从弗洛里那里获取一些青霉素。但由于弗洛里那时也几乎没有青霉素储备了，他只能将那名患者纳入他当时正在进行的临床试验。弗莱明的患者在接受了青霉素治疗后，奇迹般地痊愈了。弗莱明大受震撼，他联系了他的好友安德鲁·邓肯爵士，想通过这位时任英国供应大臣的朋友请求政府帮助生产青霉素。

在战争初期，英国之所以能将军队成功从敦刻尔克海滩撤离，是因为他们使用了大量（主要属于私人的）小型帆船以将运输军队分散开来，这才避免了德国空军对所有运输船只的轰炸。与此类似的是，如果英国只建造一座超大型中央工厂来制造青霉素，那么德国军队很容易就能将其摧毁，所以英国青霉素委员会决定采取的思路是：大小结合。青霉素本身的制造特性也让这一思路成为可能，因为它可以在任何人们能想到的地方，用任何可用的设备生产。事实上，包括牛奶罐、牛奶瓶在内的任何瓶瓶罐罐都能用来培养霉菌。因此，尽管当时已经有几家相当大的公司正在进行青霉素的商业规模生产，但社会上还是出现了大量青霉素"小作坊"——英国各地的地下实验室都在努力生产青霉素。最终，这些来源五花八门的青霉素都被收集在一起。英国供应部也出了一份力，他们为运送青霉素的车辆提供了宝贵的汽油（以及包括镀锡白铁罐在内的其他战时紧缺物资）。令人称奇的是，英国就是以这种方法生产出了其军队和平民在整个战争期间所需的所有青霉素。

弗洛里最好、最稳定的青霉素来源之一是一家名叫肯德尔·毕夏普的公司。该公司的工厂位于伦敦东区。由于有许多实业公司和造船厂也在那里，所以伦敦东区成了德国轰炸机的主要目标。后来肯德尔·毕夏普的工厂周围街区的所有建筑都被摧毁了，但不知为何，那座英国最好、最稳定的青霉素生产工厂在废墟里完好无损地屹立着。

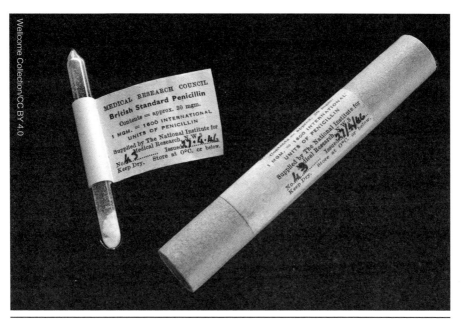

Wellcome Collection/CC BY 4.0

●当时的英国标准玻璃瓶装青霉素

跨越大西洋的研究接力：美国的推动

　　在 1940 年弗洛里团队发表第一篇论文后不久，美国的医生和研究者也陆续做出重大贡献。事实上，第一个接受青霉素全身系统性治疗的患者不在牛津，而是在纽约的哥伦比亚长老会医院。那名患者的主治医生马丁·亨利·道森组建了一个规模虽小但实力强劲的团队，成员包括他自己、生物化学领域的天才卡尔·迈耶博士（许多人认为他应该获得诺贝尔奖），以及杰出的微生物学家格拉迪斯·霍比博士（他写了一本关于青霉素历史的书）。在弗洛里团队的第一篇论文刊登在《柳叶刀》杂志上的 5 周后，这个美国科研团队就开始使用罗杰·里德医生提供的青霉菌来治疗患者。（钱恩也给他们提供了一份青霉菌样本，但该样本没有产生青霉素。）道森的研究

251

团队于 1941 年 5 月在美国临床调查研究学会的会议上公布了他们的研究成果。

但为北美地区进一步生产和使用青霉素提供最强推动力的是同年霍华德·弗洛里的美国和加拿大之行。弗洛里之所以答应踏上这趟具有历史意义的旅程，原因有三：首先，他听说德国人正试图通过瑞士人调查有关青霉素的情况，所以他警告所有可能拥有青霉菌的人不要把青霉菌样本给任何外国人。其次，他信赖北美的人民，并且相信他们将会在战争中支持英国。最后，除了帝国化学工业公司外，英国其他所有制药公司都拒绝了他生产青霉素的提议。在迫不得已的情况下，曾大力举荐弗洛里在牛津大学任职的英国医学研究委员会秘书爱德华·梅兰比爵士建议弗洛里去美国和加拿大发掘大规模生产青霉素所需的经济和制造潜力。弗洛里设法从洛克菲勒基金会那里获得了此行的赞助资金，带上一份青霉菌样本出发了。

弗洛里和诺曼·希特利于 1941 年 7 月 3 日抵达纽约。第二天，也就是美国独立日当天，约翰·富尔顿教授及其夫人在纽黑文盛情招待了他们。之后，富尔顿安排他们两人去伊利诺伊州的皮奥里亚拜访时任美国农业部北部地区研究实验室发酵部负责人的罗伯特·科希尔博士。科希尔热情地接待了这对搭档，并表示会全力支持他们。在双方交流的过程中，科希尔提出了一种青霉素可能的理想制造方法——深层发酵法。这种制造工艺需要将青霉菌浸没在培养基表面下，这种方法很有可能让青霉素的生产制造变得更高效、更方便。事实证明，他当时说得完全正确。因此深层发酵法成为美国对青霉素大量生产做出的最重要的贡献。

专利"争夺战"：关于青霉素的合作与博弈

之后，科希尔又安排希特利与他实验室的生物化学专家安德鲁·莫耶博士一起工作。但这位莫耶博士是个学术无赖，同时还是一个狂热的反英分子。由于洛克菲勒基金会为希特利提供了资金支持，而资助北部地区研究实验室的是莫耶的赞助方，所以洛克菲勒基金会和北部地区研究实验室签署了一份协议，约定双方应当共同发表他们所有的研究成果并共享所有专利使用费。希特利把他掌握的所有关于青霉素的知识都教给了莫耶。莫耶提出，可以在培养基中加入玉米浆和乳糖这两种对青霉菌来说极有营养的基质。最终这个主意让青霉素的产量增加了 20 倍。

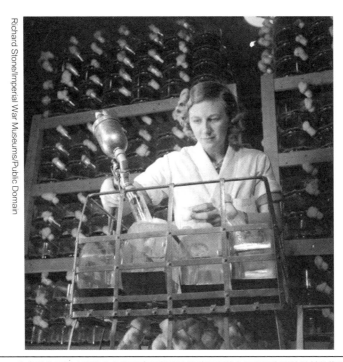

●一名实验室工作人员将含有青霉素霉菌的溶液喷洒到装有玉米浸泡液培养基的烧瓶中，
以促进霉菌进一步生长

在希特利离开美国之前，他和莫耶就他们的研究成果写了一篇论文。他们讨论了最终稿，并且莫耶同意了希特利对论文的所有修改。但在希特利离开后，莫耶把希特利的名字从论文里删除并独自发表了论文。由于莫耶的无耻操作，他成了论文的唯一作者，因此用玉米浆和乳糖培养青霉菌成了莫耶一人的专利。尽管希特利和莫耶在美国获得的所有专利使用费必须由基金会和实验室共享，但莫耶发现了一个法律漏洞并在英国申报了3项专利。不过，最终正义还是战胜了邪恶，莫耶没有拿到他想通过背信弃义换取的财富。

在科希尔的施压下，农业部强迫莫耶把他赚到的每一分钱都退还给了青霉素项目的两个赞助方。最后，美国和英国的制药公司都在美国申请了深度发酵技术相关的其他专利，还在英国申请了半合成青霉素的专利。为了避免那些财政困难的英国盟友破产，美国公司将对方需要支付的青霉素专利使用费降到最低，并一降再降。尽管如此，英国的制药公司还是得向他们的美国同行支付数百万美元的专利使用费，这个损失直到半合成青霉素量产后才得到补偿。

当上述所有事情都在有条不紊地进行时，皮奥里亚研究实验室的霉菌学家肯尼斯·雷帕博士正在世界各地寻找能产生青霉素的更好的青霉菌样本。让他没想到的是，最好的青霉菌样本就在自家后院。当时，雷帕派一位助手把当地市场上能买到的所有水果都买了一份送到雷帕的家里。然后雷帕从助手买回的蜜瓜中成功分离出了产黄青霉菌。这种霉菌产生的青霉素比世界上已经发现的霉菌中的都要多，并且在深层发酵条件下该霉菌在培养基中也生长得很好。因此，那位买水果的"著名"助手余生一直被称为"霉菌玛丽"。

荣誉、冲突与争议：青霉素的发展

弗洛里回到英国后，有几件事导致他与其美国同事之间的友好关系宣告破裂。美国自从 1941 年 12 月参战后，就一直拒绝透露任何与青霉素有关的实验工作信息，理由是这些信息属于战时机密，但当时希特利已经向美国方面提供了牛津大学科研团队在青霉素方面的全部研究成果。事实证明，美国科学家所发现的深层发酵生产技术原本可以让英国更早提高青霉素产量。当青霉素委员会在英国召开第一次会议时，弗洛里在会上明确表达了他对美国所作所为的愤怒之情。弗洛里的发言让委员会成员们意识到了事情的严重性，他们和美国方面进行磋商并解决了这个问题。后来，又曝出安德鲁·莫耶的"专利事件"（他于 1945 年 5 月先后在美国和英国申请了专利），弗洛里又一次愤怒了。事实上，这件事造成了钱恩和弗洛里之间一生的隔阂。战争结束后，心怀不满的钱恩离开牛津去意大利工作了一段时间，后来他又回到英国担任伦敦帝国理工学院生物化学系的教授和系主任。

之后又出现了一些争论。美国人格拉迪斯·霍比称，青霉素并不是第一种用于治疗人类感染的抗生素，勒内·杜博斯发现的短杆菌素才是第一种。短杆菌素也是一种抗生素，可局部应用以治疗感染，与另外两种抗生素混合制成眼药水来治疗眼部感染。不过，弗莱明和潘恩用所谓的"霉菌汁"治疗眼部感染远早于杜博斯。最重要的是，青霉素可以通过注射用于治疗全身性感染，而短杆菌素则不行。

皮奥里亚研究实验室的科希尔想出了一个绝妙的主意：对雷帕发现的"哈密瓜霉菌"进行基因突变，从而生产出更多青霉素。他请求全国各地的顶尖科学家对雷帕的霉菌标本进行光照、X 射线辐射或化学品实验。纽约冷泉港卡内基实验室的科学家们在用 X 射线辐射产黄青霉菌后，成功获得了一种突变体。

这种突变体产生的青霉素比产黄青霉菌还要多 10 倍。

美国的青霉素研究是由科学研究与发展办公室负责监督的。在该办公室的领导下，青霉素在治疗细菌性肺炎、慢性骨感染、伤口感染、心脏瓣膜感染、淋病和梅毒的临床试验上获得了巨大的成功。在得知这些试验结果后，3 家美国制药公司（施贵宝、默克和辉瑞）对生产青霉素产生兴趣，并且施贵宝和默克制订了一个合作计划。随后，科学研究与发展办公室选择了 22 家公司在美国生产青霉素。在第二次世界大战的前半段，这些公司都在建材和物资供应上获得了优待。

弗莱明、弗洛里、钱恩和亚伯拉罕因为他们对医学做出的杰出贡献而获得了许多荣誉和奖项。弗莱明和弗洛里于 1944 年受封爵士。1945 年，诺贝尔奖委员会将诺贝尔生理学或医学奖授予弗莱明、弗洛里和钱恩。钱恩和亚伯拉罕也分别于 1965 年和 1980 年受封为爵士。弗莱明在去世后还获得了英国

Osama Shukir Muhammed Amin FRCP (Glasg)/CC BY-SA 4.0

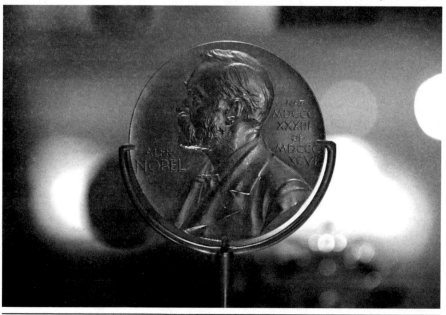

●授予弗莱明的诺贝尔生理学或医学奖奖章

最高等级的哀荣：他于 1955 年 3 月 11 日葬于伦敦圣保罗大教堂的地下墓室。此后不久，圣玛丽医院的预防接种部门更名为赖特－弗莱明研究所。

青霉素的"遗产"：抗生素的兴衰与未来挑战

青霉素彻底改变了感染类疾病的治疗方法。青霉素的初期研究刚刚成功，半合成青霉素和可以口服的青霉素也被开发了出来。之后，更有效的抗生素很快也出现了。第一种是链霉素，这是一种由罗格斯大学的塞尔曼·瓦克斯曼和其同事们一起开发的广谱抗生素（"antibiotics"，即抗生素，就是瓦克斯曼创造的）。链霉素之所以特别重要，是因为它能有效治疗结核病和其他某些青霉素无法治疗的细菌感染。

不久后，各个制药公司也纷纷推出了自己发现的其他广谱抗生素：莱德利实验室在 1948 年推出了金霉素，辉瑞公司在 1950 年推出了土霉素。第一种完全由人工合成的抗生素氯霉素是帕克－戴维斯公司在 1949 年研制出来的，这种抗生素在治疗伤寒方面效果奇佳。就这样，弗莱明在 1929 年所做的观察研究在 20 世纪中叶催生出了一个庞大的制药工业，而这个工业又生产出种类众多的抗生素。现在，由于美国食品和药物管理局的批准标准变得非常严苛，美国制药行业意识到推出任何一种新药都可能要花费超 2 亿美元，所以如今的研究者反而比以前更小心谨慎。还有一个问题，细菌对我们所用的药物（包括青霉素）逐渐产生了耐药性。例如，具有耐药性的肺炎球菌菌株的比例从 1987 年的 0.02% 上升到了 1994 年的 6.6%。一个令人难以置信的事实是，在我们所处的"化学医疗"时代，1994 年美国有 13 300 名住院患者因耐药性细菌感染而死亡。

50 年前，医生们相信，随着链霉素的出现，到 2000 年结核病就会像天花一样被消灭。但链霉素向来有效的抗菌作用在某些结核杆菌菌株身上失效了，那些结核杆菌的基因通过某些方式让菌株获得了耐药性。由于这些耐药菌株的出现，每年有 800 万人感染严重的结核病，其中有 200 万人，即便用尽了化学治疗手段，仍然因病去世。

某些耐药菌株出现的部分责任在于医生自身，他们太过频繁地使用抗生素治疗病毒性感染，尽管他们明知抗生素对很多病毒性感染没有效果。但为了给患者一种他们正在进行治疗的感觉，他们还是装模作样地使用了抗生素。

解决这个问题的办法貌似很简单：开发出对这些新出现的细菌变异菌株有效的抗生素。阿尔伯特·爱因斯坦医学院在结核病研究领域的领军人物巴里·布鲁姆博士和他的同事威廉·雅各布斯博士以及詹姆斯·萨切特尼博士开发出了 6 种新的实验性药物。这些新药在体外实验中对具有耐药性的结核杆菌有效。但到目前为止，还没有一家制药公司愿意对这些药物进行进一步的研制开发。其原因有很多：首先，正如我们前面所说的，制药公司如果想获得政府的许可推出一种新药，那么他们可能得支付 2 亿美元以上的费用，这是任何一家制药公司的负责人一开始就必须去考虑的经济因素。其次，一种药物即使已经获批，也有可能在日后因某种隐藏多年的副作用而走向灾难性结局——被勒令停止使用。在过去的 10 年中，不止一种新药遭遇了这种悲惨的命运。

虽然推出一种新的抗生素需要极其高昂的花费，但制药公司并没有因此彻底停滞不前，它们仍然在继续寻找"前途无量"的新型抗生素，以及能对抗病毒和寄生虫的其他种类的药物（现有的抗生素对病毒和寄生虫无效）。

10

莫里斯·威尔金斯

与

DNA

-1952-

藏在论文注脚里的人：弗里德里希·米歇尔

我们和 83 岁的埃尔文·查戈夫①坐在一起还没有几分钟，这位哥伦比亚大学生物化学名誉教授就指着书架上放着的一套 1871 年的德国医学期刊，用带有维也纳口音的英语大声说道："你们知道发现 DNA 的功劳到底谁最大吗？"还没等我们回答，他继续说道："是弗里德里希·米歇尔，他在这篇 1871 年的文章里描述了他的发现。"查戈夫的食指继续指向那套期刊。

"我们恐怕没有听说过他。"我们小心翼翼地说。

"不，我非常确定，不过你们肯定听说过被我们的大众传媒当作圣人宣传的诺贝尔奖获得者，詹姆斯·沃森和弗朗西斯·克里克吧。"

"我们也听说过莫里斯·威尔金斯、罗莎琳德·富兰克林、奥斯瓦尔德·埃

---

① 奥地利犹太生物学家，以发现查戈夫法则而闻名，为 DNA 双螺旋形结构的发现奠定了基础，曾获得美国国家科学奖章。

弗里，还有弗雷德·格里菲斯和马克斯·冯·劳厄。"我们有些不服气地辩解道。

"米歇尔发现 DNA 是一个化学实体。这对你们来说不重要吗？"

"非常重要。等我们回到旧金山后，就去查一查他的事情。"我们也确实这么做了。

查戈夫是对的，所以本章的内容将从弗里德里希·米歇尔开始。虽然米歇尔的发现堪称伟大，但在 1953 年那篇关于脱氧核糖核酸（DNA）的著名文章出现在《自然》里之前，在任何用英语写成的科学或医学出版物中，人们对米歇尔的描述都仅限于一句话或一个脚注。另外，有 3 本在 20 世纪 70 年代出版的书简要地描述了米歇尔的研究。

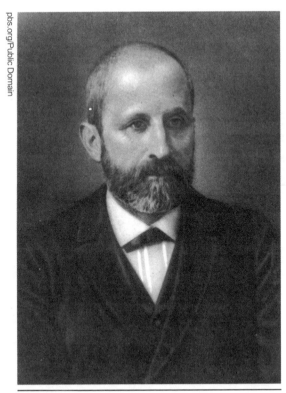

●弗里德里希·米歇尔

生命的字母表：核蛋白的研究和遗传密码的猜想

弗里德里希·米歇尔是一个讲德语的瑞士人。1868 年，在蒂宾根，他在著名生物化学家恩斯特·霍佩－塞勒的实验室里开始了他的研究。米歇尔很害羞，而且沉默寡言，他想要解答一个问题：构成细胞核的究竟有哪些化学物质？

在米歇尔开始研究之前，没有人知道细胞核的作用，更不用说细胞核的构成了。困难之处不仅在于如何获得纯粹的细胞悬液，也在于如何从包裹着细胞核的细胞质中分离或提取出小之又小的细胞核。

米歇尔克服了以上两个困难。他知道血液中的白细胞有相对较大的细胞核和不多的细胞质，他决定收集白细胞。但是从哪里获得白细胞呢？米歇尔找到了一个"肮脏"的答案：收集蒂宾根一家诊所丢弃的外科绷带。绷带上布满了以脓的形式存在的白细胞，这些绷带成为米歇尔可怕、令人作呕的有核细胞来源。

通过反复试错，他终于将提取到的白细胞的核物质与细胞质分离开来。最终被提取出来并加以提纯的化学物质，被米歇尔称为"核蛋白"。他不仅知道核蛋白中含有蛋白质，还认识到除了蛋白质成分，其中还有一种此前不为人知的化学物质。因为这种新物质富含磷，所以米歇尔假设核蛋白是细胞核向细胞质持续供应磷的途径。即便当时的米歇尔只有二十四五岁，但他已经知道自己有了一个了不起的发现，但他的上级恩斯特·菲利克斯·霍佩－塞勒拒绝在 1869 年发表他的论文。霍佩－塞勒将发表推迟了两年，直到他自己能够验证其准确性。今天，如果一个聪明的年轻研究者在发表一篇他认为极为重要的文章时如此受挫，他可能会咨询律师或向美国国家卫生研究院的科学诚信办公室投诉。但米歇尔只要求在他 1870 年最终发表的文章中附上说明，表明研究已于 1869 年完成，寄希望于此举可以保护他做出杰出发现的优先权。

米歇尔知道，他新发现的核蛋白拥有大分子量。在一个具有先见之明的评论中他指出，像核蛋白这样大而复杂的化合物可能具有遗传物质的功能。在 1892 年他写给叔叔的一封信中，他说他发现的核蛋白是一个非常大且复杂的分子，仅其中碳原子的异构现象就可以提供足够数量的具有不同作用的分子以携带无数遗传特征。在一个非常恰当的类比中他指出，这种化学传递可能类似于任何一种语言的单词和概念都可以通过使用该语言的 20 ~ 30 个字母来"达到表达的目的"。他是正确的，因为莎士比亚在他的戏剧和诗歌中使用了大约 35 000 个不同单词，而如此丰富的单词完全是由英语字母表中 26 个字母组成的。

然而 51 年来，没有人注意到这个关于遗传密码的第一个暗示。直到 1943 年，埃尔温·薛定谔引入"遗传编码"的概念。

尽管米歇尔关于"化学传递"的概念可能具有前瞻性，但他并不认为起到遗传作用的物质是核蛋白中蛋白质以外的成分。在他之后的半个世纪里，所有研究者都跟他一样相信，遗传物质的传递者可能是核蛋白中的蛋白质。

米歇尔在 1871 年离开霍佩 - 塞勒的实验室回巴塞尔担任生理学研究院院长，与之几乎同时，他的发现被刊登在霍佩 - 塞勒自己的期刊上。此后，米歇尔一直留在巴塞尔，直到他于 1895 年去世。

在米歇尔 24 年的任职期间，他的主要时间都用来教学和建设瑞士第一座解剖和生理学研究院。这座名为"维萨里亚"①（Vesalianum）的建筑至今仍然屹立不倒。在台阶的顶端，有一座不起眼的米歇尔半身像。据我们所知，这

---

① 为了纪念人体解剖学开创者安德烈·维萨里，维萨里即"Vesalius"。——编者注

座半身像和他 1871 年的那篇论文（前面查戈夫在我们拜访他时提到的论文）是仅有的能够证明这位非凡人物曾经存活于世的实证。在他去世前的几个月，他收到了欧洲著名生理学家卡尔·路德维希的一封信，信中路德维希向他保证，他将永远被后人铭记。

光影解码：核酸的组成与晶体学

米歇尔在死前确实得知他的同事理查德·阿尔特曼已于 1889 年从核蛋白中分离出了蛋白质，并将余下的成分称为核酸。他可能还了解到，德国生物化学家阿尔布雷希特·科塞尔发现了核蛋白中含有嘌呤和嘧啶，但这些碱基的确切数量尚未确定。科塞尔在 1910 年获得了诺贝尔奖，以表彰他在生物化学方面的卓越成就。

尽管在世纪之交之前人们就怀疑核酸中含有磷酸盐、嘌呤和嘧啶分子，但直到 1909 年，那位才华横溢但性格反复无常的生物化学家菲巴斯·利文才在酵母的核酸中发现了一种糖：D- 核糖。20 年后，他在胸腺核酸中检测到另

Benjah–bmm27/Public Domain
Sunridin/CC BY–SA 3.0

● D- 核糖（左）和 D-2′- 脱氧核糖（右）

一种糖——D-2'-脱氧核糖。

利文和米歇尔一样，认为核酸是大分子复合物，其中包含一种被他命名为"核苷酸"（由磷酸盐、糖和嘌呤/嘧啶碱基组成的单元）的物质。尽管做出了这些重大贡献，但他仍然相信细胞核中的遗传物质存在于蛋白质中。他无法想象一个仅由一个糖、一个磷酸盐、几个嘌呤和嘧啶，以及一些水分子组成的简单大分子，可以传达人类染色体能传递的数以亿计的宏观和微观遗传指令。

自路易·巴斯德和其他人取得划时代发现以来，米歇尔和利文都很清楚，分子的特性不仅取决于原子成分，还取决于这些原子的物理和化学的相互关系。但他们以及与他们同时代的人都不知道的是，大分子的特性不仅取决于其分子构成，还取决于这些构成单元的相互关系。就像英语仅靠 26 个字母就能形成海量的单词一样，20 世纪的化学家和生物学家们以新发现为基础，借助天才般的思维，偶然间了解到这一事实：作为大分子的 DNA 虽然只由几种不同的分子组成，但它们凭借无数种组合方式，让这个看似简单的大分子有办法可以携带上百亿条遗传信息。

1912 年，德国物理学家马克斯·冯·劳厄取得了一项发现，爱因斯坦将其描述为"物理学中最美丽的发现之一"。劳厄观察到，如果将一个单晶体暴露在 X 射线下，照相底片上就会留下特定的阴影。劳厄宣布此发现后不久，威廉·亨利·布拉格发现这些阴影是原始 X 射线与晶体中的原子碰撞产生的衍射造成的。随后，布拉格和他的儿子威廉·劳伦斯·布拉格观察到，X 射线穿过不同的晶体在照相底片上形成的斑点是不同的，并且经过充分研究，他们形成了对晶体空间结构的理解，开创了晶体学。如今，借助 X 射线衍射的知识与技术，人们可以确定任何晶体的原子结构。

几十年后，科学家们通过 X 射线衍射技术确定了大分子（如核酸）的分

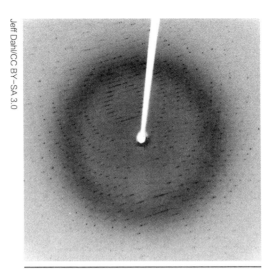

Jeff Dahl/CC BY-SA 3.0

●一种蛋白酶的 X 射线衍射（布拉格衍射）图

子间关系。但在此之前，要想让科学家们有足够的兴趣研究核酸悬浮液中的嘌呤、嘧啶、糖和磷酸盐，科学界必须取得其他进展。

转化之谜：格里菲斯的观察

1927 年，英国医生弗雷德·格里菲斯观察到一件令人非常费解的事。当他给老鼠皮下注射一种无害的活肺炎球菌培养物（以及一种已经被灭活的有毒肺炎双球菌）后，老鼠第二天就死了，它们的死是由无害的肺炎双球菌引起的。这些肺炎双球菌的后代变成了有毒的肺炎双球菌。更神秘的是，这些曾经无害、现在致命的细菌将致死的"血统"永远地赋予了它们的后代！

在完全符合常识的科学世界中，"死者"怎么会上演"活的奇迹"呢？让格里菲斯和证实他发现的人丝毫没有想到的是，正是米歇尔在 40 年前从脓液中提取的那种物质导致无害的肺炎双球菌发生了这种致命的转化。

格里菲斯可能从未听说过米歇尔，也从未听说过 DNA。因此，他得出结论，已死的有毒肺炎双球菌培养物为旺盛生长的无毒肺炎双球菌提供了"食粮"，摄入了这种东西后，无毒的肺炎双球菌以某种方式产生了有毒的肺炎双球菌。他非常相信这个理论，而完全忽略了一个事实，即最初无毒病菌的有毒后代在"食粮"完全不存在的情况下，一代又一代地传递了它们致命的毒性。

对于格里菲斯观察到的这种细菌转化现象，尽管他得出了关于形成机制的错误结论，但他的发现具有不朽的重要意义。当然，他的发现在当时根本没有引起遗传学家们的兴趣，他们仍然全神贯注于他们最喜欢的实验对象——果蝇。但是在 1931 年，格里菲斯划时代的观察引起了一位非常害羞、身材矮小，并且有点儿谢顶的单身汉的关注，他名叫奥斯瓦尔德·西奥多·埃弗里，是一位出生在加拿大，曾做过医生的科学家，当时他在洛克菲勒研究所工作。

埃弗里年轻时曾与生物化学家迈克尔·海德尔伯格一起工作，他们发现了 4 种肺炎双球菌囊状覆盖物的化学性质，这些性质不仅决定了它们的毒性，还决定了它们的血清特异性。两人还发现，每种肺炎球菌的囊状物都由一种特定的多糖组成。

这 4 种多糖虽然由相似的单糖分子构成，但有着明显不同的生物学特性。这一发现很可能让埃弗里在职业生涯的早期就产生了模糊的认知：任何大分子的生物学特性都取决于其构成单元的相互关系。然而，直到 20 世纪下半叶，即使是最杰出的生物化学家也没有充分认识到这一事实。确实，如果米歇尔或他的继任者意识到大分子的生物学特性依赖于其组成单元的相互关系，那么 DNA 的遗传功能就不必等待半个多世纪才得到认可。埃弗里也还没完全意识到这一全新且丰硕的成果，因为当时他正打算让他的下属确认格里菲斯令人困惑的发现中是否存在任何真相。

266

没过多久，埃弗里的助手莱昂内尔·阿洛韦就证实了格里菲斯的发现。他报告说，只需将灭活的有毒肺炎双球菌的提取物添加到试管中的活的无毒肺炎双球菌菌落中，即可将无毒的肺炎双球菌转化为有毒的。在此之后，埃弗里便不知疲倦地投身于研究到底是什么样的化学物质促成了这种转化。不幸的是，突发的甲状腺功能亢进症让埃弗里在之后4年的时间里几乎丧失了活动能力，但他找到这种化学物质的顽强决心并没有动摇。当格里菲斯在1941年被德国的炸弹炸死时，埃弗里得到了一张格里菲斯的照片，这张照片一直放在他的办公桌上，直到他从洛克菲勒研究所退休。

细胞"炼金术"：证实DNA的转化能力

埃弗里并非孤身一人。1935年，加拿大医生科林·麦克劳德和1941年刚从约翰斯·霍普金斯大学毕业的医生麦克林·麦卡蒂加入了研究行列。为了寻找被他们称为"转变因素"的物质的化学本质，两位医生都在长达13年的时间里做出了巨大的贡献。

在分析转变因素提取物的早期，他们检测到了一定量的DNA。尽管提取物中还存在少量蛋白质和其他化学物质，但埃弗里－麦克劳德－麦卡蒂团队的一位或多名成员，天才般地选择了DNA片段作为深入研究的对象。虽然我们永远也无法确定这个人或这些人的身份，但我们可以肯定，埃弗里作为团队的领导者，起到了重要作用，因为就算埃弗里不是做出选择的人，他至少也得同意这个选择。

在很多年里，这3位学者使用了所有可用的免疫学、化学、生物学和物理化学工具从特定的提取物中分离DNA，并且仅分离DNA。从早些时候开始，他们所测试的提取物的任何 DNA 分离物就都具有转变因素。困难在于如何让 DNA 完全摆脱所有的蛋白质，正是这些蛋白质与 DNA 一起构成了肺炎球菌的核蛋白成分。没有人比埃弗里更清楚：几乎所有人都认为，只有为人所熟知的复杂的蛋白质才能构成转变因素。他尤其清楚地记得，他早先很难让同事们接受的一个事实，即肺炎球菌囊状物中的毒素与复合糖而非蛋白质有关。

或许对 DNA 转化能力最引人注目的证明是，当他们添加一种会破坏 DNA 的血清酶时，转化能力会完全丧失。几年后，主要在麦卡蒂的努力下，他们的团队报告称，他们已成功分离并提纯了这种会破坏 DNA 的酶。

1943 年 12 月 10 日，在同事的强烈敦促下，埃弗里在对洛克菲勒研究所全体同事的演讲中宣布，他们从已死的Ⅲ型包囊肺炎双球菌中获得了纯 DNA，正是这些Ⅲ型包囊肺炎双球菌的 DNA 将未包囊的Ⅱ型肺炎双球菌培养物转化成了Ⅲ型包囊肺炎双球菌。

根据麦卡蒂的说法，在演讲结束时，他的同事们都为埃弗里鼓掌，但是当主席施奈德博士邀请听众提问或评论时，他们面对的是一片尴尬的沉默。最后，埃弗里的一位前同事站起来，描述了这项刚刚公布结果的研究经历了多少年艰苦的探索。然后他坐了下来。施奈德后来对麦卡蒂说："接下来又是一段长时间的沉默。最后，我实在忍不下去了，我说：'既然在座的各位已达成一致意见，那么现在休会。'"

这篇证明 DNA 是转变因素的有效化学物质的重要文章最终刊登在 1944 年 2 月的《实验医学期刊》上。

DNA 革命的静默序曲：埃弗里团队的发现遭冷遇

正如麦卡蒂在 1990 年告诉我们的那样，人们起初对他们的文章并不在意。很少有遗传学家会阅读《实验医学期刊》。此外，1944 年正值战争期间，《纽约时报》和其他所有新闻杂志都有太多令人眼花缭乱的故事要报道，所以不太关心像 DNA 这样的神秘化学物质是如何将Ⅲ型肺炎球菌转化为Ⅱ型肺炎球菌的。

人们无法接受这篇论文的一个更严重的问题在于，他们在洛克菲勒研究所的同事、一流生物化学家阿尔弗雷德·米尔斯基顽固地拒绝承认 DNA 是转变因素的本质。显然，他无法相信仅由几种嘌呤和嘧啶、磷酸盐和糖组成的 DNA 能够发挥这种作用。他坚信，只有一种复杂的蛋白质才能携带如此多的信息。

米尔斯基在研究所四处发表演讲，反对埃弗里团队提出的关于 DNA 的概念。在 1946 年 4 月的一次演讲中，面对基本上同一批洛克菲勒研究所的研究员，米尔斯基无情地攻击了埃弗里团队曾向其介绍的有关 DNA 概念的结论。尽管该小组一丝不苟地消除了任何可能存在的蛋白质，但米尔斯基坚持认为，所谓的纯 DNA 溶液仍可能含有 1%~2% 的蛋白质，而这一数量足以充当转变因素。

埃弗里坐在观众席上默默听着米尔斯基激烈的攻击，保持着绝对沉默。对米尔斯基发表的反驳论文，埃弗里也没有回应，但他在 1946 年变得非常沮丧。从在 1944 年宣布 DNA 的作用，到 1948 年安静地退休，这几年里他几乎没有取得任何成就。正如威廉·哈维 3 个世纪前所做的那样，71 岁的奥斯瓦尔德·埃弗里离开了科学界，在田纳西州纳什维尔默默无闻地与他的兄弟罗伊一起度过了平静的 7 年退休生活。

DNA 作为遗传物质的发现既没有得到承认，也没有被视为 20 世纪最重大的事件之一，埃弗里可能对此感到失望。但他可能不知道的是，他在20世纪40年代末获得了诺贝尔奖提名，但由于米尔斯基坚持否认埃弗里关于DNA的结论，诺贝尔奖委员会决定推迟颁奖并等待对他发现的进一步确认。

我们永远不会知道，当埃弗里在1953年读到威尔金斯、沃森、克里克和富兰克林的发现时做何感想。但他的同事科林·麦克劳德没有对他们的发现留下深刻印象。之所以这样说是因为麦卡蒂给了我们一份麦克劳德在阅读沃森的《双螺旋》后留给他的便条的复印件。上面写着：

> 关于双螺旋有何惊天动地的意义，也许有一天你会给我明示。即使这件事没有在某个星期二得到解决，也会在星期三或星期四，在其他某个实验室得到解决。
>
> 你沮丧的，科林

麦克劳德和麦卡蒂对DNA遗传潜力的揭示并没有当即获得强烈的反响，显然他们对此感到非常失望。诺贝尔奖获得者温德尔·斯坦利[1]在1970年评论道，埃弗里团队在1944年发表的内容是一项"尚未得到证实的发现"，但这种说法错得离谱。没有人比他更清楚，哥伦比亚大学脾气暴躁的生物化学家埃尔文·查戈夫在读到埃弗里的论文后，立即停止了他一直在做的化学研究，转而开始专注探索DNA的化学结构。查戈夫在1949年就发表了他的第一个论证，即在DNA分子中嘌呤和嘧啶的比例为1∶1。沃森、克里克和威尔金斯后来承认，查戈夫的工作对他们研究DNA的结构至关重要。

埃弗里等人在1944年的发现具有毋庸置疑的超凡意义，就像詹姆斯·沃

---

① 他从烟草病叶的提取液中成功地浓缩和分离出的高纯度的烟草花叶病毒蛋白质结晶，因此获得了1946年的诺贝尔化学奖。——编者注

森在《双螺旋》中说的那样，正因为他们证明了 DNA 是一种遗传分子，沃森和克里克才在 1951 年决定研究它的分子结构。

于是，在这份对未来具有深远影响的论文发表后不到 10 年的时间里，人类发现并证实了 DNA 的结构及其遗传机制。对一项如此重大的成就来说，这个时间跨度并不大。想想组织培养的诞生和脊髓灰质炎疫苗的实际应用，可是隔了 42 年之久。

忧郁的解码者：威尔金斯与 DNA 分子结构研究

每当我们回想起我们拜访莫里斯·威尔金斯的场景，就会下意识地想起济慈的两句诗：

> 哦，在快乐居住的殿堂里面，
>
> 隐匿的忧郁有一至尊的偶像。

我们不确定为什么一想到这位伟大的科学家，这些诗句就会自动浮现在我们的脑海中，也许是因为我们立刻想到了威尔金斯年轻时因妹妹患上逐步恶化的疾病而承受的巨大悲痛，也许是因为在 1953 年，他又一次经历了威廉·劳伦斯·布拉格所说的"真是倒霉"之事。这段经历我们将在后面详细叙述。但我们之所以想到济慈的诗句，似乎更有可能是因为威尔金斯亲口告诉我们，要想他快乐起来并不容易，因为"他更习惯于悲伤"。

让我们停止忧郁的话题，接下来我们要讲的是由威尔金斯开启并几乎彻底完成的故事，找到生命奥秘最终的拼图——DNA 的分子结构。

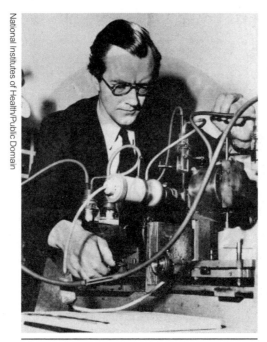

●莫里斯·威尔金斯

　　尽管莫里斯·威尔金斯可能是一位比拿破仑更富有洞察力的战略家，但拿破仑永远不会选择威尔金斯这个出生在新西兰的爱尔兰人成为他的元帅之一。威尔金斯被赋予了一些优雅的气质，但颐指气使并不是其中之一。他性格内敛，声音柔和，音调适中，从容不迫；他有一张英俊但略显脆弱的面孔，一双深陷的淡蓝色眼睛和一个笔直尖锐的鼻子。他的外貌体现了他的本质——一位博学而深沉的学者。

　　我们的故事从1944年开始，当时威尔金斯在伯克利为曼哈顿计划工作，每天郁郁寡欢地分离着各种铀同位素。与年轻的妻子离婚后，每到傍晚时分威尔金斯大概都十分孤单。就是在这样一个孤单的晚上，他研读了埃尔文·薛定谔写的那本《生命是什么》。

　　威尔金斯认为，正是读了这本书，他才决定战争一结束就投入对基因的研究中。他也阅读了埃弗里及其同事们的发现。因此早在 1946 年，薛定谔的书加上埃弗里的报告传递给了威尔金斯一个革命性结论：DNA 是遗传信息的传递者。

幸运的是，1947 年威尔金斯和他的上司，杰出的科学家约翰·兰德尔一起去了伦敦的国王学院。在那里，兰德尔不仅开始担任物理系的主任，还从严肃而保守的医学研究委员会（MRC）那里争取到了对建立英国第一个生物物理学系的财政补贴。在这个实验室成立之前，生物学家、医生，甚至生物化学家都认为物理学家对医学研究基本上没有任何贡献。实际上 MRC 之所以同意支持兰德尔，很可能不是因为他们期望实验室能够产出有意义的成果，而是因为他们在以这种方式感激兰德尔拯救英国免于德国空军轰炸的壮举。他们知道，整个雷达系统都依赖于兰德尔参与发明的核心部件——多腔磁控管。

因此从 1947 年开始，兰德尔承担了两项工作：管理国王学院的物理系和监督由 MRC 资助的生物物理学系。

年仅 31 岁的莫里斯·威尔金斯被兰德尔任命为生物物理学系副主任。兰德尔颇有拿破仑的气质，喜欢让既聪明又忠诚的科学家成为他的下属。他战前在伯明翰，战后在圣安德鲁斯都接触了威尔金斯，他就是兰德尔心目中理想的助手。值得称赞的是，兰德尔了解并赞同威尔金斯的直觉，即研究 DNA 的结构是理解遗传载体的正确途径。

迷雾中的一缕"光"：X 射线衍射与 DNA 分子结构

尽管兰德尔忙于领导两个系，但他仍然希望亲自解决一个科学问题。他选择研究精子头部的物理结构，因为他知道精子的核蛋白就集中在那里。他尝试用电子显微镜检查精子的头部来解决这个问题。1950 年，他让正在攻读博士学位的雷蒙·葛斯林通过 X 射线衍射的方法研究精子的这个结构。葛斯林对 X 射线衍射几乎一无所知，但亚历克斯·斯托克斯——兰德尔手下最有才华的物理学家之一，对将各种化学物质置于 X 射线下的衍射现象非常了解。兰德尔请他指导葛斯林。

尽管葛斯林很快掌握了 X 射线衍射的方法原理，但他发现（因为他手头的设备破旧不堪）自己无法获得满意的照片。绝望之中，他向威尔金斯要了一些 DNA，以便将其 X 射线衍射图与他成功获得的精子头部衍射图进行比较。

此前，威尔金斯从瑞士物理学家鲁道夫·西格纳那里得到了一些来自小牛胸腺的 DNA。西格纳对自己分离出的 DNA 的纯度和物理完整性感到非常自豪。他在 1950 年 5 月将样本带到了在伦敦举行的一次会议上。威尔金斯正是在会议上获得这种珍贵材料的人之一。

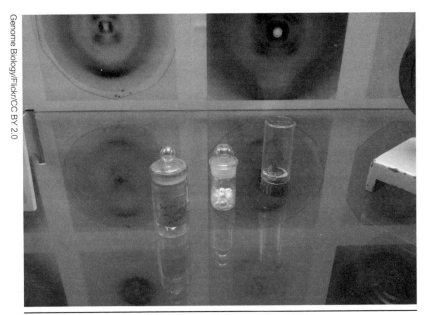

Genome Biology/Flickr/CC BY 2.0

●西格纳送给威尔金斯的 DNA 原始样本

对威尔金斯来说，得到这份精心提取的 DNA 是一件非常幸运的事。如果当时他没有收到这批 DNA，那么发现 DNA 分子结构的历史就会被改写。与威尔金斯收到的其他 DNA 样本不同，使用西格纳提供的 DNA，威尔金斯只需用干净的玻璃棒接触呈凝胶状的 DNA 块，即可从中拾取极为细长的单个纤维。

威尔金斯比葛斯林更想知道 DNA 会产生什么样的 X 射线衍射图，因此同意将一根 DNA 纤维交给葛斯林。虽然葛斯林得到了一塌糊涂的 DNA 衍射图，但这不妨碍威尔金斯从此加入葛斯林用 X 射线衍射方式研究 DNA 的行列。威尔金斯非常清楚，从威廉·阿斯特伯里到斯文·富尔贝里，研究者们都在使用这种方法来揭示大分子 DNA 的物理学结构。事实上，阿斯特伯里已经确定了 DNA 核苷酸之间的距离（3.4 埃①），富尔贝里甚至假设 DNA 可能具有螺旋结构。

最终，葛斯林找到了获得像样的 DNA 衍射图的方法：他把威尔金斯细心拉出的 35 条 DNA 纤维凑到一起进行拍摄。不仅威尔金斯和斯托克斯，可能连兰德尔都对此印象深刻。大概正是这第一张 DNA 衍射图让兰德尔在 1950 年的春天决定招募罗莎琳德·富兰克林进行为期 3 年的研究。兰德尔知道她是一位技术娴熟、极其专业的晶体学家，而威尔金斯和葛斯林在这个优雅但有些奇异的领域里不过是聪明的业余爱好者。

矛盾初现：困难重重的探索过程

不幸的是，在 20 世纪 50 年代中期，就在葛斯林得到相当令人满意的 DNA 衍射图供威尔金斯和斯托克斯分析时，英国海军部要求归还他们借给兰

----

① 1 埃 = 10^{-10} 米。——编者注

德尔的 X 射线机。威尔金斯对这件事并没有感到太难过。他相信，葛斯林和他最终可以使用国王学院另一个物理小组的 X 射线机，但他对是否有必要生成 DNA 纤维束的衍射图感到怀疑。他认识到，要想研究 DNA 的结构，就必须获得 DNA 单个纤维而非纤维束的 X 射线衍射图。因此，用于扫描的 X 射线束必须大幅度收窄，并且装底片的照相机必须小型化。

威尔金斯和葛斯林很幸运，德裔科学家沃纳·埃伦伯格与他在伯克贝克学院的同事沃尔特·斯皮尔刚刚合作发明了一种 X 射线设备，他们称之为"微焦距发生管"。该设备能够将漫射的 X 射线束收窄。这正是威尔金斯想要的，只有拥有这样的设备，他才能对一根细小的 DNA 纤维进行 X 射线扫描并得到令人满意的衍射图。葛斯林去了伯克贝克学院，埃伦伯格把这件极其珍贵的仪器给了他。

"这真的很重要吗？"40 年后我们问葛斯林。

"我相信，"葛斯林回答说，"它是我们后来对单根纤维进行 X 射线检查时不可或缺的工具。你猜发生了什么？埃伦伯格这家伙不肯将微焦距发生管卖给我们，他坚持要把它送给我们。"

威尔金斯意识到他们还需要一台显微镜照相机。于是他从飞利浦公司订购了一台。就这样在 1950 年的秋末，他们有了微焦距发生管、显微镜照相机，以及一台从其他物理小组借来的 X 射线机。出于某种原因，威尔金斯和葛斯林都没有将微焦距发生管或显微镜照相机装配到 X 射线机上，这可能是由于他们知道罗莎琳德·富兰克林将会在那个秋天来到实验室。如果真是这样，安装微焦距发生管时的电路系统问题以及显微镜照相机运行时需要考虑的各种光学细节就可以都交给她来处理。然而事与愿违，富兰克林将自己国王学院的行程推迟到了 1951 年 1 月 1 日。

威尔金斯绝没有要退出项目的打算，他要专注于对 DNA 的紫外显微成像研究。他当时是这么考虑的：先由博士后研究员富兰克林和葛斯林来获得单个 DNA 纤维的衍射图，再由他和斯托克斯进行分析。威尔金斯会这么设想并非全无道理——作为 DNA 研究部门的领军人物以及生物物理系副主任，威尔金斯完全有理由期待富兰克林表面上礼貌，本质上顺从的配合。但威尔金斯失算了，因为他并不知道兰德尔在没有征求他意见的情况下在 1950 年 12 月给富兰克林写了一封信，信中他明确表明希望由她来负责 DNA 的晶体学研究，并承诺葛斯林将会是她的助手。这封信写得十分直白，凡是读了这封信的人都会认为她将以独立研究员的身份工作。

而且对罗莎琳德·富兰克林的性情，威尔金斯也不是很了解。我们甚至可以认为，威尔金斯从来都不知道约翰·兰德尔是一个野心勃勃、冷酷无情且无所顾忌的科学家。1950 年春天，当兰德尔第一次仔细研读葛斯林拿来的 X 射线衍射图后，他意识到了一点：DNA 结构的发现可能比他参与发明的多腔磁控管更重要。他是否曾经打算把富兰克林和威尔金斯分开，让她直接将发现汇报给自己？如果真的是这样，他很有可能再次成为 20 世纪最重要论文的著者（和富兰克林一起）。

这个假设并不是没有道理的。兰德尔一向以管理严格著称，他却放任威尔金斯和富兰克林之间的关系持续恶化两年之久。他没有明确告诉富兰克林，威尔金斯是她的直接上司，如果她不向或没能向威尔金斯报告她的研究结果，她就得辞职。

几十年后，威尔金斯认真思考了兰德尔的所作所为：对于富兰克林在部门的职责岗位兰德尔缺乏沟通，后来他也没有果断应对富兰克林的行为。威尔金斯第一次想到了一个问题：约翰·兰德尔难道曾经也是他的研究对手？

"黑暗女神"：罗莎琳德·富兰克林

罗莎琳德·富兰克林在 38 岁就早早离世。我们有理由相信，她早就预感到了这个结果。弗朗西斯·克里克在他的自传中展示了一张富兰克林在研究室的照片。任何一个敏感的人在仔细看过那张照片后都能感受到她那刻骨铭心的悲伤。如果一位年轻女性不知为何脸上呈现出一种绝望感，那么通常来说这可能是因为她在不知不觉中意识到了自己的死亡。

罗莎琳德·富兰克林从青少年时期起就致力于做一件事：她要在她因癌症而缩短的人生中，满怀激情地努力成为一位受人尊敬的科学家。据我们所知，除了对家人，她对其他任何人都没有欲望。从外表来看，富兰克林并不漂亮：她身材矮小单薄，拥有一头黑发，有一双深邃的棕黑色眼睛，从不化妆。如果她能穿上靓丽的衣服，再用化妆品修饰脸蛋，她可能会让人觉得眼前一亮，但成为一位交际花、某人的妻子或母亲并不是她的人生目标。她要成为的，是一位一流的科学家。

总而言之，她不是一个非常讨喜的人。她非常聪明，但缺乏来自内心的温柔和同情。所有认识她的人都认为她难以容忍那些没她聪明的人。不幸的是，富兰克林没有把莫里斯·威尔金视作一个特别聪明的人。

我们问过威尔金斯、弗朗西斯·克里克、詹姆斯·沃森以及雷蒙德·葛斯林，为什么富兰克林早在 1951 年春天就开始讨厌威尔金斯，答案各不相同。威尔金斯从一开始就在反思，为什么他们彼此都不能相互容忍。现在他正在写自传①，我们以后将会从那里得到他的回答。克里克和沃森根本不知道那两人产生矛盾的原因。沃森在《双螺旋》一书中曾不止一次讲述富兰克林嘲讽自己并对自己发脾气的经历，但沃森的态度有过之而无不及——他对富兰克林

---

① 莫斯利·威尔金斯在 2004 年 10 月 5 日去世，其自传已出版，名为《双螺旋的第三人》。

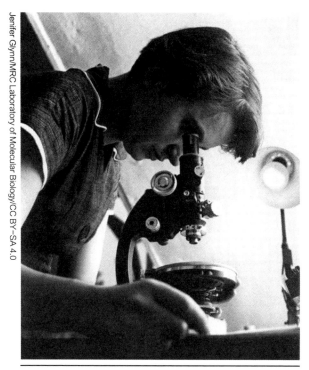

Jenifer Glynn/MRC Laboratory of Molecular Biology/CC BY-SA 4.0

●罗莎琳德·富兰克林

极度轻视，以至于有人建议他写一篇后记表达歉意，他确实这么做了。在后记中，他为自己在与那位英年早逝但才华横溢的女士相处过程中的坏脾气勉强道了歉。

我们意识到，葛斯林可能是了解富兰克林和威尔金斯之间冲突的最佳信息来源，因为他肩负着一项"艰巨"的任务：在与富兰克林合作的同时仍与威尔金斯保持着友好关系。他完成得很好，任何熟悉葛斯林的魅力的人都不会对这一"壮举"感到惊讶，正如当我们听到他同时对那两人表达喜爱之情时一样。

不可调和的矛盾：科学较量与人际冲突

葛斯林能够肯定一件事：无论富兰克林是男是女，矛盾都会发生。

"他们从一开始就合不来。莫里斯是一个很敏感的人，罗莎琳德却经常用一种挖苦的语气指责他，并且她在指责莫里斯或跟他争吵时从不犹豫。我相信那时莫里斯希望女性在交流时能表现出一定的尊重和温柔。当然，与上司交流时也应该这样。但罗莎琳德发现，当她和莫里斯说话或听莫里斯说话时，她根本不可能表现出上述任何一种'美德'。"

"你不觉得她很难相处吗？"我们问。

"一点儿都不觉得。你看，作为一个没什么地位的研究生，我只想要拿到我的博士学位。"

"你曾经或多或少为她感到可惜吗？"我们问。

"没有，为什么我要这么想？"

我们没能继续进行提问，因为葛斯林突然喊道："我刚刚想起一些之前没有注意到的有关罗莎琳德的事。这些事可能是她患上卵巢癌的原因之一！"

"什么事？"我们问。

"我记得她曾告诉我，她在巴黎工作时因为辐射监测标志多次显示她已经受到了过度的辐射，所以被要求停止工作几周。在告诉我这件事时，她还笑了，因为她觉得她的上司们因为一些在她看来毫无意义的事情而采取行动很可笑。"

"后来她在国王学院用你们的 X 射线机工作的时候，有没有保护好自己？"我们顺着这个话题问道。

"没有，她在国王学院也没有保护自己，因为她有严重的幽闭恐惧症——这件事大家应该都知道。因此，即使是在空袭期间她也拒绝进入防空洞。当然了，我不是医生，所以我想问问你们，你们觉得被 X 射线照射是否有可能就是她患上卵巢癌的原因之一？毕竟她发病时才 35 岁。"

"X 射线很有可能是罪魁祸首。"我们答道。

前面提到，威尔金斯和富兰克林两人之间的公开冲突在 1951 年春天就开始了。那时威尔金斯刚在剑桥大学开完一个研讨会，内容是他和葛斯林关于 DNA 的 X 射线衍射研究。富兰克林在听说他的演讲后勃然大怒。她找到威尔金斯，用极其严厉且不容妥协的措辞告诉他，她和葛斯林被任命主管所有关于 DNA 的 X 射线衍射研究，这里没有威尔金斯的事。她还要求威尔金斯回去继续他的 DNA 紫外显微成像研究，不要捣乱。用威尔金斯自己的话来说，这位"博士后"的专横命令把他吓了一跳，他原以为她之所以被招来是为了协助他，或者至少是来与他合作的：他不仅年龄比她大，还是整个生物物理学系的副主任。

尽管威尔金斯对她的爆发感到震惊，但还是决定和他的同事亚历克斯·斯托克斯一起继续给西格纳提供的 DNA 纤维拍摄 X 射线衍射图。正是在这个时候，他和斯托克斯开始确信 DNA 分子具有螺旋构型。威尔金斯也是在那时才给弗朗西斯·克里克写了一封信并大致描述了这个结论，他甚至还在信的空白处画了一个螺旋。然而剑桥大学的克里克对 DNA 不感兴趣，他只想研究蛋白质分子，还认为威尔金斯研究 DNA 是在浪费时间。（当然，这是在他 1951 年遇到沃森之前的事。）

幻灯下的灵光一现：沃森决定探秘 DNA

1951 年 5 月，兰德尔受邀在那不勒斯的一场物理学大会上发表演讲，但在最后一刻由威尔金斯代替他出场。威尔金斯发表了一段关于 DNA 的简短的演讲，在演讲过程中，他以幻灯片的形式向与会者展示了葛斯林在 1950 年通过用 X 射线束照射 DNA 纤维束获得的一张衍射图。当时，来自印第安纳州 23 岁的詹姆斯·沃森恰好是那场演讲的听众之一。沃森是一位鸟类观察生物学家，起初他对威尔金斯的演讲不感兴趣。但是，当看到威尔金斯展示的 X 射线衍射图时，他立刻意识到自己可能为一个困扰已久的问题找到了答案（他在获得学士学位之前就在琢磨这个问题了）。这个问题是：如何找到传递人类遗传信息的载体的本质？

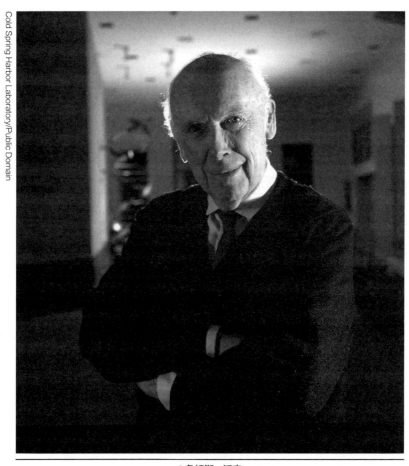

Cold Spring Harbor Laboratory/Public Domain

●詹姆斯·沃森

在看到威尔金斯的幻灯片之前，沃森就确信DNA是携带遗传信息的大分子，因为埃弗里和他同事发表的论文已经说服了他。问题是，这个在化学上看起来很简单的大分子却执行了一个非常复杂的生物学任务，它是如何做到的？想要找到答案可不是一件简单的事。

沃森的直觉来自希望，而非事实，因为如果他能弄清楚DNA的结构，那么他就可能揭示生命的基本奥秘之一，即一个人如何传递"制造"另一个人的指令。当1950年看到威尔金斯的那张幻灯片后，他知道该如何做了。他还知道，将要找到的这个答案绝对是诺贝尔奖级别的。虽然沃森一点儿都不懂X射线衍射，但这对他来说不成问题——找个人来教他就行了。

沃森在他的自传中提到，他当时打算趁威尔金斯还在那不勒斯时去见他。第二天，沃森碰巧看见威尔金斯在和他的（沃森的）妹妹聊天，于是沃森立刻开始幻想如何鼓励威尔金斯爱上自己如花似玉的妹妹并娶她为妻。如果两人结为夫妻，威尔金斯就很可能会邀请沃森加入他的团队。

但这位美国小伙的白日梦很快就醒了，因为威尔金斯在与沃森的妹妹以及沃森本人聊过后，似乎决定不再继续与他们交谈。但沃森下定决心要和一个能教他X射线衍射原理和技术的人合作，即便这个人既没学过高等化学也没学过高等物理。因为X射线衍射研究只需要一些数学方面的专业知识，所以沃森还是很乐观的。虽然沃森也不太懂数学，但他坚信自己可以学会。

多亏了沃森以前在印第安纳大学的教授，沃森在1951年的秋天被剑桥大学著名的卡文迪许实验室录取了。在那里，他与生物物理学家约翰·肯德鲁一起工作。博学的肯德鲁精通X射线衍射技术，他利用这种技术研究血红蛋白和肌红蛋白的结构。沃森在卡文迪许实验室担任肯德鲁助手的时间并不长，但肯德鲁允许他做任何想做的事，这应该是肯德鲁和沃森的共同决定。实验室的其他英国生物物理学家和生物化学家们可能或多或少都觉得这个来自美国的小伙挺有意思的，正如克里克后来写的那样，沃森可能"因为太聪明了所以不太可靠"。

"怪咖"联盟：沃森与克里克合作

恰巧，沃森不是卡文迪许实验室唯一的"怪咖"，弗朗西斯·克里克也是实验室公认的"怪人"，甚至连当时的实验室主任威廉·劳伦斯·布拉格（前面我们提到，他与父亲一起将劳厄的X射线衍射发展为晶体学）也这样认为。

克里克比沃森大13岁，当时的他正在攻读生物物理学博士。沃森自视甚高，显然，卡文迪许实验室的其他人并不这么认为。在这点上，克里克的

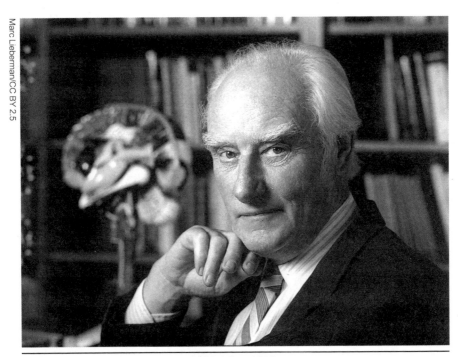

Marc Lieberman/CC BY 2.5

●弗朗西斯·克里克

待遇截然不同，因为早在 1951 年实验室的人就知道他非常聪明。但克里克在实验室里并不很受科学家们的欢迎，因为他经常批评同事和领导。沃森在《双螺旋》一书中把克里克描述成一个特别爱"表达"的人，还说克里克的笑声容易让人或多或少地产生不悦。我们认为这部分内容有点儿言过其实，因为我们在一些社交和学术场合都见过克里克本人，在我们的印象中，他是一个很善于倾听的人，并且我们和其他客人都没有对他的笑声感到不适。

不论是沃森还是克里克都没有在回忆录中讲述他们初次相遇的细节。当时，克里克是一位才华横溢的博士研究生，不仅对 X 射线衍射技术非常了解，还喜欢指导其他科学家。我们猜测，沃森很有可能因此认为克里克就是为自己学习 X 射线衍射而"量身打造"的人。另外，沃森的聪明才智也让他相信一件事，即如果他想要实现他揭示 DNA 结构、获得诺贝尔奖并迎娶世界第一美女的梦想，那么他就必须得到这位默默无闻的英国人的支持。

我们已经知道，当沃森刚来到卡文迪许实验室时，克里克对研究 DNA 结构并不感兴趣。所以在这里我们必须向沃森那极具感染力的热忱致敬，因为仅仅过了几个月，他就成功说动克里克——他们要一起揭示一个生命的奥秘，即生命是如何延续的。尽管莫里斯·威尔金斯在过去几年里一直在追逐相同的目标，但最终完成这一历史性壮举的是沃森。正如沃森在《双螺旋》一书中说的，英国科学家通常很少进入已经被其他同行占据的科研领域。克里克本应也具备这个习惯，因为他和威尔金斯是很好的朋友。

在与威尔金斯竞争这件事上，克里克并不是唯一一个需要沃森劝服的对象，他还必须说服同样不太情愿的卡文迪许实验室主任威廉·劳伦斯·布拉格。布拉格非常清楚，这样的竞争是万万不行的，尤其双方还都是英国医学研究委员会资助的科学家。然而这种英式"体面"完全不能阻止来自美国的沃森，因为美国根本不存在这类"绅士守则"。

那么，沃森是如何成功将克里克招募到自己团队里的呢？就像卡文迪许实验室里其他所有研究员一样，沃森也知道克里克极其聪明。他还需要一个亲密的英国朋友，而克里克就是最佳人选。克里克也情不自禁地对这个"神奇的美国小伙"感到亲近。刚开始时沃森对克里克言听计从，克里克的话对他来说就像神谕一样。

此外，莱纳斯·鲍林刚刚宣布了他的发现——蛋白质的螺旋结构。他的研究方法是用代表原子和分子的彩色小塑料球把可能的蛋白质分子模型都创建出来，然后再找出正确的那个。这个凭借搭建模型取得的发现立刻引起了克里克的注意。作为威尔金斯的朋友，克里克了解到威尔金斯曾认为 DNA 的结构是螺旋状的。克里克还通过 X 射线衍射发现了蛋白质 α - 螺旋构型的理论结构。

所以，当克里克遇到沃森并发现他是 DNA 螺旋结构假设的支持者，并且他也认为确定 DNA 分子结构的方法是先创建模型再用 X 射线衍射来检查时，克里克忍不住与沃森日复一日地交谈起来，沃森也听得如痴如醉。

"小儿科"的技术：研究受挫和被迫叫停

布拉格和卡文迪许实验室的其他成员在看到这位鲁莽的年轻美国人跟那位大龄博士研究生相谈甚欢后，不仅没有反对，还越发鼓励他们，甚至为了促进他们的沟通，特别关照他们共用一间办公室。这样他们每天就可以花大把时间尽情交流，在黑板上写写画画，还不用打扰其他在这个世界一流物理实验室里认真做研究的其他科学家。最后，沃森成功和克里克成为朋友和科研搭档。在几乎没有实验活动的情况下，仅通过如此多的理论交流就取得一项如此伟大的科学发现，这在整个科学史上或许是前所未有的。

沃森和克里克都意识到了一个问题，那就是单凭创建模型无法揭开 DNA 分子的秘密。他们必须进行 DNA 的 X 射线衍射研究，这与沃森第一次看到威尔金斯的幻灯片时产生的想法相一致。他们还需要生物化学家的帮助（尽管在 1951 年的秋天他们可能还没意识到这个需求）。

克里克与威尔金斯的长期友谊让沃森和克里克获益匪浅。凭借克里克与威尔金斯的关系，沃森和克里克一点一点地知道了罗莎琳德·富兰克林的 X 射线衍射研究。克里克和威尔金斯之间的友谊对克里克来说价值不可估量，但对威尔金斯来说几乎不值一提。在科学界，这样奇特的联系我们应该还没在别处见过。

1951 年秋，当克里克决定与沃森合作创建可能的 DNA 分子模型时，威尔金斯、克里克和沃森 3 人之间具体的关系，我们也不是很清楚。很久以后（1993 年 10 月），我们向威尔金斯询问了这个问题。他回答说，克里克是他的老朋友，所以和克里克讨论自己关于 DNA 的 X 射线衍射研究以及后来罗莎琳德·富兰克林的研究，都是自然而然的事情。然而，他并没意识到克里克和沃森在一起工作。或许这只是因为威尔金斯觉得，他们拿红、白、蓝塑料球反复组装的工作不会有什么大的进展。尽管鲍林已经通过这种"小儿科"的技术取得了那项令人难以置信的成就——发现蛋白质的分子结构，但威尔金斯还是在自己的 DNA 结构研究中无视了这种技术的有效性。

对塑料球、电线和金属板的作用深信不疑的沃森也知道，克里克和他进行模型创建的过程需要别人的指导和确认。因此当威尔金斯告诉他富兰克林计划在 1951 年 11 月做一场关于 DNA 的 X 射线衍射研究报告时，他询问威尔金斯自己是否可以参加。威尔金斯向他保证，他一定会受到欢迎的。

沃森虽然参加了讲座，但没有做任何笔记，还把富兰克林计算出的 DNA

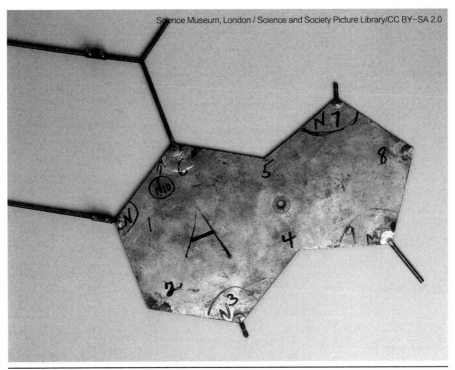

Science Museum, London / Science and Society Picture Library/CC BY-SA 2.0

●克里克和沃森的 DNA 模型的一部分，代表胸腺嘧啶的铝模板

分子的含水量记错了。克里克非常信任沃森记忆中的数据，他们还无视了欧文·查戈夫发表的极其重要的嘌呤 / 嘧啶数据，匆匆忙忙构建出了一个假想的 DNA 分子模型。接着，他们得意扬扬地把这个模型展示给威尔金斯、葛斯林和富兰克林。3 人被这个所谓的诺贝尔奖级别的成果吸引，专门从伦敦赶来观摩。结果罗莎琳德·富兰克林只看了几分钟就发现他们的模型其实毫无价值。这件事原本是可以避免的，只要沃森正确地记住 DNA 分子的含水量。可以想象，富兰克林在指出那个模型一无是处时大概极尽挖苦之能。

在"国王学院参观团"访问结束后，克里克和沃森感到特别沮丧。他们马上就意识到富兰克林那极具杀伤力的批评很有道理。更糟糕的是，几天后布拉格也听说了这场令人颜面无光的闹剧，他强烈要求那两人立即停止他们的

DNA 模型创建工作。因为从一开始他就觉得他们不应该踏入威尔金斯的研究领域，恰逢最近又发生了这场"灾难"，所以他觉得现在正是叫停这场闹剧的好时机，更何况这场闹剧本就是沃森和克里克那聪明又不安分的脑子因为无聊而诞生的产物。

于是，沃森和克里克正式停止了他们的 DNA 研究。克里克提议把他和沃森设计出的用于制造 DNA 金属模型的夹具送给威尔金斯，但威尔金斯不愿在他 X 射线衍射研究的计划中加入模型。

螺旋理论已死：富兰克林的失误

或许正是因为沃森和克里克被要求停止研究，威尔金斯才在整个 1952 年比以前更广泛地向克里克介绍他自己对 DNA 的研究进展，毕竟克里克是他的老朋友。而此时的富兰克林也越来越不愿意与威尔金斯交谈了，更不用说告诉他 DNA 的 X 射线衍射实验结果。这使得威尔金斯在整个国王学院里找不到一个可以与他谈论 DNA 的博学的同事。

也许威尔金斯在 1952 年还没完全意识到，克里克和沃森根本就没有放弃追逐他们的目标。虽然那时他们确实停止了创建模型，但他们对 DNA 的研究没有停下，他们还在继续讨论有关 DNA 的五花八门的问题，并且两人之间的气氛还像以前一样热烈。另外，有一则消息极大地刺激了他们——鲍林那样杰出的科学家也开始关注 DNA 分子了，这使得他们更加努力。鲍林的儿子彼得当时正在剑桥读书，克里克和沃森特地与彼得交往，想要从他那里打听到其父亲的研究动向。

1951 年富兰克林刚开始在国王学院工作时，根据自己的研究笔记，她就确信 DNA 是螺旋结构的（在她来之前整整 1 年威尔金斯都是这样想的）。但后来发生的两件事让她改变了自己的想法——她坚称 DNA 根本不是螺旋形结构。

第一件事是，她发现根据 DNA 分子的含水量，DNA 分子可以有两种不同的存在形态。第一种是相对干燥或结晶的形态（A 型），第二种是相对湿润的形态（B 型）。因为 A 型比没有固定形状的 B 型更像真正的晶体，所以她错误地认为 A 型才是正确的研究对象。富兰克林是一位非常纯粹的物理学家，她的主要研究对象都是无生命的物质，所以她完全没有认识到一个客观事实：几乎所有生物分子都要在略湿润的胶质状态下（并非干得像灰一样的晶体形态下）才能发挥作用。

因为这个失误，她在 1952 年的大部分时间里都无法通过 X 射线衍射检查来确定 A 型 DNA 的确切结构细节。尽管她的实验笔记写得非常翔实，但她获得的晶体学研究成果没有什么重要价值。更糟糕的是，整整 1 年的时间里，她都没能从她所拍摄的 DNA 衍射图中看出那是螺旋结构。

第二件事是，威尔金斯和斯托克斯越来越坚信 DNA 是螺旋结构的。出于轻蔑的心态，富兰克林把螺旋结构的假说否定了。

看起来这种观点似乎非常不合理，但众所周知，罗莎琳德·富兰克林本人极其固执，并且她对威尔金斯的厌恶与日俱增，所以她这么做似乎又在情理之中。此外 1952 年春末，富兰克林指导葛斯林利用微焦距发生管和（威尔金斯于 1950 年获得的）显微照相机用 X 射线对（在富兰克林来到国王学院很久以前威尔金斯从西格纳处获得的）DNA 纤维进行照射后，成功获得了一张堪称完美的潮湿状态（或 B 型）的 DNA 衍射图。即使是一个 X 射线衍射分析的"菜鸟"，也能清楚无误地得出 DNA 分子是螺旋形的结论，因此富兰克林没有把它交给威尔金斯或部门里的其他任何人看。现在那张照片声名大噪，人们将它称作"51 号照片"。

Raymond Gosling/King's College London/Public Domain

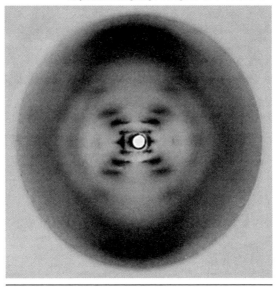

● 51 号照片

　　富兰克林不仅没有把 B 型 DNA 是螺旋结构的衍射证据告诉别人，还在 3 个月后给生物物理学研究小组的成员们分发了她用浓黑墨水描边的卡片。她在卡片上写了这样一条通知：

> 我们不得不宣布一个让人遗憾的消息：D.N.A. 螺旋理论（晶体型）已于 1952 年 7 月 18 日星期五这天死去……我们希望 M.H.F. 威尔金斯博士能发表演讲来纪念已故的螺旋理论。

　　富兰克林小心翼翼地写下了这张残忍的卡片。她说的是，结晶状态（A 型）的 DNA 看起来不像是螺旋结构的。那时的她已经知道 B 型 DNA 毫无疑问就是螺旋形结构。

　　当然，威尔金斯看到这张"追悼卡"时并不高兴，也不太相信里面的内容。但几个月后，富兰克林举办的一场关于她自己研究的研讨会成功说服了威

Rosalind Franklin/Wellcome Collection/CC BY-4.0

IT IS WITH GREAT REGRET THAT WE HAVE TO ANNOUNCE THE DEATH, ON FRIDAY 18TH JULY 1952 OF D.N.A. HELIX (CRYSTALLINE)

DEATH FOLLOWED A PROTRACTED ILLNESS WHICH AN INTENSIVE COURSE OF BESSELISED INJECTIONS HAD FAILED TO RELIEVE.

A MEMORIAL SERVICE WILL BE HELD NEXT MONDAY OR TUESDAY.

IT IS HOPED THAT DR. M.H.F. WILKINS WILL SPEAK IN MEMORY OF THE LATE HELIX

R. E. Franklin   R. Gosling

● "螺旋理论"悼念卡

尔金斯，让他相信 A 型 DNA 不是螺旋结构的。可惜的是，威尔金斯没有见到关于 B 型 DNA 的 51 号照片。如果他看了那张能清楚证明 B 型 DNA 是螺旋形结构的照片，就会继续认为 DNA 是螺旋形的。然而事与愿违，威尔金斯从此对研究 DNA 没有太大兴趣了。

再启螺旋之门：揭秘结构的意外转机

到 1952 年末，兰德尔终于忍受不了了，开始采取行动让自己的实验室恢复和平。他要求富兰克林离开实验室，并把她这些年积累的所有研究数据都交给威尔金斯。富兰克林照做了。然后威尔金斯看到了那张拍摄得无比清晰的 51 号照片。他震惊了。如果他能在 6 个月前，在那张照片刚打印出来时就看见它，并且富兰克林能与他合作交流，那么他们俩很可能已经解开了 DNA 分子结构的谜团。

威尔金斯在 1953 年 1 月还犯下一个严重的错误：他把 51 号照片给沃森看了。他之所以会犯下这个错误，很可能是因为他当时还不知道以下这 3 件事的进展。首先，他可能不知道，尽管布拉格在 1951 年年底下达了终止研究的命令，但 1952 年全年克里克和沃森都在研究 DNA。其次，他从来都对用创建模型的方法来确定结构这件事不屑一顾，所以他没有意识到沃森和克里克创建的模型离真正的答案有多接近。最后，他完全不知道他们掌握了兰德尔在 1952 年提交给医学研究委员会的一份研究报告，那份报告上有富兰克林和威尔金斯研究观察 DNA 时获得的一些数据。有了报告中的数据，再加上看到 51 号照片，沃森立刻看出那是螺旋结构。结果克里克和沃森正确地完成了 DNA 分子模型的构建。

他们想象出的那个令人惊叹、无比美丽的 DNA 分子结构是一个由嘌呤和嘧啶以某种方式绑定在一起形成的两条链所组成的螺旋体。1953 年 2 月，沃森带着这个几乎完整的答案和那个莱纳斯·鲍林刚发表但错误的 DNA 分子结构见了布拉格，请求布拉格同意他再次研究 DNA。

他告诉布拉格，他已经非常接近揭开 DNA 分子结构的谜底，并且鲍林也在试图弄清这个结构，所以现在这已经不是威尔金斯团队和剑桥大学研究团队之间的家务事了，这已经成为英、美之间的一场国际竞赛。简言之，沃森极力主张他们忘却对闯入威尔金斯研究领域的惶恐。布拉格被沃森逼得无话可说，而且他也不想被鲍林再次打败，所以同意了沃森恢复之前的模型创建研究。当然，那时布拉格肯定很清楚沃森早就在研究模型了。（注意，在这次谈话中，克里克没有被提及。）

既然已经确定 DNA 分子具有双螺旋结构，那么沃森要做的就只有一件事情——找出一条链上的嘌呤和嘧啶如何与另一条链上的嘌呤和嘧啶连接或绑定。1953 年 2 月，他整个月都在苦苦琢磨这个问题的答案。他首先尝试创建了一个一条链上的两个嘌呤（鸟嘌呤和腺嘌呤）和两个嘧啶（胞嘧啶和胸腺嘧啶）与另一条链上的相同嘌呤和嘧啶结合的模型。但克里克对这种形式的碱基配对并不满意，因为他在看了富兰克林的数据后确信 DNA 的两条链是反向的。化学家杰里·多诺霍也不认可沃森的这个配对方式，他在 1953 年 2 月 27 日指出，沃森使用了错误的碱基互变异构形式，并且认为碱基应该是酮基

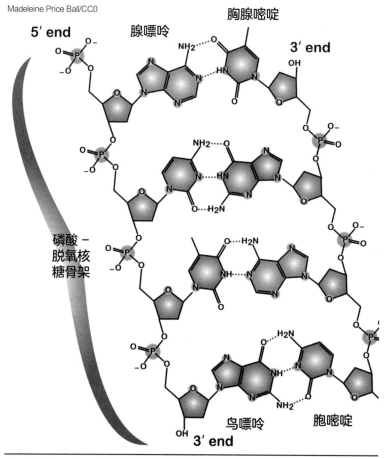

●碱基连接方式

294

的，而不是烯醇的。

　　第二天早上，沃森摆弄 4 种碱基的硬纸板复制品时，偶然间发现了两条
DNA 链的正确连接方法。当他将鸟嘌呤与胞嘧啶、腺嘌呤与胸腺嘧啶连接起
来时，这两条链奇迹般地组合在了一起。因此，沃森和克里克在 2 月 28 日就
知道他们已经解决了 DNA 的结构问题。而剩下的全部工作就是把代表碱基的
金属板插入模型中，可能再焊接几条象征氢键的金属线。他们在 1953 年 3
月的第 2 周就把这些工作全部完成了。

科研老鼠分出胜负：《核酸的分子结构》论文发表

　　正在这时，克里克收到一封来自威尔金斯的信：

　　　　亲爱的弗朗西斯，谢谢你关于多肽的来信。我想你会对下面这条消息
　　感兴趣，那就是我们的黑暗女神（指罗莎琳·富兰克林）将在下周离开，
　　而且我们现在已经拿到大部分的三维数据。我现在有理由推掉其他工作任
　　务，开始对大自然的秘密堡垒展开全面进攻了：模型、理论化学和数据解
　　读、晶体和比较研究。障碍终于没有了，我们可以撸起袖子加油干了！
　　　　很快就要成功了。

　　　　　　　　　　　　　　　　　　　　　　　　向你们所有人致敬，莫里斯

　　克里克看完这封信后，朝房间另一边那个已经完成的模型看了看。威尔金
斯的障碍虽然没有了，但他撸起袖子想要解决的问题已经有了答案。克里克一
直没有回这封信。据说，他让实验室的前辈约翰·肯德鲁打电话告诉威尔金斯

他们已经完成了模型。

3月18日前的某一天，威尔金斯收到了沃森和克里克打算寄给《自然》发表的稿件副本。

威尔金斯读了他们的稿件后，给克里克写了一封信，信的第一句话是："我觉得你们俩是一对老无赖，但你们很可能确实有一些真东西。"在信中，他建议他的团队以及富兰克林和葛斯林都撰写论文，与沃森、克里克的论文一起发表。威尔金斯最后以这样一句话结束了这封信："作为一只老鼠，我想对另一只老鼠说：比赛很精彩。"

威尔金斯的建议后来得到了实施——根据《自然》提供的记录，他们在1953年4月3日收到了沃森和克里克的论文，然后在同一天收到了威尔金斯、斯托克斯和威尔逊的论文，以及富兰克林和葛斯林的论文。没人知道是谁促成了这件事。这3篇论文一起在4月25日发表，总标题是《核酸的分子结构》，每篇报告都有单独的小标题。我们认为，同步发表这件事可能首先由布拉格和兰德尔达成了协议，然后他们和《自然》的编辑们达成了协议。

这些论文不只是同时发表在《自然》上，还发表在同一个选刊里，这样的事以前从未发生过。（沃森在1993年回忆道，他和克里克写的那篇论文也曾在不同的选刊上发表过，但那是在联合发表后的事。）

语言魔法：沃森和克里克论文的魅力

你很可能会有一个疑问：既然都是有关DNA分子结构的论文，为什么沃森和克里克那篇800词的单页论文受到了压倒性称赞，而另外两篇则几乎被无视了？

如果细看 4 月 25 日那期《自然》，你就可以发现，沃森和克里克的论文被放在另外两篇的前面（虽然只提前了一页），因此沃森和克里克可以把另外两篇论文称作"后文"。相反，威尔金斯和富兰克林在援引沃森和克里克的论文时不得不将其称为"前文"。一个令人遗憾的事实是，如果一个人把自己的论文内容放到其他人的论文之后，那么这个人就会失去"优先权"的圣杯。此外，威尔金斯和富兰克林都曾表示，尽管绕了一大圈，但他们的结论还是证实了沃森和克里克模型的完整性。富兰克林和葛斯林在其论文的结尾写道："我们的总体思想与沃森和克里克在前文中提出的模型并不矛盾。"沃森和克里克凭借自己的发现获得了他人对其优先权的认可，并得到了其他作者不情愿的承认。

除了期刊上的优先权和其他两个团队不情不愿地承认之外，沃森和克里克还胜在用清晰、优美、精练、通俗的语言对他们的伟大发现进行了描述，即双螺旋链通过嘌呤和嘧啶的绑定而结合在一起。与之形成鲜明对比的是，威尔金斯和富兰克林的论文充斥着晦涩难懂的专业术语，仿佛他们故意用深奥的物理化学数据难为读者。

但真正让沃森和克里克给对手造成致命一击的是那张关于 DNA 分子结构的简单手绘图（由克里克的妻子奥黛尔绘制）：两条线（代表两条分子链）以垂直纤维为对称轴弯曲，被一些代表嘌呤 – 嘧啶碱基对的横杆分隔开。只要看到这些弯曲的链，读者就能很容易地发现，可能正是它们的分离成就了身体所有细胞能够自我复制的机制。

在解释了这些链的化学成分以及使其分隔或连接的"横杆"后，他们的论文中出现了以下句子："我们注意到，我们假设的特定配对方式表明，遗传物质可能存在的复制机制。"这句直白的话出自克里克一人之手，没有逃过任何领域任何一位科学家的注意。然而，无论是威尔金斯的论文中对 X 射线衍射图的模糊描述，还是富兰克林论文中引人注目的衍射图解，除了几十名晶体学家，都没能引起其他任何科学家的注意。幸运的是，在这些晶体学家中至少还有一位在 1962 年向诺贝尔委员会明确表示，X 射线衍射图对阐明能够决定身体和思想乃至灵魂的分子来说有多么重要。

在理解的火焰中诞生的猜想：DNA 的自我复制

尽管沃森和克里克在 4 月 25 日发表的论文引人注目且极具启发性，但事实证明，真正称得上"纯粹的思维杰作"的是仅隔 5 周后他们在同一期刊上发表的第二篇论文。在文章的第一段他们宣称，有"许多证据"表明 DNA 是"染色体一部分（甚至可能是全部）遗传特异性的载体，因此也是基因本身的载体"。但实际上并没有"许多证据"，只有埃弗里和他同事的数据，但这并未在论文中提及。

论文接着说，他们的 DNA 结构模型得到了国王学院工作人员（指威尔金斯和富兰克林）获得的 X 射线衍射证据的"量化支持"。在假设模型被威尔金斯和富兰克林的实验发现并得到证实后，沃森和克里克认为自己有足够信心可以宣称，DNA 的两条链通过腺嘌呤与胸腺嘧啶的结合、鸟嘌呤与胞嘧啶的结合而绑定在一起。他们通过引用查戈夫的实验发现来支持这一猜测，即在他分析的所有核酸中，嘌呤碱基的数量与嘧啶碱基的数量基本相同。

在做出碱基配对的假设后，他们又指出，DNA 分子是一个长分子，碱基对无论如何排序都可以适应该结构。接着他们做出了一个令人敬畏的假设：在拥有许多可能碱基对排列顺序的长分子（如 DNA）中，"存在许多不同排列的可能，因此碱基的精确顺序很有可能是携带遗传信息的代码"。

接下来，沃森和克里克写道："如果给出一条链上的碱基顺序，由于特定的配对方式，我们就可以写下另一条链上确切的碱基顺序。因此一条链可以说是另一条链的互补，正是这个特征表明了脱氧核糖核酸分子可能存在的自我复制方式。"

他们继续写道："对于一条新的配对链，每条原本的链都充当了模板，因此最终我们将拥有两对链，而之前我们只有一对。"

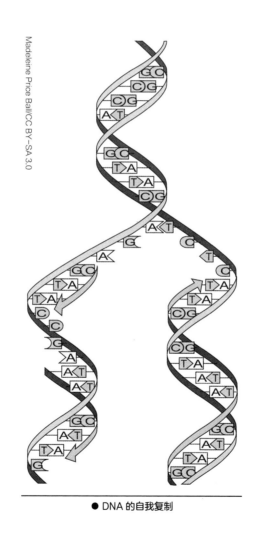

Madeleine Price Ball/CC BY-SA 3.0

● DNA 的自我复制

他们谦虚地承认，几乎论文中的每一个说法都是推测的，还有很多东西尚待发现。最后，他们做出了声明："我们提出的假设是，模板是由脱氧核糖核酸的一条链形成的碱基模式，而基因中包含一对互补的此类模板。"

身为英格兰最具才华的科学家之一，彼得·梅达沃爵士认为沃森和克里克在5月30日发表在《自然》上的这篇论文不仅比他自己的诺贝尔奖获奖发现更重要，这还是20世纪最重要的发现。他认为，这个发现的伟大之处在于其完整性以及终结性。他相信，如果沃森和克里克"被认为是在摸索中寻找答案"，或者如果他们的解决方案"是零敲碎打的，而不是在理解的火焰中诞生的"，那么这仍然会是一篇不错的论文，"但不会以这种壮美的方式呈现"。

值得注意的是，梅达沃在1968年发表了上述评论，此时距沃森和克里克提出他们的假设已经过去了15年。我们严重怀疑梅达沃在1953年5月第二份报告刚发表后是否也如此评价。他大概倾向于相信整个假设是一系列绝妙的猜测，完全基于埃弗里、查戈夫、威尔金斯、富兰克林的实验结果，以及杰瑞·多诺霍在化学方面的帮助。多诺霍坚持认为，尽管与教科书中的内容相悖，但DNA中的嘌呤碱基是酮基的，而不是烯醇的。正是这些信息让沃森发现了嘌呤与嘧啶的结合。对威尔金斯来说，他早在1950年就已经知道DNA可能具有双螺旋结构，而富兰克林更是首先发现构成DNA分子核心的是碱基。但是威尔金斯和富兰克林都没有意识到一件事，腺嘌呤只与胸腺嘧啶结合，而鸟嘌呤只与胞嘧啶结合。沃森和克里克的这一猜想着实惊人。

从来没有人通过在黑板上"涂鸦"整合信息、吸收他人的实验工作、阅读其他科学家的论文，以及组装塑料球、电线和金属板来取得这样的发现。在一起工作的几年里，无论是沃森还是克里克都从未接触或直接观察过哪怕一根DNA纤维。他们不必这样做：埃弗里、查戈夫、阿斯特伯里、威尔金斯和富兰克林已经为他们完成了这部的工作。

尽管沃森和克里克在他们于 5 月 30 日发表的论文中做出了有理有据且富有洞察力的猜测,但正如克里克后来承认的那样,他们大胆的假设并没有得到广泛认可或立即被接受。

双螺旋的不朽旋律:诺贝尔奖与科学贡献的赞歌

1958 年,马修·梅塞尔森和富兰克林·斯特尔进行了一项优雅的实验,他们在含有重氮的培养基中培养细菌,然后采用密度梯度离心法证实,在细菌产生过程中,DNA 确实拥有可分裂的双链,每条链都会把亚基传递给子代分子,并且这些原始的亚基在细菌多次复制后依然完好无损。

之后,悉尼·布伦纳和同事发现了信使 RNA。这是一种将信息从 DNA 分子传递到细胞质的分子,它会"告诉"细胞质中的核糖体如何合成 20 种氨基酸中的一种或多种。这一突破发生在 1961 年年底克里克和布伦纳发现了遗传密码的普遍性质之后,为所有对遗传学感兴趣的研究者打开并理清了这个领域。最后这两项发现使诺贝尔奖委员会再也没有理由推迟将该奖项授予沃森和克里克。并且委员会也没有忘记这项研究真正的先驱,莫里斯·威尔金斯。他们 3 人一起获得了 1962 年的诺贝尔生理学或医学奖。

如果罗莎琳德·富兰克林没有在 1958 年去世,那一年的颁奖过程将会非常有趣。但诺贝尔奖不能追授,也不能由 3 人以上分享。如前所述,亚伦·克鲁格爵士[①]认为,如果罗莎琳德·富兰克林在 1962 年还活着,她可能会分享这个奖项。我们必须记住,克里克曾在广播节目中坦率地承认,如果没有她

---

① 出生于立陶宛的英国化学家和生物物理学家。因用晶体照相电子显微镜技术在病毒以及其他由核酸与蛋白质构成的粒子的结构分析方面都做出了卓越的贡献,1982 年获得诺贝尔化学奖。

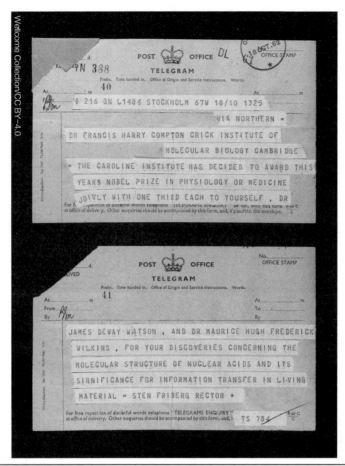

Wellcome Collection/CC BY-4.0

●时任斯德哥尔摩卡罗琳医学院校长的斯滕·弗里伯格发给克里克的电报（部分），通知他本人、沃森和威尔金斯因"发现核酸的分子结构及其对生物体信息传递的意义"，而获得1962 年诺贝尔生理学或医学奖

　　的帮助，沃森和他就不会得出他们在 1953 年提出的假设。我们问沃森，如果富兰克林在 1962 年还活着，谁会分享这个诺贝尔奖。他毫不犹豫地回答："克里克、我自己和罗莎琳德·富兰克林。"

　　尽管克鲁格、克里克和沃森的意见如此，但我们仍然认为威尔金斯与沃森和克里克同样，甚至更有资格获得诺贝尔奖。后来，之所以能有沃森和克里克发表在《自然》上的两篇论文，正是因为威尔金斯首先分离出了单根 DNA 纤维，将微焦距发生管和显微照相机组装到他的 X 射线机上，告诉克里克（沃森在《双螺旋》中也提到了）"DNA 分子如果仅有一条多核苷酸链的话就太厚了，因此'该分子是相互缠绕的多核苷酸链组成的复合螺旋'"，并且在 1952 年一直将他和富兰克林的实验数据告诉给了克里克。

一位女科学家的遗憾：论文发表后

1998 年，在最初 3 篇论文发表在《自然》上的 45 年后，沃森获得了 3 个职位（哈佛大学教授、冷泉港实验室主任，以及一段时间的美国国家人类遗传中心主任），他撰写并编辑科学专著，除获得诺贝尔奖外还获得了英国皇家学会的科普利奖章，以及超过 15 个荣誉博士学位。既然他打算写自传，那我们就拭目以待，看看他的良心是否终于摆脱了威利·西兹在 1955 年给他的问候："那个诚实的吉姆怎么样了？"

克里克在 1962 年获得了诺贝尔奖后虽然也收到了荣誉学位的邀请，但他坚决拒绝了所有荣誉学位。在与布伦纳一起发现遗传密码后，他完全停止了遗传学方面的工作，开始研究神经生理学。他在索尔克研究所担任主席多年。坐在办公桌旁，他可以注视阳光普照的太平洋，思考梦在我们思维过程中的真正作用。他从来都不同意弗洛伊德对梦的解释，但即使是弗洛伊德，也一定会嘲笑克里克的书。克里克在书中提出了他的假设，即地球上的生命始于其他星球发射到地球上的抛射体，正是这个抛射体撒出的孢子最终形成了细菌、变形虫、鱼类、恐龙和人类。

作为分子生物物理学教授，威尔金斯已经退休。1953 年他在《自然》上发表了论文后的几十年里，他继续从事对 DNA 和相关分子的 X 射线衍射研究。除了诺贝尔奖外，他还获得了拉斯克基础医学研究奖。他作为名誉教授留在了国王学院，仍然给学院的学生们讲课。他目前正在写他的自传，这将是他对 81 年人生最真实、最准确的记录。

他在写这本书时遇到了困难，尤其是在尽可能公正地展示罗莎琳德·富兰克林应得的成就时。让我们再次强调，莫里斯·威尔金斯总是既厌恶悲伤，又习惯于悲伤。每当我们见到他时，我们还会想起诗人叶芝的话："作为爱尔兰人，他有一种持久的悲剧感，使他在短暂的欢乐时光中得到支持。"

1991 年秋天一个阳光明媚的下午，当我们凝视着罗莎琳德·富兰克林的坟墓时，我们想起了所有这些事。她石棺的白色大理石壁在阳光下闪闪发光，但顶部的青铜文字已经被严重腐坏。只有经过长时间的观察，我们才能破译上面简短的信息。

纪念罗莎琳德·艾尔西·富兰克林

埃利斯·富兰克林和穆里尔·富兰克林亲爱的长女

1920 年 7 月 25 日—1958 年 4 月 18 日

科学家

她对病毒的研究和发现将永远造福人类

因此，即使在死后，富兰克林也没有因为她对 20 世纪最伟大的医学成就所做的贡献而得到承认。但是，她得到了她最想要的认可：一位科学家。

结　语

在从这本书立项到选出书中的 10 个伟大医学发现的过程中，一直存在一些悬而未决的问题。并且我们知道，最终我们将不得不面对并回答这些问题。

第一个问题是，在这些突破性成就中究竟哪一个最重要？我们咨询了同行、医书收藏者、古医书商。我们两人也商量了许久，后来决定各自进行独立思考并做出自己的选择。巧合的是，我们最后得出了相同的答案，即西方医学最重要的发现是威廉·哈维对心脏功能和人体血液循环的阐明。他还首次在医学研究中引入了"实验"，并认识到人的身体和体内的器官一直在运动，而生命本身就是由一系列运动构成的。

在重要性上仅次于人体血液循环的发现是安德烈·维萨里对人体组织和器官的准确描述。起初，我们两人都倾向于把这一发现选为第一位。但当我们意识到哈维的发现开创了如今的生理学后，我们不得不得出这样的结论：人体血液循环的发现不仅是西方医学史上最伟大的发现，而且是有史以来最伟大的医学成就。

第二个问题从一开始就引起了我们的兴趣：机会或运气在这 10 个发现中扮演了什么样的角色？我们认为，至少有 4 个发现离不开机会或运气。

如果雨水恰巧没有滴在一个敞口的容器中，水中就不会繁殖出细菌，列文虎克用显微镜观察雨水时就不会看到所谓的"小动物"。如果克劳福德·朗第二天早上不记得前一天晚上他参加派对的经历，那么他永远不会发现乙醚的麻醉剂功效。如果威廉·伦琴没有偶然瞥到克鲁克斯管附近放置的一小块材料发出了荧光，谁能肯定现在有没有人发现 X 射线？如果青霉菌的微小孢子没有落到培养皿中，或者培养皿中没有偶然接种了一种能被青霉素抑制的细菌，亚历山大·弗莱明就永远不会发现青霉素的抗菌作用。不仅如此，如果他没有恰好在那段时间去度假，而伦敦的热浪又没有恰好在孢子落入培养皿时开始消退，他还是不会取得这项发现。

但是，取得以上发现需要的不仅是机会或运气，还要具备耐心、专注和有条理等品质。而列文虎克、朗、伦琴和弗莱明都充分具备这些品质。

第三个问题是，这 10 个发现有关联吗？答案是肯定的！如果维萨里没有发现并相对准确地描述出人体的各个部位，那么在 75 年后，哈维就不可能理解心脏作为一个功能整合性器官的重大意义以及动脉和静脉的本质。同样，如果列文虎克没有发现细菌的存在，弗莱明自然也不会意识到这些生物，更不会想知道如何才能阻止它们生长。

这些伟大的发现有着直接的关联。正如我们在前面提到的，如果哈维没有在医学研究中引入"实验"，那么排在血液循环之后的 8 个医学发现都不会存在。只要你研究了詹纳、伦琴、阿尼奇科夫或威尔金斯的发现，就会发觉实验在他们的研究中发挥了主导作用。

最后一个问题是，这 10 个发现是否与特定的国家、特定的社会形态或特定的学术环境有关？我们没有得出确切答案。

10 个发现中有 4 个出现在英国，美国和荷兰各有 2 个，德国和俄罗斯各有 1 个。其中，有 5 个所在的国家当时由几乎拥有绝对权力的国王或皇帝统治。这些统治者都没有在一开始资助这些重大发现的研究。但他们后来都向获得发现的科学家们表示了敬意或给予资金支持。另外 5 个发现诞生于民主国家。因此，不论怎样的政治体系似乎都不妨碍伟大的科学成就的出现。（顺便说一句，作为重大科学成就之一的核裂变，是 1939 年在希特勒统治下的德国取得的。）这 10 个发现中，有 7 个的研究是在医学院或大学中完成的，列文虎克、詹纳和朗的发现是在非学术环境中产生的。

现在转向我们的 10 位发现者，你会发现他们之中没有一人符合 18 世纪末以来人们对"天才"的定义。也就是说，他们中没有人拥有特殊的才智，能从常人无法理解的灵感中，以一种无法解释、奇迹般的方式获得结果。例如，在阅读哈维或詹纳的成就时，你应该不会像在聆听贝多芬的第五交响曲，欣赏达·芬奇的《蒙娜丽莎》或米开朗琪罗的《圣母怜子》，以及阅读马克斯·普朗克第一篇关于量子理论的论文时那样对他们的成果感到惊讶。

我们钦佩这 10 位发现者的心智，但不会对他们的智力天赋感到惊讶，这主要是因为我们可以跟上他们敏锐的思维。事实上，我们还产生过这样的念头：我们如果处在他们当时的境地，可能也会取得他们那样的成就。与之相对的是，我们从不会幻想自己会获得能够媲美莫扎特的音乐、莎士比亚的戏剧或牛顿的物理定律的成果。简言之，这 10 位发现者有足够的才能，但不是天才。

然而，另一方面，他们不仅拥有强烈的好奇心，还具有对引起他们好奇的事物进行系统调查的能力，这是非常重要的。

维萨里对人类骨骼着迷到近乎疯狂，作为科学家他最先充分意识到如果没有骨骼，人体就会塌成一团柔软的器官和组织，这样人们的行动能力或身体功能不会比一只去了壳的生蚝强。如果没有头骨的保护，思想就不可能存在。维萨里知道满足自己对骨头的好奇心，即使他不得不半夜在墓地里与饥饿的野狗抢夺人骨。

哈维的好奇心极端且广泛，他的兴趣范围不限于心脏、动脉和静脉的生理功能，还包括巨石阵的起源和作用。他曾有条不紊地尝试对这座古代遗迹进行挖掘。他对各种动物的胚胎发育也好奇不已，正是这一兴趣驱使他对各种动物进行了细致的解剖。

列文虎克的好奇心比哈维更强。他不仅用显微镜检查了雨水，还检查了猪的舌头、马的粪便、鲸的晶状体和跳蚤的眼。他甚至用显微镜观察了自己的血液、精液以及牙屑。

爱德华·詹纳对心绞痛的根本原因和杜鹃雏鸟的活动同样好奇。不知你是否记得，詹纳之所以被皇家学会接纳为会员，并不是因为他发现了疫苗接种，而是因为他对杜鹃雏鸟的习性和身体结构的观察。

同样，好奇心驱使克劳福德·朗对乙醚进行研究。因为吸入乙醚后，他在狂欢中对身体造成伤害，但他也因此免于经受任何痛苦。

如果伦琴没有对克鲁克斯管通电后产生的阴极射线逸出现象感到好奇，就不会发现 1 米远处镀有亚铂氰化钡的屏幕会发出黄绿色的荧光，他也就不会发现 X 射线。

如果罗斯·哈里森没有对神经纤维如何生长产生好奇，他将永远不会把活神经浸入淋巴液中，从而发明组织培养。

众所周知，兔子或豚鼠在摄入蛋黄后会发生动脉粥样硬化。但是多亏了好奇心，尼古拉·阿尼奇科夫才开始分析蛋黄中致病的化学成分。

如果弗莱明不是一个特别好奇的人，那么当他度假回来后发现一个培养皿中不仅含有细菌还有一种淡黄色的霉菌时，他会直接丢掉这个培养皿。但是，由于他对霉菌附近细菌生长受抑制的现象十分好奇，经过有条不紊的调查，他得出青霉素具有抗菌能力便是情理之中的事。

莫里斯·威尔金斯是 10 位发现者中我们有过交往的唯一一位。我们与他聊了好几个小时，他非常友好地把他回忆录的前几章草稿发给了我们。虽然他的兴趣范围不像詹纳或哈维那样广泛，但他也问了我们很多关于科学兴趣的问题，还事无巨细地询问了我们的家庭情况。

如果说这 10 位发现者在天赋或好奇心上还是略有差别，那么他们对进行观察和实验的坚持则没什么不同，毕竟，正是大量的观察和实验让他们取得了最终的发现。但奇怪的是，在取得发现后，他们中的大多数人都转向了其他活动，比如维萨里、伦琴以及弗莱明。

尽管这 10 位发现者都结了婚，并且大多数都有孩子，但他们的心都"另有所属"。无一例外，正是他们对科学魂牵梦萦的痴迷引领他们取得了如此伟大的成就。因为对科学的热情，他们的妻子和孩子常常受到忽视。事实上，他们的儿子或女儿在任何领域都没有取得过杰出的成就。

除哈里森外，其他 9 位发现者都渴望获得名声。在《人体构造》出版前的 6 年里，维萨里最大的渴望就是被查理五世承认，然后成为皇家医生。4 个世纪后，弗莱明和威尔金斯对获得诺贝尔奖的渴望并不比维萨里弱。

但是，10 位发现者中没有一个人是为了金钱而进行研究。不幸的是，我们今天的情况大不相同。在贪得无厌的制药公司的影响下，甚至在最负盛名的医学院的鼓吹下，太多科学研究者想要的不仅仅是认可。他们还想通过为他们的发现申请专利来赚钱。如果伦琴还活着，他应该会为如今的金钱导向感到震惊和悲哀。话说回来，在伦琴的时代，科学家并不需要 2 亿美元来支持药物的研发和批准。

大多数发现者取得成就时都很年轻（平均年龄为 32.4 岁）。其中 3 位（维萨里、朗和阿尼奇科夫）在 20 多岁时就取得了书中的发现。伦琴年龄最大，在进行他令人赞叹的观察时已经有 50 岁。

在这本书里，我们尽可能地还原了这 10 位发现者的个性。我们好奇的是，他们中的哪一位对我们来说最有趣，并且……没错，让我们最愿意与之相处。我们问自己，我们最想和谁一起度过一个短暂（甚至漫长）的假期？他们中的哪一位最有可能凭借自己的兴趣和才华让这本书的两位平凡作者为之倾倒？

作为度假伙伴，有 8 位很容易被排除：维萨里，他脾气太暴躁、太自负；哈维，他非常喜欢独处，并且他的志趣与我们并不相投；列文虎克，除了使用显微镜和卖纺织品外，我们不了解他平时还做什么；伦琴，他是一个糟糕的演讲者，对社交不感兴趣；哈里森，他很无聊，耶鲁大学的本科生也这么认为，而且他待人接物十分严肃；阿尼奇科夫，在我们找到的所有照片中他看起来都很冷酷，眼睛里没有令人愉悦的光芒；弗莱明，他无聊透顶；威尔金斯，他过于孤僻和忧郁。

经过一番分析，我们几乎立刻就得出结论：要想玩得开心，一定要找爱德华·詹纳。如果他和我们一起度假，发现我们不想听他关于牛痘的奇妙实验，他会告诉我们他关于冠心病的发现，或者讲述其导师约翰·亨特的种种怪癖。他还会给我们讲英国禽类的季节性迁徙，并详细介绍杜鹃的习性。发现我们听够了科学研究后，詹纳可能会背诵自己写的诗歌，并演奏小提琴和长笛。他应该很乐意让我们坐在他的马车上，欣赏他心爱的伯克利乡村，他会邀请我们乘坐氢气球从空中俯瞰伯克利。在这些活动后，他会用他最好的红葡萄酒让我们暖和起来。哦，是的，我们愿意和爱德华·詹纳一起享受这样的时光！

我们最想进一步了解的发现者是克劳福德·朗，因为我们对他所知甚少。但现有资料表明他可能也是一位令人愉快的度假同伴。毕竟，他因为参加一场欢乐的派对才发现了乙醚可以作为外科麻醉剂。

就在 1998 年的春天我们即将完成这本书时，伊恩·威尔穆特宣布他和他的同事培育并饲养了一只仅携带其母亲基因的羔羊。克隆羊的出现是一个巨大的成就。而它的"发明者"一定不会否认，他的成就依靠的是对组织培养和对 DNA 结构的发现。

在 21 世纪的某个时刻，很可能会有一个医学发现的价值等同甚至超过我们描述的 10 个发现。这项发现可能是什么？我们相信，一系列实验终将引领我们跨过那些可怕的医学障碍，比如躁狂抑郁症和精神分裂症。这两种疾病破坏并摧毁了数百万人的生活。不可否认的是，如今取得一个伟大的医学发现可能需要前所未有的工具和技术，但我们坚信这些工具和技术最终会被发明或发现。此外，要取得这样的成就，需要能够创造化学和物理学奇迹的一位或一个团队的研究者，也就是天才。

在21世纪，医学各方面的进步将会比过去6个世纪取得的进步大100倍。化学家、物理学家和工程师赋予医学的神奇力量可能远远超出我们的想象极限。我们很想知道，接下来改变人类命运的十大医学发现会是什么呢？